环境污染与健康风险研究丛书

丛书主编 施小明

京津冀及周边地区大气污染对人群的健康影响研究

主编 施小明

科学出版社

北京

内 容 简 介

本书主要针对大气污染的人群健康危害这一引发广泛关注的重大问题，聚焦京津冀及周边地区，全链条清晰地展示了国家“大气重污染成因与治理攻关项目”健康专题攻关过程和主要研究成果。本书从人群死亡、因病就诊（包括门诊和住院）、心肺疾病的发生和死亡及早期健康损伤效应生物标志物等多个维度，系统性阐述了京津冀及周边地区大气污染，尤其是重污染天气对人群的健康影响及其程度，揭示了大气污染对人群健康影响的作用机制，评估了环境空气质量改善对人群的健康效益，以及重污染天气下人群健康防护与干预效果。

本书可供大气污染与人群健康研究领域的科研人员、高等院校师生、医疗机构人员等参考，也可为环境与健康领域相关行政管理部门决策提供重要参考与借鉴。

图书在版编目（CIP）数据

京津冀及周边地区大气污染对人群的健康影响研究 / 施小明主编. --北京：科学出版社，2024. 9. --（环境污染与健康风险研究丛书 / 施小明主编）--ISBN 978-7-03-079466-6

Ⅰ. R195；X51

中国国家版本馆CIP数据核字第2024MY1604号

责任编辑：马晓伟　凌　玮 / 责任校对：张小霞
责任印制：肖　兴 / 封面设计：吴朝洪

科学出版社 出版
北京东黄城根北街 16 号
邮政编码：100717
http：//www.sciencep.com
北京市金木堂数码科技有限公司印刷
科学出版社发行　各地新华书店经销
*
2024 年 9 月第　一　版　开本：720 × 1000　1/16
2025 年 1 月第二次印刷　印张：16
字数：304 000

定价：108.00 元

（如有印装质量问题，我社负责调换）

“环境污染与健康风险研究丛书”编委会

《京津冀及周边地区大气污染对人群的健康影响研究》

编者名单

主　审　朱　彤

主　编　施小明

副主编　徐东群　杨　汀　李　静　魏文强

编　者　（按姓氏笔画排序）

王　情　王　琼　牛宏涛　方建龙

吉赛赛　曲英莉　朱雨秋　刘　喆

刘佳敏　严小芳　杜　鹏　李　静

李湉湉　杨　汀　邱兴华　陈　晨

郑荣寿　赵　峰　施小明　徐东群

郭亚菲　唐　宋　魏文强

丛 书 序

随着我国经济的快速发展与居民健康意识的逐步提高，环境健康问题日益凸显且备受关注。定量评估环境污染的人群健康风险，进而采取行之有效的干预防护措施，已成为我国环境与健康领域亟待解决的重要科技问题。我国颁布的《中华人民共和国环境保护法》（2014 年修订）首次提出国家建立健全环境健康监测、调查和风险评估制度，在立法层面上凸显了环境健康工作的重要性，后续发布的《“健康中国 2030”规划纲要》、《健康中国行动（2019—2030 年）》和《中共中央 国务院关于全面加强生态环境保护 坚决打好污染防治攻坚战的意见》等，均提出要加强环境健康风险评估制度建设，充分体现了在全国开展环境健康工作的必要性。

自党的十八大以来，在习近平生态文明思想科学指引下，我国以前所未有的力度推动“健康中国”和“美丽中国”建设。在此背景下，卫生健康、生态环境、气象、农业等部门组织开展了多项全国性的重要环境健康工作和科学研究，初步建成了重大环境健康监测体系，推进了环境健康前沿领域技术方法建立，实施了针对我国重点环境健康问题的专项调查，制修订了一批环境健康领域重要标准。

“环境污染与健康风险研究丛书”是“十三五”国家重点研发计划“大气污染成因与控制技术研究”重点专项、大气重污染成因与治理攻关项目（俗称总理基金项目）、国家自然科学基金项目等支持带动下的重要科研攻关成果总结，还包括一些重要的技术方法和标准修订工作的重要成果，也是全国环境健康业务工作，如空气污染、气候变化、生物监测、环境健康风险评估等关注的重要内容。本丛书系统梳理了我国环境健康领域的最新成果、方法和案例，围绕开展环境健康研究的方法，通过研究案例展现我国环境健康风险研究前沿成果，同时对环境健康研究方法在解决我国环境健康问题中的应用进行介绍，具有重要的学术价值。

希望通过本丛书的出版，推动“十三五”重要研究成果在更大的范围内共享，为相关政策、标准、规范的制订提供权威的参考资料，为我国建立健全环境健康监测、调查与风险评估制度提供有益的科学支撑，为广大卫生健康系统、大专院校和科研机构工作者提供理论和实践参考。

作为国家重点研发计划、大气重污染成因与治理攻关及国家自然科学基金等重大科研项目的重要研究成果集群，本丛书的出版是多方合作、协同努力的结果。最后，感谢科技部、国家自然科学基金委员会、国家卫生健康委员会等单位的大力支持。感谢所有参与专著编写的单位及工作人员的辛勤付出。

“环境污染与健康风险研究丛书”编写组

2022年9月

前　言

2017 年 4 月，国务院第 170 次常务会议决定，由环境保护部（现生态环境部）牵头，科技部、中国科学院、农业部、工业和信息化部、中国气象局、国家卫生健康委员会、高校等多部门和单位协作，针对京津冀及周边地区秋冬季大气重污染成因、重点行业和污染物排放管控技术及居民健康防护等难题开展攻坚，实现重大突破，推动京津冀及周边地区空气质量持续改善。大气污染对人群健康的影响是一个非常敏感的社会话题，也是一个非常复杂的科学命题。党中央、国务院多次就加强雾霾、重污染天气等的健康影响研究做出批示，围绕明确重污染天气对人群急性健康影响、科学指导公众健康防护等需求，大气重污染成因与治理攻关项目在健康方面单独设置专题开展。

国家卫生和计划生育委员会（现国家卫生健康委员会）牵头负责“京津冀及周边地区大气污染对人群的健康影响研究”专题（简称健康专题）的攻关任务，主要针对党中央、国务院高度关注的大气污染对人群健康的危害这一重大问题，以及为了回应社会关切，开展大气污染的人群健康危害和健康防护与干预方面的攻关研究，有效防控大气污染导致的健康风险，保障公众健康。

为更好地凝练总结和全面展示健康专题攻关成果，健康专题项目组组织编撰本书，以详实的数据、通俗的语言、多维的视角，帮助读者深入了解大气污染尤其是重污染天气对人群的健康影响、环境空气质量改善的健康效益，以及未来的健康风险、公共场所和小学学校空气净化器或新风系统安装使用现状等与公众密切相关且关注度高的问题。

全书共 10 章。第一章绪论介绍了项目的研究背景、目标与内容、研究技术路线等，帮助读者了解该项目和健康专题开展的必要性、前瞻性和创新性。后续 8 章阐述了大气污染对普通人群、特定人群、慢性阻塞性肺疾病（简称慢阻肺）和哮喘患者、心血管疾病患者和高危人群等的急性健康影响，以及对人群肺癌发生和死亡的影响，展示了大气污染对人群健康影响的作用机制、环境空气质量改善显著增加人群的健康效益和重污染天气下人群健康防护与干预等方面的成果。其中，第二章介绍了大气污染和重污染天气对普通人群死亡的急性健康影响；第三章介绍了大气污染和重污染天气对普通人群发病的急性健康影响；第四章介绍了重污染天气对慢阻肺和哮喘患者的健康影响；第五章介绍了重污染天气对心血管疾病患者和高危人群的健康影响；第六章介绍了大气污染对人群肺癌发生和死亡的影响；第七章介绍了大气污染对人群健康影响的作用机制；第八章介绍了重污染天气下人群健康防护与干预；第九章介绍了京津冀及周边地区环境空气质量变化趋势及特征、环境空气质量改善显著增加人群的健康收益；第十章介绍了主要发现和结论、主要创新点，从工作建议和政策建议两方面进行了展望。

本书突出了健康专题攻关研究的特色，凝练了健康专题攻关研究的主要标志性成果及其增量和亮点，是对健康专题研究工作的一次系统梳理与总结，是大气重污染成因与治理攻关项目成果的重要组成部分。本书可为医药卫生系统、高等院校和科研机构从事环境与健康研究，特别是大气重污染健康影响研究的各类人员提供重要的参考和借鉴，同时回应了大气重污染对人群的健康影响及公众健康防护方面的社会关切。

编　者

2024 年 6 月

目　录

第一章　绪　　论

1.1　项 目 背 景

1.1.1　项 目 意 义

党中央、国务院高度重视大气污染问题，特别是自党的十八大以来，中央领导对国家卫生健康委员会（原国家卫生和计划生育委员会）相关工作多次批示，要求组织力量深入研究雾霾成因、源头和对人体的影响。国务院《关于印发重污染天气联合应对工作机制的通知》要求国家卫生健康委员会组织力量开展大气污染对人体健康影响相关工作。

为进一步推动解决大气重污染的突出难点，2017 年 4 月国务院常务会议确定，对京津冀及周边地区（“2+26”城市）秋冬季大气重污染成因和治理开展集中攻关工作，明确了由环境保护部牵头，科技部、中国科学院、农业部、工业和信息化部、气象部、国家卫生健康委员会、高校等多部门及单位协作，利用两年半时间，集中优秀科学家攻关。攻关项目下设 4 个专题 28 个课题，其中健康方面单独设置专题开展。国家卫生健康委员会牵头负责“京津冀及周边地区大气污染对人群的健康影响研究”专题（简称健康专题）的攻关任务，主要针对党中央、国务院高度关注的大气污染对人群健康的危害这一重大问题，以及为了回应社会关切，开展大气污染的人群健康危害和健康防护与干预方面的攻关研究。

实施技术优势单位包括中国疾病预防控制中心环境与健康相关产品安全所（简称环境所）、中日友好医院、国家心血管病中心、国家癌症中心、中国疾病预防控制中心慢性非传染性疾病预防控制中心、北京大学环境科学与工程学院、清华大学生命科学学院、中国科学院生态环境研究中心、中国健康教育中心等。健康专题牵头专家为中国疾病预防控制中心环境所施小明研究员、徐东群研究员和北京大学环境科学与工程学院朱彤教授。

1.1.2　项目组织实施

自国务院常务会议部署攻关工作以来，健康专题在国家卫生健康委的指导和支持下，积极配合攻关总体专家组和国家大气污染防治攻关联合中心做好相关工作。按照攻关项目总体要求，结合健康研究实际，组织了 700 余位科学家和专业技术骨干，召开了 30 余次专题层面调度会，开展了实施方案编制、细化和论证工作，形成了较为完善且具操作性的专题实施方案。2018 年 1 月，国家卫生健康委员会正式印发《关于开展京津冀及周边地区大气污染对人群健康影响研究攻关工作的通知》（国卫办疾控函〔2018〕90 号），并组织召开攻关工作部署会议，为攻关工作的顺利实施奠定了坚实基础。

1. 确定专题任务和实施方案

2017 年 5～8 月，根据攻关项目设计和国家卫生健康委员会要求，健康影响技术专家组研究确定了专题主要研究内容、任务分解、优势单位等重要事项，并根据攻关项目总体专家组的会议精神，编制了健康专题实施方案和经费预算说明。

2. 编制完善课题实施方案和相关技术资料

2017 年 9～12 月，中国疾病预防控制中心环境所作为健康专题牵头单位，组织各课题承担单位多次召开调度会议，要求各课题单位加强内部讨论，组织各课题细化形成了较为完善且具操作性的课题实施方案，编制了工作手册、调查问卷、医学伦理审查等技术资料。

3. 确定课题任务和实施方案

2017 年 12 月，中国疾病预防控制中心环境所在北京组织召开了健康专题课题实施方案论证会。2018 年 1～2 月，健康专题与攻关联合中心沟通联系，组织各课题完成了 2017 年度课题任务书签订和攻关经费拨付工作，同时要求各课题承担单位加强经费监管和预算执行。

4. 部署健康专题攻关工作

2018 年 1 月，国家卫生健康委员会正式印发《关于开展京津冀及周边地区大气污染对人群健康影响研究攻关工作的通知》（简称《通知》）。《通知》要求京津冀及周边地区六省/市卫生行政部门要高度重视，提高政治站位，准确把握攻关总体思路，组织落实攻关五项任务，全力落实各项保障措施。同时，国家卫生健康委员会疾病预防控制局在京组织召开了大气污染对人群健康影响研究攻关工作部署会议。

5. 组织技术培训和现场实施

根据《通知》的要求和部署，各课题组织相关点位的省市参与单位，针对问卷调查、资料收集、样品采集与分装、体格检查、病例随访、质量控制等技术要点开展技术培训工作。随后，各课题在各有关单位的配合支持下，按照研究计划序时推进各项攻关工作进展和成果产出。

1.2 项目目标与内容

1.2.1 攻关目标

1. 目标 1

评估京津冀及周边地区大气污染尤其是重污染天气对普通人群和老年敏感人群的急性健康影响，揭示京津冀及周边地区大气污染对人群的健康影响和健康风险。

2. 目标 2

评估京津冀及周边地区大气污染尤其是重污染天气对心肺疾病患者与高危人群的急性健康影响，分析大气污染与肺癌等主要癌症发病和死亡的相关性及归因风险与疾病负担。

3. 目标 3

掌握京津冀及周边地区公共场所和小学学校空气净化器和（或）新风系统使用现状，提出大气污染健康防护和干预手段，指导公众科学健康防护。

1.2.2 研究内容

为实现攻关目标，共设置以下 5 个课题：京津冀及周边地区大气污染对普通、特定人群的急性健康影响研究（中国疾病预防控制中心环境与健康相关产品安全所施小明研究员负责）；重污染天气对慢性阻塞性肺疾病（简称慢阻肺）和哮喘患者的健康影响研究（中日友好医院杨汀主任医师负责）；重污染天气对心血管疾病患者和高危人群的健康影响研究（国家心血管病中心李静研究员负责）；大气污染导致肺癌等主要癌症的归因风险与疾病负担研究（国家癌症中心魏文强研究员负责）；重污染天气下人群健康防护与干预研究（中国疾病预防控制中心环境与健康相关产品安全所徐东群研究员负责）。

1.3 总体研究技术路线

1.3.1 攻关思路

1. 健康问题特殊性

大气污染的影响范围大，涉及的问题较为敏感，并关系到老百姓的切身利益。

因此攻关任务重，应妥善应对、形成科学结论以回应社会关切。各相关部门应密切配合，发挥资源共享的作用，推动建立及时、通畅的沟通渠道，保证研究顺利开展，并且取得成效。

2. 总体攻关思路

采取科学攻关、产出应用、加强防护三步同步推进的策略，在集中力量科学攻关的同时，推进成果应用和健康防护，从而最大限度地减轻雾霾天气对健康的影响（图 1-1）。

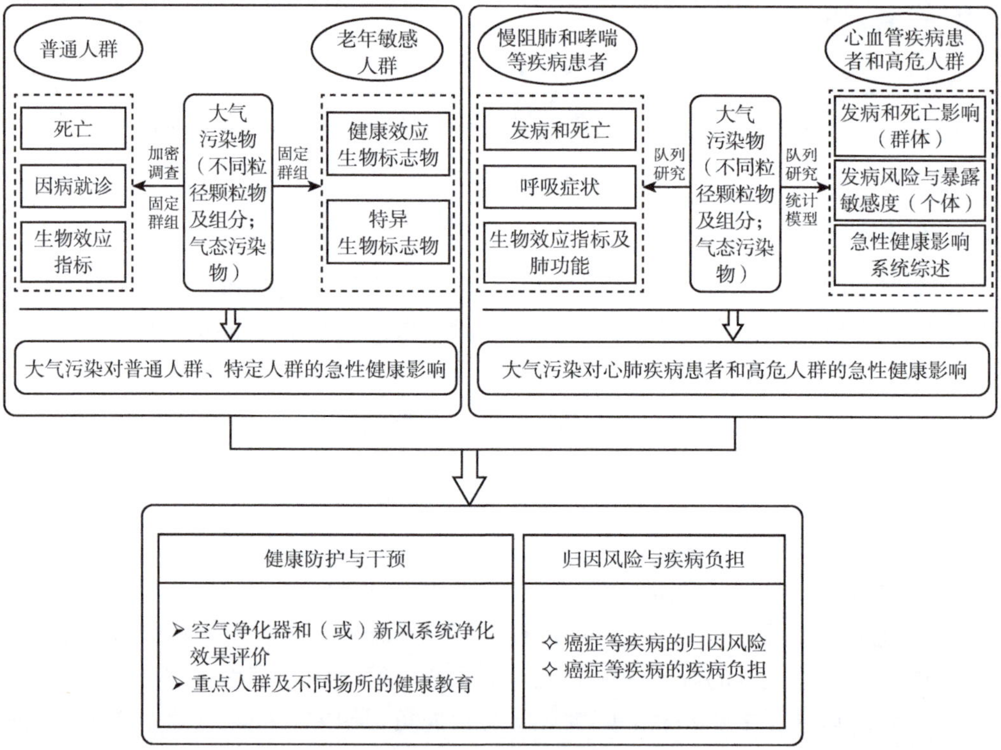

图 1-1 攻关技术路线

1.3.2 质 量 控 制

健康专题高度重视攻关工作的质量控制。各课题从研究设计、现场调查技术培训、组织实施，到生物样品采集、运输和检测，以及数据采集、清理与分析等各个方面采取强有力的质量控制措施，以确保攻关工作的质量和结论的科学性。

1. 京津冀及周边地区大气污染对普通人群、特定人群的急性健康影响研究

在研究设计方面，多次召开专家研讨会，优化实施方案，保证方案的科学性和合理性。在数据收集方面，针对部分区/县死因数据较差的情况，开展死因回顾性调查以提高数据质量。北京市具备标准的诊断流程和完善的电子信息化系统，故将其作为重点城市收集了高质量的住院和门急诊数据。本研究建立的三个数据收集和人群调查系统平台均有完善的数据逻辑核查和数据质控体系，以确保数据的质量。在现场调查方面，研究现场严格按照方案要求执行调查，并在调查过程中反复确认每个环节准确无误；现场测量采用国际领先的个体 $PM_{2.5}$ 监测设备，由经过专业培训的人员对调查对象开展个体暴露监测，整个过程严格按照操作手册执行，确保获得高质量的 $PM_{2.5}$ 暴露数据；样品的采集和运输全程进行质量控制，严格按照操作规程执行，操作人员均经过多次培训。在实验室检测方面，对备选实验检测单位进行盲样比对，筛选我国顶级的机构检测相关的效应指标，并在检测过程中执行严格的质量控制措施，所有检测结果原始数据和质控数据及相关材料均提交给环境所进行核查。数据分析统计方法经专家把关及多次会议论证，保证数据处理的科学性和可靠性。全流程严格控制数据质量，为获得严谨的研究结果奠定了基础。

2. 重污染天气对慢阻肺和哮喘患者的健康影响研究

项目开展前做好科学且充分的准备工作，确保研究方法的科学性。由中日友好医院牵头，联合我国公共卫生领域流行病学专家、中国气象局、京津冀及周边地区呼吸与危重症医学科重点学科医院组成攻关团队，组建了由呼吸病学、流行病与卫生统计学、环境健康科学、科研管理等领域国内外权威专家组成的专家顾问委员会，进行课题设计、重大技术问题评估及论证等工作。制订严密的生物样本采集、处理、储存及转运流程，并向中日友好医院伦理委员会申请批文，控制接触数据库个人信息的工作人员数量，并逐个签署保护居民个人隐私的相关保密协议。数据统一保存在专用数据管理平台，不得复制、拷贝或打印等。开展工作人员培训，所有人员均需通过培训且考核合格后方可开展工作。在正式开展研究前，进行全流程预演。严格参照生态环境部门每周发布的空气质量预报，明确访视时间窗，与患者联络确定来院事项。所有患者均签署知情同意书，每份问卷填写完成后，调查员应对问卷进行自查。若问卷合格，及时在管理平台提交数据；若问卷有漏项、错项等不合格问题，需对患者重新询问，确保问卷合格后方可结束问卷。安排专业的质控人员对问卷的录入内容进行质量控制，及时发现错误问题并在平台提出质疑。为减少失访，每次患者访视结束后应及时联络，将检验报告单发送给患者，并做好报告解读工作。研究开始后 1 个月，组织质控员前往所

有单位进行实地调研，对问卷录入、随访流程等开展质量情况进行检查，汇总调研情况、存在问题和整改建议，形成质控调研报告反馈至各有关单位。所有问卷录入完成后，由专业的统计人员进行数据清洗与多重分析工作，确保研究结果的可靠。

3. 重污染天气对心血管疾病患者和高危人群的健康影响研究

召开了多次专家研讨会，优化研究方案和研究方法，确保研究方案和方法的科学性和可行性。组建包括多学科人才的专门的科研团队，确保研究按照要求实施运行。采用多种方式确保研究数据的准确可靠，最为关键的是针对心血管疾病和死亡诊疗信息的质控，生物样本采集、转运和分析，以及数据分析结果的质控。对于心肌梗死及心力衰竭住院患者，国家心血管病中心专业人员对所有住院患者的住院诊断、住院日期、年龄等进行核查，确保纳入对象符合研究要求，提高研究质量。对于心血管疾病高危人群中的死亡患者，为确保随访过程中研究对象死亡信息的准确性，国家心血管病中心与中国疾病预防控制中心慢病中心合作，通过“死因登记”系统对参与“心血管病高危人群早期筛查与综合干预项目”全部人群的死亡情况进行了核证，并与项目随访收集的随访信息整合，确保研究数据的准确性。研究样本的采集、处理、转运和存储均根据研究标准化操作规程，该项工作的参与人员经过了国家心血管病中心的严格培训。样本以匿名方式存储，通过唯一的样本编码，与相应的患者及采集样本的研究门诊联系起来，参与样本的转运、存储和检测的工作人员均无法得知样本对应患者的个人信息。研究样本集中在中心实验室进行检测，中心实验室获得Ⅱ级生物安全实验室备案和ISO9001：2015 认证，所有临床检测项目均参加每年国家卫生健康委员会临床检验中心室间质量评价和美国病理学家协会室间质量评价并高分通过，确保检测的准确性和稳定性。邀请环境领域知名专家对数据分析方法进行论证，保障本研究的科学性；数据分析过程严格遵守国家心血管病中心数据管理的规章制度，由资深统计师进行双核对，从而保证分析结果的准确性和可靠性。

4. 大气污染导致肺癌等主要癌症的归因风险与疾病负担研究

采用被动随访与主动随访相结合的方式，对研究对象进行随访。被动随访主要依赖于全死因监测系统数据，通过比对发病库和死亡库信息，获得随访数据。而主动随访是通过入户、电话等方式，主动获得患者生存信息。随访内容包括随访日期及患者状态。如果是已死亡病例则应进一步询问死亡原因和死亡日期。对于数据的有效性则根据世界卫生组织国际肿瘤登记报告协会（IACR）制订的统一标准严格审核每一条记录。对于编码错误、性别错误、发病部位与形态学编码不一致、日期存在逻辑错误的病例，及时反馈并再次核对原始数据直至审核通过。

对人群肿瘤随访数据多次质量控制审核不合格数据，分析时予以排除。随访前及随访中，准确掌握及确认肿瘤患者基本的信息资料。随访研究中的特殊信息，根据随访的要求、目的等在随访记录（表）中体现。

5. 重污染天气下人群健康防护与干预研究

研究实施方案和所使用的调查问卷均进行了详细的讨论并经过专家论证，以保证调查和研究的科学性。调查实施，空气污染物的采集和监测，人体生物样品的采集、运输、保存和检测，调查和研究数据的收集和报送，以及数据分析的全过程，均提前制定了质量控制方案，并严格按照该方案实施。现场调查人员均具有一定环境健康相关的专业背景，同时有一定的调查经验，熟悉调查表内容及本次调查的技巧，调查员由各市级疾病预防控制中心选派，并对其资格进行审核。通过统一调查方法和操作流程，确保收集的信息一致、完整、准确；在正式调查实施前，先进行预调查，确认调查时长及中间可能出现的问题，以进一步完善调查方法与实施计划。参与现场调查的人员均熟悉调查表内容及本次调查的技巧，问卷中设置部分逻辑判断题目，来提高所收集问卷的有效性。抽样复核率为调查总量的 3%，符合率要求在 95%以上。调查问卷失访率控制在 5%以下。调查数据采用双录入，由专人审查后报送。对于空气污染物的采集和监测，研究人员均熟练掌握现场采样监测方法，采用 10%的平行样进行质控，仪器使用前均对其流量和零点等参数进行校准，及时对仪器进行清洁和维护，以保证监测数据的准确。在生物样品的采集、保存和检测过程中，血样由持有执业证书的专业人员采集，尿样由专业人员指导研究对象本人完成采集，呼出气冷凝液由经过统一专业培训的研究人员采集。生物样品采用冷链运输，–80℃冰箱保存，实验室分析由熟练掌握样品前处理及检测方法的专业人员对其进行检测。对于数据清理，通过制订清理规则，并按照清理流程详细记录每一步的清理情况，便于追溯和质控。项目开展前，所有人员进行统一的培训，熟悉研究方案，掌握相关方法和技术，具备调查、采样、实验室分析等资质。

1.4 小 结

1. 京津冀及周边地区大气污染对普通人群、特定人群的急性健康影响研究

中国疾病预防控制中心环境所通过与国内环境与健康研究团队成立联合攻关课题组，制订管理制度，加强课题管理，推进课题实施。课题组已经按照课题任务书要求完成所有工作，主要包括在京津冀及周边地区六省/市 26 个区/县收集了 2013～2018 年 83.13 万条死因个案数据，26.03 万条医院门诊总量，6437.27 万条

门诊个案数据和498.18万条急救数据；以北京市作为重点城市收集了全市2013～2018年942.04万条住院数据和30家医院的门诊汇总数据；在18个区/县完成了2.13万人的死亡原因补充调查；在10个城市完成了2044人的人群流行病学调查，合并已有的京津冀及周边地区其他项目人群样本（4841人份），共计完成6885人份的样本检测；在北京市和济南市分别完成了针对不同人群的定群研究（样本量共计331人，每人调查4～5次，调查人次数共计1613人次），还完成了基于人群的干预研究（样本量27人，每人调查3次，调查人次数共计81人次）；建立了基于代谢组学识别敏感健康效应生物标志物的方法及大气细颗粒物中关键毒性组分的识别方法；确定了京津冀及周边地区大气污染，尤其是重污染天气对人群死亡、门急诊和急救影响程度及生物标志物影响的数据分析方法。完成了所有数据的清理、整理和分析；完成了人群健康风险可视化系统平台并评估京津冀及周边地区现在及未来不同情景下归因于 $PM_{2.5}$ 的超额死亡数的变化；撰写了空气污染人群健康影响系统综述和循证决策报告，完成了与本研究结果的对比分析；撰写了“京津冀及周边地区大气污染对普通人群、特定人群的急性健康影响研究”的研究报告。课题研究结果将为我国空气污染健康防护政策的制订提供科学依据。

2. 重污染天气对慢阻肺和哮喘患者的健康影响研究

中日友好医院联合我国公共卫生领域流行病学专家、中国气象局、京津冀及周边地区呼吸与危重症医学科重点学科医院组成攻关项目团队，在专题内率先部署、启动、实施课题研究。课题组建了专家顾问委员会，负责对课题设计、重大技术问题评估、各项工作进度及质量进行评估考核。课题启动以来，在京津冀及周边地区9个城市开展了为期22个月的临床流行病学研究，涉及超过1000人的面对面调查，采集了3000人份的生物学样本，搭建了专属的科研管理平台，共派出20余人次前往各地研究现场开展调研和质控，完成数据核查2.5万余条，转运生物学样本近100车次，完成了3万条重污染天气数据收集及整理工作，检测了2000人次肺功能，评估了重污染天气对慢阻肺和哮喘患者的临床症状、肺功能、气道炎症水平、睡眠质量等多方面的影响，课题研究成果将为我国慢性呼吸系统疾病的环境健康防控提供参考，为慢病易感人群的个体防控措施的研究提供数据支持，为相关政策或指南制订提供科学参考。总体来说，课题在研究期间按照课题任务书的内容要求完成所有工作。

3. 重污染天气对心血管疾病患者和高危人群的健康影响研究

国家心血管病中心通过与我国相关领域的专家研讨，优化了研究内容和方法，制定了相关管理制度，推进课题实施。课题组现已按照课题任务书的内容要求完成了所有工作，如期完成全部三项考核指标。研究内容包括在全国144个城市的

188 家协作医院收集了 2015 年全年 40 603 条心肌梗死住院数据及 176 925 条心力衰竭住院数据。在全国 156 个城市中的 201 个项目点收集了 2015～2018 年的 8417 条死亡数据。在京津冀及周边地区上述时间段内收集了 7659 条心肌梗死住院数据、23 715 条心力衰竭住院数据及 611 条死亡数据，同时完成了 2400 人份的生物样本及基因检测。完成了所有数据的收集、整理和分析。在个体水平，将心血管疾病发病和死亡数据分别与大气污染数据和气象数据进行一一匹配进行分析。课题定量分析了 $PM_{2.5}$ 急性暴露对心肌梗死发病、心力衰竭发病，以及心血管疾病高危人群心血管死亡、全因死亡的影响；采用巢式病例对照方法，分析与重污染天气下发生心血管疾病相关的血清标志物和遗传位点，探索重污染天气的个体敏感性；依照 Meta 分析报告标准（PRISMA）流程检索相关文献，对 2013～2018 年国内外大气污染物对心血管健康影响的研究进行综述，包括对大气污染物的种类、来源、致病机制，以及不同污染物急慢性暴露对心血管系统疾病的影响，并通过荟萃分析对比我国与其他国家地区人群在可吸入颗粒物急性和慢性暴露下对心血管系统影响的差异。

4. 大气污染导致肺癌等主要癌症的归因风险与疾病负担研究

国家癌症中心联合国家卫生健康委员会统计信息中心、北京肿瘤医院、天津市疾病预防与控制中心、河北省肿瘤医院、山东省肿瘤医院、山西省肿瘤医院成立攻关课题组，统一项目管理和数据采集标准，推进课题实施。完成了京津冀及周边地区数据库整理，包括第三次死因回顾调查数据；2010 年以来的肿瘤发病数据，约 100 万癌症发病数据；2010 年以来的肿瘤死亡数据，约 65 万癌症死亡数据。完成了生态环境部提供的对应地区的空气污染数据库的整理；完成了京津冀及周边地区肺癌高精度数据收集和整理，包括患者的基本信息、发病信息、生存信息以及肿瘤部位、病理名称、病理类型、病理分期等信息；完成了京津冀及周边地区 2010 年以来癌症发病资料的随访工作，失访率＜15%；完成了大气主要污染物与肺癌等主要癌症的发病率、死亡率的相关性分析和评估；完成了大气主要污染物归因风险评估及疾病负担研究；完成了大气主要污染物对肺癌不同亚型的发病、死亡和预后的综合评估；完成了癌症患者经济负担的评估及归因于大气污染的测算，以及因大气污染所致的癌症经济负担测算。完成了 2008～2017 年以京津冀及周边地区为中心的主要恶性肿瘤经济负担分析，评估环境因素所致的超额死亡及环境治理后可预防的病例，评估因大气污染所致的癌症经济负担。

5. 重污染天气下人群健康防护与干预研究

中国疾病预防控制中心环境所联合北京市、天津市、石家庄市、济南市、太原市和郑州市疾病预防与控制中心，北京大学儿童青少年卫生研究所及中国健康教育中心，成立攻关课题组，按照任务书的要求较好地完成了研究任务。完成了北京、天津、石家庄、太原、济南、郑州的32家火车站、97家酒店、39家商场、41家超市空气净化器和（或）新风系统安装使用的现状调查，形成了调查报告。完成了北京市50所小学学校空气净化器和（或）新风系统安装及使用现状调查，初步掌握了北京市城六区小学教室空气净化器和（或）新风系统的安装使用情况，形成了调查报告。完成了小学教室空气净化器使用效果调查和干预研究，对干预组和非干预组儿童呼吸系统相关症状和指标差异进行了分析，撰写了空气净化器使用对小学生健康防护效果的报告。完成了冠心病患者家庭空气净化器干预研究，分析了干预组和非干预组冠心病患者在$PM_{2.5}$暴露水平和生理生化指标上的差异，撰写了住宅空气净化器使用对冠心病患者健康防护效果的评估报告。完成了天津和石家庄成年人空气污染风险感知能力和心理健康状况调查，撰写了污染天气下人群心理健康状况评估报告。完成了25期舆情信息分析报告，开展了大气污染健康防护重点信息分析，完成了针对普通公众的《以$PM_{2.5}$为首要污染物的重污染天气健康教育核心信息》及释义，设计制作了海报、挂图和折页等3类6种大气污染防护健康传播材料，为各地开展大气污染防护健康教育提供工具，指导公众科学理性应对大气污染。

第二章　大气污染和重污染天气对普通人群死亡的急性健康影响

2.1　引　　言

我国大气污染问题严峻且污染物来源复杂，传统燃煤型污染和机动车排放污染日趋突出，形成了以强氧化性和高细颗粒物交织的大气复合污染。近年来，由于京津冀及周边地区秋冬时段燃煤采暖等污染源排放增加，以及地理位置的特殊性，以 $PM_{2.5}$ 为首要污染物的污染天气频发，对深入探索该地区大气污染的健康影响提出了迫切需求。已有大量研究表明，大气污染物暴露会产生不良健康效应，带来严重的疾病负担。2016 年全球疾病负担研究报告指出，大气污染已成为全球疾病负担第六位危险因子，约 7.5%（6.6%～8.4%）的死亡风险归因于大气污染，造成全球约 410 万（360 万～460 万）人死亡。其中大气污染问题较为突出的国家是中国，归因于大气污染的总死亡风险高达 11.1%（9.7%～12.7%）。

欧美发达国家已针对大气污染物暴露对人群死亡所造成的急性影响展开了多项研究。其中，基于欧洲 22 个城市的大型多中心时间序列研究探索了 PM_{10} 与总死亡率、心血管及呼吸系统疾病死亡率之间的暴露-反应关系；基于美国 90 个城市的研究在探究 PM_{10}、SO_2、NO_2、CO 和 O_3 短期暴露对城市居民日死亡率的影响方面取得了一定的成就，这些研究均为世界各国制订和修订空气质量标准提供了重要参考。在重污染天气急性健康影响方面，国外早期研究通过将重污染天气发生前后人群不良健康终点（如死亡数或发病数）与重污染天气期间的不良健康终点发生情况进行比较，发现重污染期间空气污染暴露增加了人群不良健康影响，短期持续暴露于高浓度的大气污染会造成当地居民日死亡人数大幅增加。

我国大气污染对人群急性健康影响的研究起步较晚，但发展较为迅速，目前已对颗粒物、O_3 等主要大气污染物在我国典型污染区域的暴露情况及单污染物所致人群健康影响进行了初步探索。已有相关研究成果主要针对大气污染的急性健康影响从群体和个体水平进行阐述。在群体水平上，已有基于常规监测数据的生态学研究，采用时间序列等研究方法探索我国传统大气污染物短期暴露对居民日死亡率的影响。对我国 272 个城市 2013～2015 年大气污染健康影响的时间序列研究发现，$PM_{2.5}$、NO_2、SO_2和O_3浓度每升高 10μg/m³，人群死亡率分别增加 0.22%、0.9%、0.59%和 0.24%，CO 每升高 1mg/m³，人群死亡率增加 1.12%，其中 NO_2 对呼吸系统疾病及颗粒物、SO_2、O_3 对心血管疾病的影响更大。近年来，国家重点基础研究发展计划（973 计划）、行业科研专项和国家自然科学基金等支持了大气颗粒物对健康危害方面的相关研究，但现有研究及监测项目在京津冀及周边地区覆盖点位较少，代表性相对不足。环境保护部（现生态环境部）等印发《京津冀及周边地区 2017 年大气污染防治工作方案》，京津冀及周边地区作为大气污染传输通道，尤其是京津冀及周边地区秋冬时段以 $PM_{2.5}$ 为首要污染物的区域性重污染天气频发，为深入探讨该地区重污染天气的健康影响、寻找“因地制宜”的应对方法提出了迫切需求。

本研究在已有死因研究及监测项目的基础上，开展京津冀及周边地区大气污染对人群健康影响的加密调查和死因回顾性调查，通过收集人群死亡数据，基于全国空气质量监测网络，完成大气污染对人群死亡的影响研究，准确评估以 $PM_{2.5}$ 为主的大气污染与人群死亡的暴露-反应关系。同时通过污染强度和持续时间两维度解析京津冀及周边地区频发的重污染天气对人群健康危害的严重程度，为制订大气污染健康防护策略提供及时有效的科技支撑。

2.2 大气污染对普通人群死亡的急性健康影响

2.2.1 研 究 方 法

1. 研究内容

基于京津冀及周边地区具有代表性的高质量的死因数据，以 $PM_{2.5}$ 为主要污染物，定量分析该区域大气污染短期暴露对人群死亡的急性影响；同时比较大气污染不同时段 $PM_{2.5}$ 短期暴露与人群健康相关的暴露-反应关系，为下一阶段大气污染防控政策及措施的制订提供流行病学证据。

2. 研究区域

依据数据质量、数据可获得性、试点散在分布及良好工作基础等原则，在京津冀及周边地区，综合考虑以下因素选择试点：①国家死因监测点或者已经建立较完善且漏报率低的居民死因登记系统；②城市调查区/县的人口合计超过 100 万；③已设立常规国控或省控环境空气质量监测点。

在京津冀及山西省、山东省和河南省行政区域范围内选取北京市、天津市、邢台市、保定市、沧州市、廊坊市、阳泉市、晋城市、德州市、滨州市、菏泽市、开封市、新乡市和焦作市 14 个城市纳入研究范围。

3. 数据及来源

收集研究区域范围内各试点 2013 年 1 月 1 日至 2018 年 12 月 31 日大气污染物、气象因素及人群健康（死因和医院门诊）数据开展多中心时间序列研究。为满足模型统计检验效能需求，所选气象因素人群健康逐日数据缺失率小于 10%，而鉴于 2013 年京津冀及周边地区大气污染监测网络覆盖受限，故除 2013 年外，其余年份大气污染物数据缺失率均小于 10%。

（1）大气污染物：大气污染物 $PM_{2.5}$ 与 O_3 小时浓度数据来自中国环境监测总站的全国城市空气质量实时发布平台（http：//106.37.208.233：20035/），依据《环境空气质量标准》（GB 3095—2012）对京津冀及周边地区六省/市的环境监测站逐站计算 $PM_{2.5}$ 与 O_3 每日 24h 浓度均值。基于环境监测站经纬度信息，使用 ArcGIS 空间分析工具和中国区/县边界矢量地图，计算纳入点位行政区域范围内的环境监测站大气污染物污染浓度日均值，并按照“就近原则”，保证纳入点位至少匹配 1 个环境监测站；同时进行浓度检出限处理，将 $PM_{2.5}$ 的每日浓度均值小于 3μg/m^3 时检出限处理为 1.5μg/m^3（半检出限），O_3 的每日浓度均值小于 2.14μg/m^3 时检出限处理为 1.07μg/m^3（半检出限），进而完成大气污染逐日暴露评估。

（2）人群健康结局：收集 14 个城市中 30 个区/县 2013～2018 年每日人口死亡数据，数据来源中国疾病预防控制中心疾病监测系统（DSPs）。本研究依据 ICD-10 纳入 3 种不同疾病别死因数据，具体包括非意外疾病（A00～R99）总死亡、心脑血管系统疾病（I00～I99）死亡、呼吸系统疾病（J00～J99）死亡。同时，还对死因按性别（男和女）、年龄（0～64 岁、65～74 岁和 75 岁及以上）进行了人群亚组分类，以探索 $PM_{2.5}$ 短期暴露对不同亚组人群死亡的影响。

（3）气象因素：气象数据用于校正气象因素对大气污染物与健康关联的混杂影响。每日气象数据从中国气象局的中国气象数据网（http：//data.cma.cn/）下载，主要包括 24h 平均温度和相对湿度数据。气象数据的匹配方法为每个区/县数据质量较好的气象监测站点数据，没有区/县气象监测站点的匹配所在城市的气象监测站点数据。

4. 健康数据质量控制

（1）质量控制内容：在健康数据来源多样化的情况下，其完整性、规范性、准确性和有效性直接影响到研究结论正确与否，以及能否为制订大气污染防控措施及健康防护政策提供科学依据。质量控制范围针对死亡资料、医院门诊资料两个模块，具体内容如下。

1）完整性：检查数据是否缺失，包括指标缺失和记录缺失。

2）唯一性：检查数据是否重复，包括记录重复、单指标重复和多指标重复。

3）准确性：检查数据是否存在异常和错误。

4）规范性：检查数据是否符合规范、变量取值范围是否合理、逻辑上是否矛盾等。

（2）质量控制方法：数据质量控制采取以数据收集平台规则化核查为主，人工核查为辅的设计策略。首先制订统一规范的数据采集标准，通过工具包进行离线质控，然后使用数据收集平台进行在线质控，制订三级审核规则对数据进行最终把控。

1）在线质量控制：数据收集平台中，嵌入健康数据的解析规则（即准入规则）及数据审核功能（即审核规则），达到对数据进行质量控制的目的。根据数据质量评价原则和监测数据特征，梳理不同类型数据的核查规则，细化到计算机能够识别和判断的程度，形成详细的数据质量核查规则库。不同模块的数据质量核查规则详见表 2-1。

表 2-1　数据收集平台质量核查规则

监测数据	准入规则	审核规则
死因数据	1. 非空校验：死亡时间、根本死亡原因、根本死因 ICD 编码不为空 2. 数据范围校验：死亡时间是否在选择时间范围内 3. 重复校验：报告卡 ID 与数据库中的数据对比查重 4. 错误校验：≥150 年说明死亡时间有误 5. 性别编码必须为：0-未知性别，1-男，2-女，9-未说明性别 6. 编码校验：性别、常住地址、户籍地址与相对应的编码是否一致 7. 日期格式校验：出生日期、死亡时间、调查日期、填卡日期、删除时间、录入时间、一审时间、审核时间	1. 重复数据：审核数据是否重复。列出报告卡 ID、报告地区编码、性别编码、性别、生日、年龄、户籍地址类型、户籍地址、户籍地址编码、生前常住地址类型、常住地址地区编码、死亡时间、死亡地点、死亡地点编码、根本死亡原因、根本死因 ICD 编码关键项的重复条数 2. 逻辑错误统计：死亡日期小于出生日期条数，性别与性别编码不正确条数，身份证中性别与性别编码对比不正确条数 3. 关键指标的完整性：审核关键项的完整程度，包括报告卡 ID、报告地区编码、性别编码、出生日期、年龄、户籍地址、户籍地址类型、户籍地址编码、生前详细地址、生前常住地址、常住地址地区编码、死亡时间、死亡地点编码、死亡地点、根本死亡原因、根本死因 ICD 编码。列出各关键项的缺失率 4. 其他：统计非本市数据条数、统计接诊日期缺失条数

续表

监测数据	准入规则	审核规则
医院门诊总量	1. 空值校验：接诊日期、日门诊总量、调查员、审核员、填表日期不为空 2. 日期格式校验：接诊日期、填表日期 3. 数据范围校验：接诊日期是否在所选时间范围内	

此外，数据收集平台还可以根据入库数据出具统计报表（计数统计表、计量统计表）及可视化工具（数据视图、柱图、折线图等）发现异常、缺失等可疑数据，进一步达到数据质量控制的目的。

数据导出时要求对数据再次进行查重、删重处理。对数据中书写不规范的性别、年龄字段进行排除、归类。死因性别字段排除非“男、女”数据，年龄字段去掉“岁”字并按照年龄大小进行分组，出现“天”“月”字的年龄变量包含在 0～64 岁组，根据原始数据中的住址类型提取各区/县常住或户籍人口进行统计。

2）离线质量控制：是指数据报送之前的质量控制，包括制订统一的数据采集模板，通过嵌入数据规则的工具包对数据进行检查和展示。

为规范数据采集，制订不同的监测数据采集模版。模版包含数据指标名称和单位，必填指标用“*”标记。按照监测业务类型将模版分别放在数据收集平台对应的模块中并提供下载链接，用户采集数据前首先下载模版，按照要求收集、处理数据后方可上传至系统中。

为用户更准确、更快速、更便捷地进行数据质量控制，项目组培训了基于 SQL 数据库，使用 JAVA 语言进行开发和封装的数据审核清理工具包。工具包根据数据清理规则自动检查缺失、错误、异常、重复等问题数据并提示用户溯源、订正。死因数据质量核查功能包括：①核查关键指标的缺失情况，缺失率大于 5%用红色标出；②查找重复数据，自主选择关键字段组合筛选；③自主选择关键字段的频数分布表，如性别、年龄等，观察数据分布特征；④核查死亡日期与出生日期之间的逻辑错误；⑤根据常住地址编码和户籍地址编码反向匹配城市和地区，帮助筛选本地数据；⑥根据死亡日期、出生日期和年龄计算差值，帮助判断数据的准确性；⑦按照性别、年龄、ICD 编码范围等选项自动生成逐日死亡人数汇总表；⑧按照性别、年龄、ICD 编码范围等选项生成逐日死亡人数趋势图，帮助查找和核实异常值；⑨原始数据和统计报表的导出。

3）三级审核：数据收集平台嵌入了能够定量化、程序化的审核规则，还需要数据审核员根据经验比对和趋势分析等，对数据进行更全面的数据质量控制。

要求审核员遵循“客观、严谨、求实”的原则，进行标准化、规范化数据审核，并要严格按照质量审核标准，执行“初级审核、省级审核、国家级审核”三级审核制度，使健康数据达到“完整性、准确性、有效性和规范性”的“四性”要求。

5. 分析策略

（1）描述性分析：分别计算研究区域逐日大气污染物 $PM_{2.5}$、臭氧、死因数据和因病就诊数据的均数、标准差、中位数、四分之一分位数（P_{25}）和四分之三分位数（P_{75}），用于描述污染暴露、气象条件和人群健康状况分布水平。

（2）多中心时间序列设计统计建模：为探索京津冀及周边地区 $PM_{2.5}$ 短期暴露与人群死亡的暴露-反应关系，本研究采取两阶段的多中心时间序列分析方法。

第一阶段：对每个研究点位逐日死亡（或每个医院每日因病就诊数）与匹配的滞后 0～1 日的 $PM_{2.5}$（lag01）逐日浓度均值构建单污染物广义相加模型（generalized additive model，GAM）回归模型，获取区/县尺度 $PM_{2.5}$ 短期暴露对人群死亡的暴露-反应关系，或医院尺度 $PM_{2.5}$ 短期暴露对人群因病就诊的暴露-反应关系。模型公式如下：

$$\text{Log}E(Y_t) = \text{Intercep}_t + \beta \text{PM}_{2.5t} + ns(\text{time, df}) + ns(\text{temperature, df}) + ns(\text{humidity, df}) + \text{dow} + \text{holiday}$$

上述公式中，$E(Y_t)$ 代表了在观察日 t 日的预期死亡或因病就诊人数；β 代表 $PM_{2.5}$ 由模型估计的偏回归系数；$PM_{2.5}$ 代表在观察日 t 日的污染物浓度；ns（time, df）代表时间趋势的自然样条函数，可以控制长期和季节趋势，应用每年 7 个自由度；ns（temperature, df）和 ns（humidity, df）代表气象要素的自然样条函数，可以控制每日温度和相对湿度对每日死亡或因病就诊的混杂影响，应用每年 3 个自由度；dow 和 holiday 为虚拟变量，用于控制星期几效应和节假日效应，其中节假日效应应用在对因病就诊的模型分析中。基于以上模型，本研究可获得 $PM_{2.5}$ 短期暴露与不同健康结局（死亡、因病就诊）之间的暴露-反应关系。

第二阶段：对第一阶段获得的区/县尺度的滞后 0～1 日 $PM_{2.5}$ 短期暴露对人群死亡的暴露-反应关系，以及医院尺度 $PM_{2.5}$ 短期暴露对人群因病就诊的暴露-反应关系，使用 Meta 随机效应模型将研究范围内的多个区/县（或多个医院）的效应进行整合估计。

除了分析 2013～2018 年大气 $PM_{2.5}$ 与人群死亡、发病的暴露-反应关系，本部分还将时间序列数据集分割成 2 个同等时间长度的序列分层独立建模，获取 2013～2015 年和 2016～2018 年 $PM_{2.5}$ 相关的死亡和因病就诊超额风险。同时，考虑到不同人群对大气污染物的敏感性不同，本研究按照性别（男、女）与年龄（0～64 岁、65～74 岁、75 岁及以上）进行亚组人群分层分析，估计不同人群暴露于 $PM_{2.5}$ 的健康效应值。

为了获取 $PM_{2.5}$ 对健康影响的滞后效应，本部分还定量评估 $PM_{2.5}$ 暴露当日（lag0）和滞后 1 日（lag1）对健康结局超额风险增加百分比的影响，并对效应的点估计值和 95%CI 与滞后 0～1 日的进行比较分析。

为了检验模型的稳定性，本研究建立 $PM_{2.5}$ 和臭氧的双污染物模型进行敏感性分析，并且同时对模型中混杂因素（温度、相对湿度、时间）样条函数变化自由度，观察效应估计是否发生变化，具体为温度和相对湿度的自由度变为 5，时间的自由度变为 6 和 8。

（3）“大气十条”实施期间京津冀地区 $PM_{2.5}$ 相关的人群死亡风险分析：为了获得《大气污染防治行动计划》（简称“大气十条”）实施背景下 $PM_{2.5}$ 相关的人群死亡风险，本部分对 2013～2017 年“大气十条”实施期间的 $PM_{2.5}$ 与死亡的暴露-反应关系独立建模，建模方式与上述两阶段多中心时间序列分析相同。

比较包括 2013～2015 年、2016～2018 年和 2013～2018 年在内的这些时期 $PM_{2.5}$ 暴露特征改变导致人群死亡风险是否有所不同：以 2013～2018 年作为参考时间段，将 2013～2015 年、2016～2018 年、2013～2017 年的 $PM_{2.5}$ 与死亡的暴露-反应关系分别进行 Z 检验，比较死亡超额风险是否有统计学显著性。公式如下：

$$Z=\frac{\beta_1-\beta_2}{\sqrt{\mathrm{se}_1(\beta_1)^2+\mathrm{se}_2(\beta_2)^2}}$$

其中，β_1 为 2013～2018 年 $PM_{2.5}$ 与死亡的暴露-反应关系系数；se_1 为 2013～2018 年 β_1 的标准误；β_2 为 2013～2015 年、2016～2018 年或 2013～2017 年 $PM_{2.5}$ 与死亡的暴露-反应关系系数；se_2 为相同时间段 β_2 的标准误。

本部分采用 3.6.0 版本 R 软件的 mgcv 和 metafor 包进行所有数据分析。

2.2.2　主要结果

1. 京津冀及周边地区大气污染与死亡数据的描述性分析结果

对京津冀及周边地区 30 个区/县暴露资料收集发现，2013～2018 年 $PM_{2.5}$ 日平均水平为（77.0±64.6）μg/m^3；2013～2015 年纳入的 30 个区/县 $PM_{2.5}$ 日平均水平为（89.3±72.2）μg/m^3；2016～2018 年纳入的 30 个区/县 $PM_{2.5}$ 日平均水平为（66.6±55.4）μg/m^3。结果提示 2016～2018 年 $PM_{2.5}$ 日均浓度有所下降，

污染水平有所降低。通过收集京津冀及周边地区 30 个区/县气象资料发现，2013～2018 年平均温度为 14.0℃，日平均相对湿度为 58%；2013～2015 年平均温度和日平均相对湿度总体水平分别为 13.8℃和 59%；2016～2018 年平均温度和日平均相对湿度总体水平分别为 14.1℃和 58%。2013～2018 年气象条件未见明显改变。

通过对京津冀及周边地区 30 个区/县暴露人群死因数据的研究发现，2013～2018 年非意外疾病总死亡人数约为 691 298 人，平均每日非意外疾病总死亡人数约 11 人，其中男性约 6 人，女性约 5 人。将所有非意外疾病死亡人数按年龄分组，发现平均每日死亡人数最多的为 75 岁及以上人群，平均每日死亡人数约为 6 人；其次为 0～64 岁人群和 65～74 岁人群，平均每日死亡人数约为 2 人。在各疾病别死因中，因心脑血管系统疾病死亡总人数约为 357 708 人，占非意外疾病总死亡人数 52%，所占比例较高。平均每日心脑血管系统疾病死亡人数约为 5 人，其中男性约 3 人，女性约 2 人，男性每日死亡人数多于女性，0～64 岁人群每日死亡约为 1 人，65～74 岁人群约为 1 人，75 岁及以上人群死亡约为 3 人，心脑血管系统疾病中 75 岁以上人群死亡比例较高；在 2013～2018 年研究期间因呼吸系统疾病死亡人数约为 69 554 人，呼吸系统疾病平均每日死亡人数为 1 人，男性约为 1 人，75 岁及以上人群约为 1 人。

2013～2015 年研究期间，非意外疾病总死亡人数约为 332 223 人。平均每日非意外疾病总死亡人数约为 10 人，其中男性约为 6 人，女性约为 4 人。按年龄分组研究发现，0～64 岁人群约为 2 人，65～74 岁人群约为 2 人，75 岁及以上人群约为 6 人，75 岁及以上人群所占比例较高。研究期间因心脑血管系统疾病死亡人数约为 172 794 人，占非意外疾病总死亡人数比例为 52%，所占比例较高。平均每日心脑血管系统疾病死亡人数约为 5 人，其中男性约为 3 人，女性约为 2 人，各年龄别死亡研究发现 0～64 岁约为 1 人，65～74 岁约为 1 人，75 岁及以上人群约为 3 人，在心脑血管系统疾病死亡中 75 岁及以上人群死亡比例较高。在研究期间呼吸系统疾病死亡人数约为 33 626 人，平均每天死亡人数约为 1 人，其中男性约为 1 人，75 岁及以上人群约为 1 人。

2016～2018 年研究期间，非意外疾病总死亡人数约为 359 075 人，平均每日非意外疾病总死亡人数约为 11 人，其中男性约为 6 人，女性约为 5 人，男性比例高于女性。按年龄分组结果发现 0～64 岁死亡人数约为 2 人，65～74 岁死亡人数约为 2 人，75 岁及以上死亡人数约为 6 人，75 岁及以上人群所占比例较高。研究期间，心脑血管系统疾病死亡人数约为 184 914 人，占非意外疾病总死亡人数比例为 51%，平均每日心脑血管系统疾病死亡人数约为 6 人，男性约为 3 人，女性约为 3 人，0～64 岁约为 1 人，65～74 岁约为 1 人，75 岁及以上约为 4 人。研究期间因呼吸系统疾病死亡人数约为 35 928 人，平均每日呼吸系统死亡人数约为 1

人，男性约为 1 人，75 岁及以上约为 1 人。纳入的 30 个区/县总体上各亚组和疾病别死亡人数描述性统计数据见表 2-2。

表 2-2　2013～2018 年京津冀及周边地区 30 个区/县大气污染物、气象和死亡数据概况

变量	2013～2018 年			2013～2015 年		2016～2018 年	
	有效天数(日)	均值±标准差	中位数（P_{25}，P_{75}）	有效天数(日)	均值±标准差	有效天数	均值±标准差
环境暴露（24h 均值）							
$PM_{2.5}$（μg/m³）	58 770	77.0±64.6	59.6（35.2，98.2）	26 926	89.3±72.2	31 898	66.6±55.4
O_3（μg/m³）	51 159	56.6±39.7	49.3（25.4，80.8）	27 261	50.8±37.9	31 898	61.6±39.6
温度（℃）	65 711	14.0±10.9	15.4（4.1，23.7）	32 838	13.8±10.8	32 873	14.1±11.1
相对湿度（%）	65 717	58±19	59（44，74）	32 844	59±19	32 873	58±20
非意外疾病总死亡	65 726	11±8	9（6，13）	32 846	10±8	32 880	11±8
男性	65 726	6±5	5（3，8）	32 846	6±5	32 880	6±5
女性	65 726	5±4	4（2，6）	32 846	4±4	32 880	5±4
0～64 岁	65 726	2±2	2（1，3）	32 846	2±2	32 880	2±2
65～74 岁	65 726	2±2	2（1，3）	32 846	2±2	32 880	2±2
75 岁及以上	65 726	6±5	5（3，8）	32 846	6±5	32 880	6±5
心脑血管系统疾病死亡	65 726	5±4	5（3，7）	32 846	5±4	32 880	6±4
男性	65 726	3±3	2（1，4）	32 846	3±3	32 880	3±2
女性	65 726	2±2	2（1，3）	32 846	2±2	32 880	3±2
0～64 岁	65 726	1±1	1（0，2）	32 846	1±1	32 880	1±1
65～74 岁	65 726	1±1	1（0，2）	32 846	1±1	32 880	1±1
75 岁及以上	65 726	3±3	3（1，5）	32 846	3±3	32 880	4±3
呼吸系统疾病死亡	65 726	1±1	1（0，2）	32 846	1±1	32 880	1±1
男性	65 726	1±1	0（0，1）	32 846	1±1	32 880	1±1
女性	65 726	0±1	0（0，1）	32 846	0±1	32 880	0±1
0～64 岁	65 726	0±0	0（0，0）	32 846	0±0	32 880	0±0
65～74 岁	65 726	0±0	0（0，0）	32 846	0±0	32 880	0±0
75 岁及以上	65 726	1±1	0（0，1）	32 846	1±1	32 880	1±1

2. 京津冀及周边地区 $PM_{2.5}$ 与人群死亡的急性暴露-反应关系

对 2013～2018 年死因数据进行分段研究，如图 2-1 所示，将时间序列分为 2013～2015 年、2016～2018 年、2013～2018 年三段，分别建立模型，获得其各类疾病各亚组超额死亡风险增加百分比，并进行对比。

图 2-2 展示了滞后 0～1 日 $PM_{2.5}$ 浓度每增加 10μg/m^3 导致 2013～2015 年、2013～2018 年、2016～2018 年京津冀及周边地区 30 个区/县全人群及各亚组非意外疾病总死亡、心脑血管系统疾病死亡及呼吸系统疾病死亡结果。

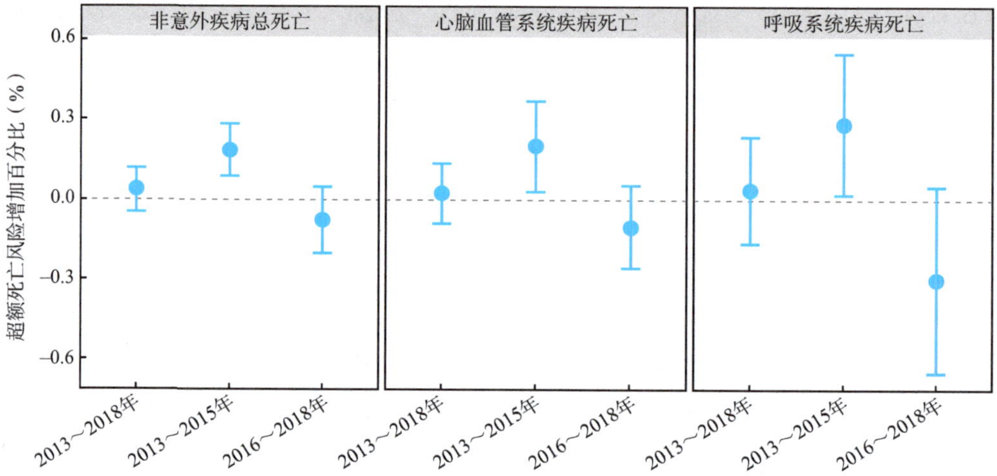

（A）全人群

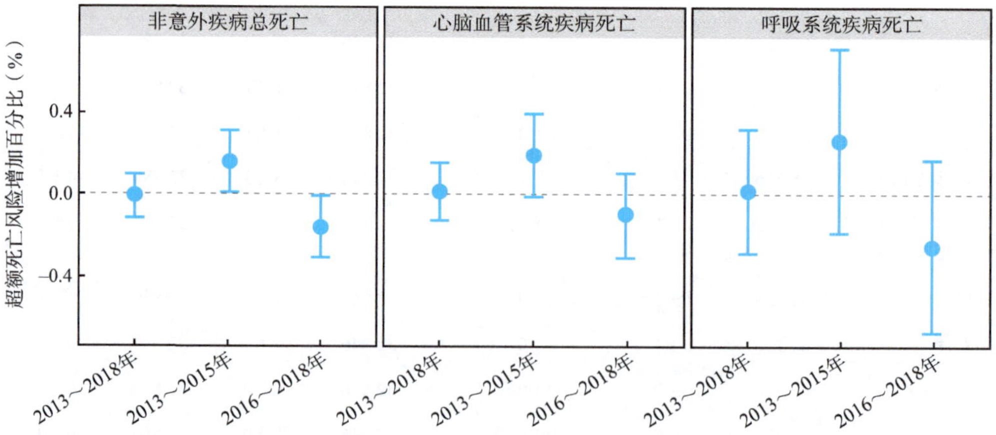

（B）男性

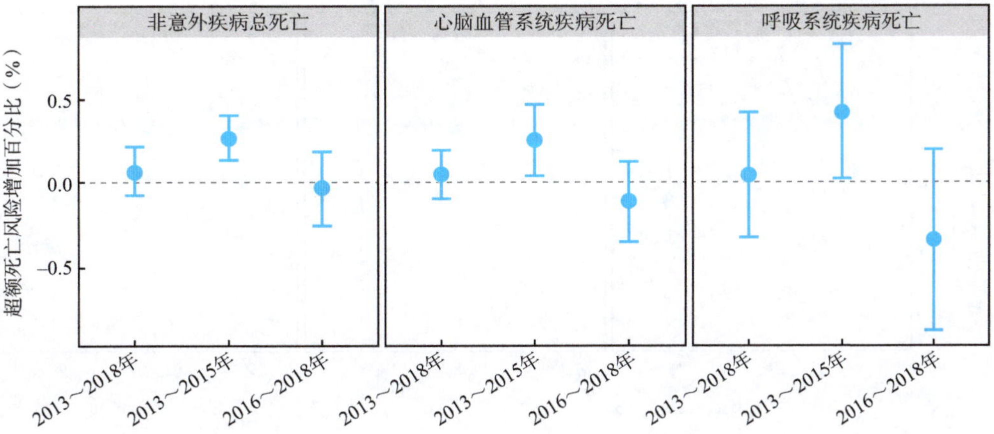

（C）女性

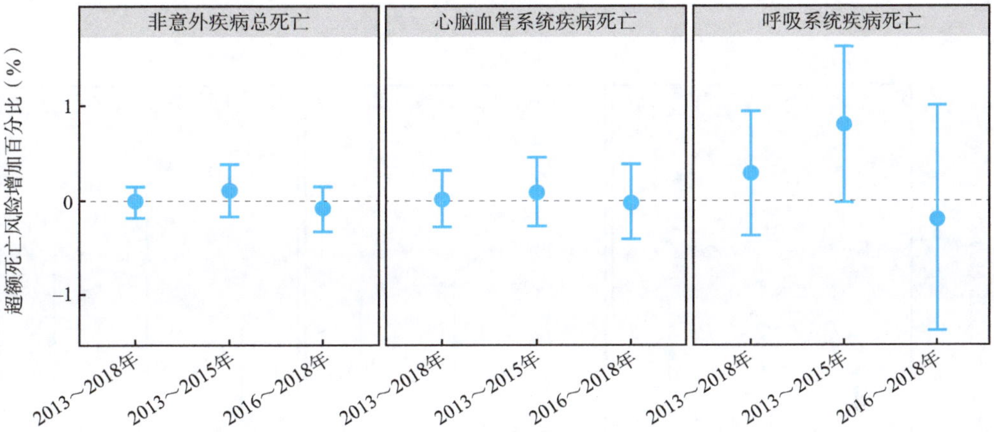

（D）0～64岁

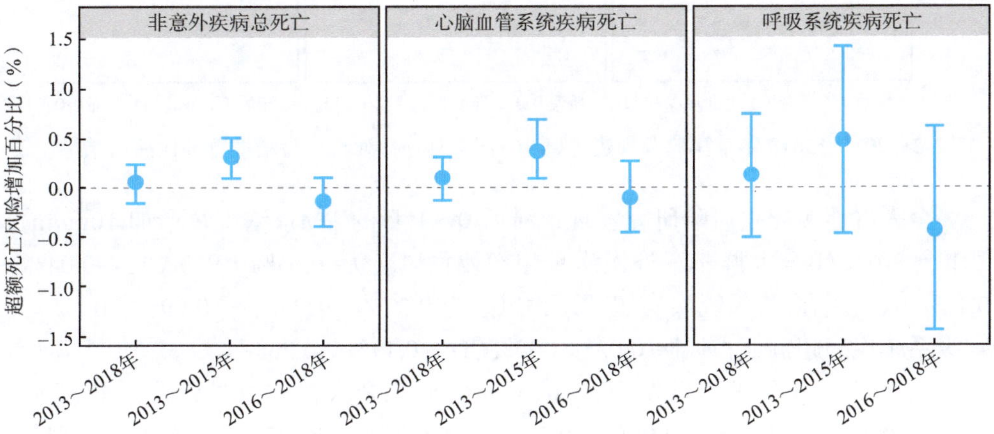

（E）65～74岁

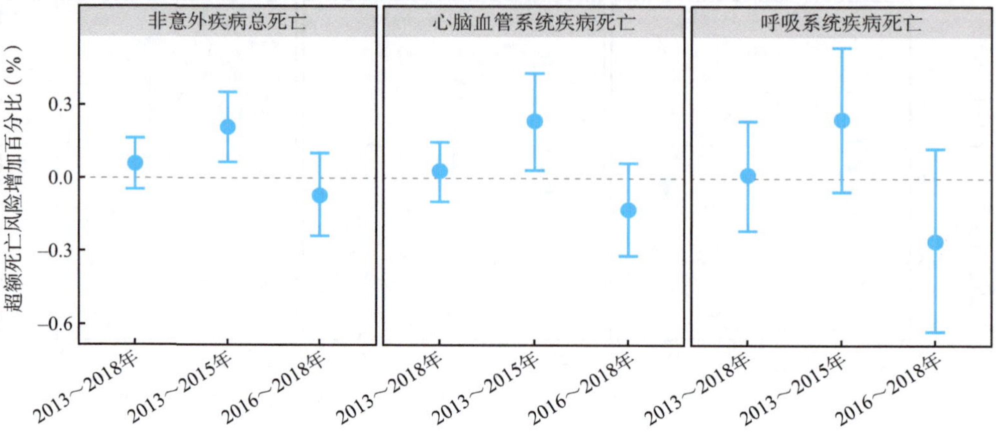

（F）75岁及以上

图 2-1　2013～2018 年京津冀及周边地区 30 个区/县超额死亡风险增加百分比结果比较（滞后 0～1 日）

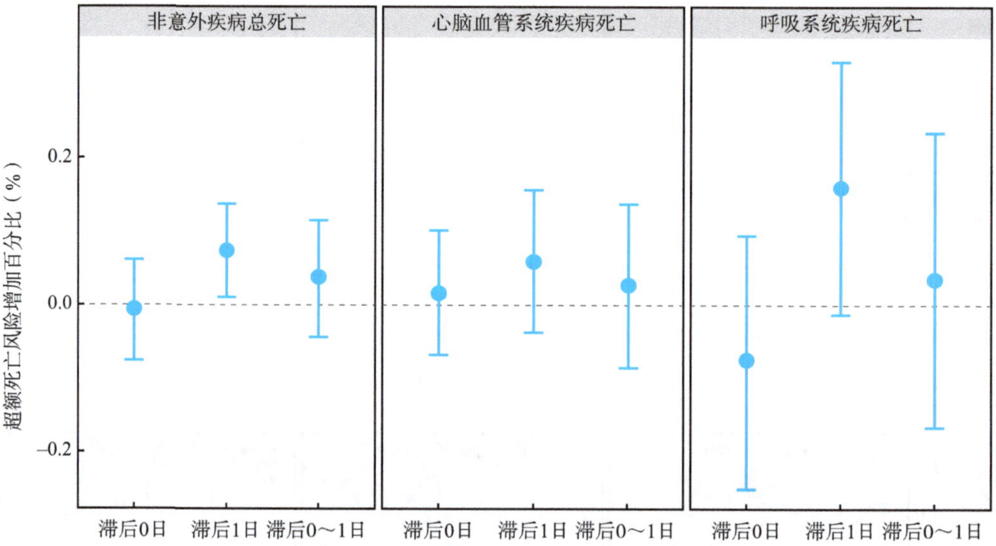

图 2-2　2013～2018 年京津冀及周边地区 30 个区/县超额死亡风险增加百分比滞后结果比较

全人群超额死亡风险研究发现，滞后 0～1 日的 $PM_{2.5}$ 浓度每增加 10μg/m^3，2013～2018 年全人群非意外疾病总超额死亡风险为 0.04%（95%CI：−0.04%～0.11%）、心脑血管系统疾病超额死亡风险为 0.02%（95%CI：−0.09%～0.14%）、呼吸系统疾病超额死亡风险 0.03%（95%CI：−0.17%～0.23%）。

研究期间分阶段结果发现，2013～2015 年全人群非意外疾病总超额死亡风险为 0.18%（95%CI：0.09%～0.28%）、心脑血管系统疾病超额死亡风险为

0.20%（95%CI：0.03%～0.37%）、呼吸系统疾病超额死亡风险为 0.28%（95%CI：0.02%～0.55%）。

2016～2018 年全人群非意外疾病总超额死亡风险为–0.08%（95%CI：–0.26%～0.05%）、心脑血管系统疾病超额死亡风险为–0.10%（95%CI：–0.26%～0.05%）、呼吸系统疾病超额死亡风险为–0.30%（95%CI：–0.65%～0.05%）。

全人群非意外疾病总死亡研究发现，2013～2018 年和 2016～2018 年两时间段点估计值较低，2013～2015 年点估计值高且区间上升明显。在全人群心脑血管系统疾病死亡风险分析中发现，2013～2015 年超额死亡风险点估计值均高于 2013～2018 年和 2016～2018 年，且具有统计学意义。结果提示，$PM_{2.5}$浓度每升高 10μg/m^3，2013～2015 年非意外疾病总死亡、心脑血管系统疾病死亡、呼吸系统疾病死亡效应均较高，2016～2018 年、2013～2018 年非意外疾病总死亡、心脑血管系统疾病死亡、呼吸系统疾病死亡效应有所下降。

性别亚组分层分析结果显示，2013～2018 年男性和女性人群其他疾病的超额死亡风险具体结果如下：$PM_{2.5}$每升高 10μg/m^3，女性非意外疾病总死亡、心脑血管系统疾病和呼吸系统疾病死亡风险分别升高 0.07%（95%CI：–0.08%～0.22%）、0.05%（95%CI：–0.10%～0.19%）和 0.04%（95%CI：–0.33%～0.41%）；男性非意外疾病总死亡、心脑血管系统疾病和呼吸系统疾病死亡风险分别升高–0.01%（95%CI：–0.11%～0.09%）、0.01%（95%CI：–0.12%～0.15%）和 0.01%（95%CI：–0.28%～0.31%）。

年龄亚组分层分析结果显示，2013～2018 年 $PM_{2.5}$暴露浓度每升高 10μg/m^3，0～64 岁人群、65～74 岁人群与 75 岁及以上人群超额死亡风险分别为 0.00（95%CI：–0.29%～0.30%）、0.10%（95%CI：–0.14%～0.34%）和 0.03%（95%CI：–0.09%～0.15%）。$PM_{2.5}$暴露浓度每升高 10μg/m^3，2013～2018 年 65～74 岁人群、75 岁及以上人群非意外疾病总死亡风险分别为 0.03%（95%CI：–0.15%～0.22%），0.05%（95%CI：–0.05%～0.16%）。

2013～2015 年研究结果显示 65～74 岁人群、75 岁及以上人群非意外疾病总超额死亡风险增加百分比最高，分别为 0.29%（95%CI：0.08%～0.51%）、0.21%（95%CI：0.07%～0.35%）；心脑血管系统疾病 65～74 岁人群、75 岁及以上人群超额死亡风险增加百分比最高，分别为 0.38%（95%CI：0.07%～0.69%）、0.23%（95%CI：0.03%～0.43%）；0～64 岁人群呼吸系统疾病超额死亡风险点估计值最高，为 0.79%（95%CI：–0.04%～1.63%），结果提示 2013～2015 年 65 岁及以上人群是心脑血管系统疾病的脆弱人群。

3. 京津冀及周边地区 $PM_{2.5}$对人群死亡影响的滞后效应及敏感性分析

（1）滞后分析：根据对 2013～2018 年 $PM_{2.5}$暴露的当日、单日滞后及累积滞后效应的检验模型结果来看，不同滞后天数下 $PM_{2.5}$ 暴露均会增加非意外疾病总死亡、心脑血管系统疾病死亡的风险。相对于滞后 0 日，滞后 1 日对于各种疾病死亡风险影响最为显著，并且贡献最大。具体结果为：$PM_{2.5}$ 浓度每升高 10μg/m^3，滞后 1 日，会导致非意外疾病总死亡风险增加 0.07%（95%CI：0.01%～0.14%），心脑血管系统疾病死亡风险增加 0.06%（95%CI：–0.04%～0.15%），呼吸系统疾病死亡风险增加 0.16%（95%CI：–0.01%～0.33%）。

（2）敏感度分析：表 2-3 的敏感度分析结果显示，采用不同自由度和双污染物模型下时间趋势和气象指标对模型运行结果影响变化值较小，表明模型是较为稳定的。年时间趋势的自由度变化在 6～8 范围内，并没有对 $PM_{2.5}$ 影响产生显著改变。温度和相对湿度自由度变化在 3～5 范围内时，$PM_{2.5}$ 效应预测结果也基本相同。

表 2-3 京津冀及周边地区 $PM_{2.5}$ 对死亡影响敏感度分析结果

模型	非意外疾病总死亡	心脑血管系统疾病死亡	呼吸系统疾病死亡
	增加百分比（95%CI）（%）	增加百分比（95%CI）（%）	增加百分比（95%CI）（%）
主模型			
df_{time}=7，df_{tem}=3，df_{rhu}=3	0.04（–0.04～0.11）	0.02（–0.09～0.14）	0.03（–0.17～0.23）
双污染物模型 df_{time}=7，df_{tem}=3，df_{rhu}=3	0.04（–0.04～0.11）	0.03（–0.09～0.14）	0.03（–0.17～0.23）
模型自由度改变			
df_{time}=6，df_{tem}=3，df_{rhu}=3	0.03（–0.05～0.11）	0.02（–0.09～0.13）	0.02（–0.18～0.22）
df_{time}=8，df_{tem}=3，df_{rhu}=3	0.09（0.01～0.17）	0.09（–0.02～0.20）	0.08（–0.13～0.28）
df_{time}=6，df_{tem}=5，df_{rhu}=5	0.06（–0.02～0.13）	0.05（–0.05～0.16）	0.04（–0.16～0.24）
df_{time}=7，df_{tem}=5，df_{rhu}=5	0.06（–0.01～0.14）	0.06（–0.05～0.16）	0.05（–0.15～0.26）
df_{time}=8，df_{tem}=5，df_{rhu}=5	0.10（0.03～0.18）	0.11（0.01～0.21）	0.09（–0.11～0.30）

注：df_{time}. 时间自由度；df_{tem}. 温度自由度；df_{rhu}. 相对湿度自由度。

4. “大气十条”实施期间京津冀及周边地区 $PM_{2.5}$ 相关的人群死亡风险

2013～2017 年 $PM_{2.5}$ 日平均水平为（80.4±67.7）μg/m^3，$PM_{2.5}$ 相关的非意外疾病总死亡、心脑血管系统疾病死亡和呼吸系统疾病死亡超额风险分别是 0.10%（95%CI：0.01%～0.18%）、0.12%（95%CI：0.001%～0.23%）和 0.09%（95%CI：–0.14%～0.32%）。

表 2-4 分析比较了京津冀及周边地区不同时间段下 $PM_{2.5}$ 相关的非意外疾病总死亡、心脑血管系统疾病死亡和呼吸系统疾病死亡超额风险的差异。与 2013～

2018 年相比，2013～2017 年、2013～2015 年和 2016～2018 年 $PM_{2.5}$ 相关的非意外疾病总死亡、心脑血管系统疾病死亡和呼吸系统疾病死亡风险差异均有显著性（$P<0.05$）。其中 2013～2015 年 $PM_{2.5}$ 相关的非意外疾病总死亡、心脑血管系统疾病死亡和呼吸系统疾病死亡超额风险最高，2013～2017 年次之；而 2016～2018 年 $PM_{2.5}$ 相关的非意外疾病总死亡、心脑血管系统疾病死亡和呼吸系统疾病死亡超额风险均有显著下降（$P<0.05$）。

表 2-4 京津冀及周边地区不同时间段死亡风险两两比较分析结果

年份	非意外疾病总死亡		心脑血管系统疾病死亡		呼吸系统疾病死亡	
	增加百分比（95%CI）（%）	*P*	增加百分比（95%CI）（%）	*P*	增加百分比（95%CI）（%）	*P*
2013～2018 年	0.04（–0.04～0.11）	—	0.02（–0.09～0.14）	—	0.03（–0.17～0.23）	—
2013～2017 年	0.10（0.01～0.18）	<0.05	0.12（0.001～0.23）	<0.05	0.09（–0.14～0.32）	<0.05
2013～2015 年	0.18（0.09～0.28）	<0.05	0.20（0.03～0.37）	<0.05	0.28（0.02～0.55）	<0.05
2016～2018 年	–0.08（–0.26～0.05）	<0.05	–0.10（–0.26～0.05）	<0.05	–0.30（–0.65～0.05）	<0.05

注：*P* 是与 2013～2018 年相比，2013～2017 年、2013～2015 年和 2016～2018 年 $PM_{2.5}$ 相关的非意外疾病总死亡、心脑血管系统疾病死亡和呼吸系统疾病死亡风险差异是否有显著性的判断标准。

2.2.3 讨　　论

本研究观察到 2013～2018 年研究区域 $PM_{2.5}$ 短期暴露将增加京津冀及周边地区六省/市常住居民的死亡风险，健康影响高峰期出现在暴露滞后 1 日。但我国 $PM_{2.5}$ 短期暴露对人群死亡结局所产生的急性健康影响的效应幅度低于欧美发达国家。如美国 112 座城市多中心时间序列研究发现，1999～2005 年期间美国 112 座城市 $PM_{2.5}$ 平均浓度低于 25μg/m^3，短期暴露（当日和前 1 日）浓度每增加 10μg/m^3，非意外死亡的死亡率将增加 0.98%（95%CI：0.75%～1.22%），心脑血管系统疾病死亡率增加 0.85%（95%CI：0.46%～1.24%），呼吸系统疾病死亡率增加 1.68%（95%CI：1.04%～2.33%）。效应大小差异与暴露特征不同有关，是由于各研究地区的气候特征、研究人群的健康状况和社会经济发展程度的不同而存在差异。

近期国内外对大气污染健康效应的研究重点主要集中在大气 $PM_{2.5}$ 污染所致各种心脑血管系统疾病效应上。越来越多的证据表明，$PM_{2.5}$ 与心脑血管系统疾病死亡密切相关，包括心肌梗死、卒中和心力衰竭等。一些长期暴露研究也报道了 $PM_{2.5}$ 对冠状动脉性心脏病的不良作用。因此，依据已有流行病学证据与本研究结论，提示心脑血管系统疾病可能是 $PM_{2.5}$ 所致敏感性疾病之一。根据亚组分析结果显示，65 岁及以上人群是脆弱型人群，应该加强保护措施。

我国现有全国范围的 $PM_{2.5}$ 急性死亡效应的多中心研究在 272 座城市中发现：2013～2015 年期间日均 $PM_{2.5}$ 浓度（滞后 0～1 日）每增加 10μg/m^3，非意外疾病总死亡风险增加 0.22%、心脑血管系统疾病死亡风险增加 0.27%，呼吸系统疾病死亡风险增加 0.29%。该流行病学证据与本研究中 2013～2015 年的分析结果一致；而 2016～2018 年研究结果显示，所研究疾病的超额死亡风险普遍呈下降趋势，这可能是由于京津冀地区近些年严格按照《大气污染防治行动计划》落实减排措施，大气污染形势有所改善，辅以人群健康宣教、预警等措施，提高人群防护意识和健康行为，使京津冀地区在污染防控中初见成效。

2.3 重污染天气对普通人群死亡的急性健康影响

2.3.1 研 究 方 法

1. 研究内容

通过收集京津冀及周边地区 $PM_{2.5}$ 污染物暴露水平、死亡资料及混杂因素三类数据资料，基于多中心时间序列研究设计，根据 $PM_{2.5}$ 日均浓度值和持续时间定义重污染情景，探索京津冀及周边地区以 $PM_{2.5}$ 持续高污染为特征的重污染天气对于人群死亡所造成的急性效应，同时比较大气污染不同时段以 $PM_{2.5}$ 为首要污染物的重污染天气对人群死亡急性影响的差异。

2. 研究区域及数据来源

在京津冀及山西省、山东省和河南省行政区域范围内共选取北京市、天津市、邢台市、保定市、沧州市、廊坊市、阳泉市、晋城市、德州市、滨州市、菏泽市、开封市、新乡市和焦作市 14 个城市纳入研究范围。大气污染物、气象和人群死因数据收集见 2.2.1。

3. 分析策略

（1）重污染天气定义：由于京津冀及周边地区重污染天气以 $PM_{2.5}$ 持续高浓度暴露为主要特征，本研究从 $PM_{2.5}$ 日均浓度（强度基准）和持续时间两方面定义以 $PM_{2.5}$ 为主的重污染情景。其中 $PM_{2.5}$ 日均浓度分别以 WHO 空气质量标准过渡目标 1 及我国《环境空气质量标准》（GB3095—2012）二级浓度限值 24h 均值 75μg/m³，以及空气质量 $PM_{2.5}$ 重污染日均浓度 150μg/m³ 2 个强度基准，结合持续 2 日及以上和 3 日及以上的 2 个时间指标构成 4 种暴露情景，分别如下。

情景 1：$PM_{2.5}$ 日均浓度＞75μg/m³，持续 2 日及以上。

情景 2：$PM_{2.5}$ 日均浓度＞150μg/m³，持续 2 日及以上。

情景 3：$PM_{2.5}$ 日均浓度＞75μg/m³，持续 3 日及以上。

情景 4：$PM_{2.5}$ 日均浓度＞150μg/m³，持续 3 日及以上。

（2）描述性分析：计算逐日大气污染物 $PM_{2.5}$、人群死亡结局和气象资料的均数、标准差、中位数、P_{25} 和 P_{75}，用于描述污染物人群短期暴露、人群死亡和气象条件的总体分布水平。计算研究期间京津冀及周边地区以 $PM_{2.5}$ 为主的不同重污染情景发生次数及持续时间。

（3）统计建模：本研究基于多中心时间序列研究设计，采用广义相加回归模型，以 log 函数为模型连接函数、Poisson 分布为模型回归的分布族，利用自然样条函数控制温度和湿度等气象因素，以及星期几效应和死亡时间趋势，分析观察 30 个区/县 4 种持续 $PM_{2.5}$ 重污染情景对非意外疾病总死亡、心脑血管系统疾病死亡和呼吸系统疾病死亡三类死亡的影响。同时，为了获得研究地区的综合效应，在广义相加回归模型之后，我们采用 Meta 随机效应模型获取合并效应。同时采用时间分层，进一步分析 2013～2015 年和 2016～2018 年 2 个时间段内重污染天气对人群健康影响的差异。

所使用的广义相加回归模型如下：

$$\log[E(\mu_t)] = \alpha + \beta \mathrm{EP}_t + \gamma \mathrm{DOW}_t + ns(\mathrm{time,df}) + ns(\mathrm{Tem}_t,\mathrm{df}) + ns(\mathrm{Rh}_t,\mathrm{df})$$

E（μ_t）为观察第 t 日的目标人群死亡的期望值；α 为模型截距；EP 为相应 $PM_{2.5}$ 重污染情景的二分类变量，EP=0 为非持续 $PM_{2.5}$ 重污染天气期间，EP=1 为持续 $PM_{2.5}$ 重污染天气期间；β 用于观察持续 $PM_{2.5}$ 重污染天气对人群死亡急性健康效应的偏回归系数；γ 是模型中控制星期几效应 DOWt 的偏回归系数；ns 为自然样条函数，用于模型控制死亡的时间趋势（time）、日均温度（Tem）、日均相对湿度（Rh）等变量。df 为自然样条函数的自由度，根据以往研究经验死亡的 time、Tem、Rh 自由度（df）分别选取 7、3、3。

本部分采用 3.6.0 版本 R 软件的 mgcv 和 metafor 包进行所有数据分析。

2.3.2　主 要 结 果

1. 京津冀及周边地区重污染天气对人群死亡影响的描述性分析结果

表 2-5 为京津冀及周边地区 30 个区/县研究期间 2013～2018 年、2013～2015

年和 2016～2018 年发生持续高 $PM_{2.5}$ 重污染事件的次数和持续时间。定义为持续 2 日及以上超过 150μg/m^3 的重污染情景，2013～2018 年发生 1552 次，2013～2015 年期间发生 942 次，2016～2018 年发生 612 次。2016～2018 年较 2013～2015 年重污染天气发生频次有所降低。

表 2-5　2013～2018 年京津冀及周边地区以 $PM_{2.5}$ 为主的重污染事件发生次数及持续时间

污染强度	2013～2018 年		2013～2015 年		2016～2018 年	
	≥2 日	≥3 日	≥2 日	≥3 日	≥2 日	≥3 日
＞75μg/m^3	4922	3164	2743	1839	2208	1346
＞150μg/m^3	1552	796	942	515	612	283

2013 年～2018 年研究期间，非意外疾病总死亡人数约为 691 298 人，平均每日非意外疾病总死亡人数约 11 人，其中男性约 6 人，女性约 5 人。将所有非意外疾病死亡人数按年龄分组，发现平均每日死亡人数最多的年龄组为 75 岁及以上人群，平均每日死亡人数约为 6 人。在各疾病别死因中，因心脑血管系统疾病死亡总人数约为 357 708 人，占非意外疾病总死亡人数 52%，所占比例较高，心脑血管系统疾病死亡人数平均每日约为 5 人；因呼吸系统疾病死亡人数约为 69 554 人，呼吸系统疾病死亡人数平均每日为 1 人。

2013 年～2015 年研究期间，非意外疾病总死亡人数约为 332 223 人。平均每日非意外疾病总死亡人数约为 10 人，其中男性约 6 人，女性约 4 人。按年龄分组研究发现，0～64 岁人群约为 2 人，65～74 岁人群约为 2 人，75 岁及以上人群约为 6 人，75 岁及以上人群所占比例较高。研究期间因心脑血管系统疾病死亡人数约为 172 794 人，占非意外疾病总死亡人数比例约为 52%，平均每日死亡人数约为 5 人；因呼吸系统疾病死亡人数约为 33 626 人，平均每日死亡人数约为 1 人。

2016～2018 年研究期间，非意外疾病总死亡人数约为 359 075 人，平均每日非意外疾病总死亡人数约为 11 人，男性约为 6 人，女性约为 5 人，男性比例高于女性。按年龄分组结果发现 0～64 岁死亡人数约为 3 人，65～74 岁死亡人数约为 2 人，75 岁及以上死亡人数约为 6 人，75 岁及以上人群所占比例较高。研究期间心脑血管系统疾病死亡人数约为 184 914 人，占非意外疾病总死亡人数比例约为 51%，平均每日死亡人数约为 6 人；因呼吸系统疾病死亡人数约为 35 928 人，平均每日死亡人数约为 1 人。纳入分析的 30 个区/县总体上各亚组和疾病别死亡人数描述性统计结果见表 2-6。

表 2-6 2013～2018 年京津冀及周边六省 30 个区（县）大气污染物、气象和死亡数据概况

变量	2013～2018 年			2013～2015 年		2016～2018 年	
	有效天数	均值±标准差	中位数（P_{25}, P_{75}）	有效天数	均值±标准差	有效天数	均值±标准差
环境暴露（24 小时均值）							
$PM_{2.5}$（μg/m³）	58 770	77.0±64.6	59.6（35.2, 98.2）	26 926	89.3±72.2	31 898	66.6±55.4
温度（℃）	65 711	14.0±10.9	15.4（4.1, 23.7）	32 838	13.8±10.8	32 873	14.1±11.1
相对湿度（%）	65 717	58±19	59（44, 74）	32 844	59±19	32 873	58±20
非意外总死亡	65 726	11±8	9（6, 13）	32 846	10±8	32 880	11±8
男性	65 726	6±5	5（3, 8）	32 846	6±5	32 880	6±5
女性	65 726	5±4	4（2, 6）	32 846	4±4	32 880	5±4
0～64 岁	65 726	2±2	2（1, 3）	32 846	2±2	32 880	2±2
65～74 岁	65 726	2±2	2（1, 3）	32 846	2±2	32 880	2±2
≥75 岁	65 726	6±5	5（3, 8）	32 846	6±5	32 880	6±5
心脑血管系统疾病死亡	65 726	5±4	5（3, 7）	32 846	5±4	32 880	6±4
男性	65 726	3±3	2（1, 4）	32 846	3±3	32 880	3±2
女性	65 726	2±2	2（1, 3）	32 846	2±2	32 880	3±2
0～64 岁	65 726	1±1	1（0, 2）	32 846	1±1	32 880	1±1
65～74 岁	65 726	1±1	1（0, 2）	32 846	1±1	32 880	1±1
≥75 岁	65 726	3±3	3（1, 5）	32 846	3±3	32 880	4±3
呼吸系统疾病死亡	65 726	1±1	1（0, 2）	32 846	1±1	32 880	1±1
男性	65 726	1±1	0（0, 1）	32 846	1±1	32 880	1±1
女性	65 726	0±1	0（0, 1）	32 846	0±1	32 880	0±1
0～64 岁	65 726	0±0	0（0, 0）	32 846	0±0	32 880	0±0
65～74 岁	65 726	0±0	0（0, 0）	32 846	0±0	32 880	0±0
≥75 岁	65 726	1±1	0（0, 1）	32 846	1±1	32 880	1±1

2. 京津冀及周边地区重污染天气急性死亡风险分析

研究分析 2013～2018 年、2013～2015 年和 2016～2018 年 $PM_{2.5}$ 暴露浓度为＞75μg/m³、＞150μg/m³，持续时间≥2 日和≥3 日的 4 个情景中对京津冀及周边地区人群死亡的影响（图 2-3～图 2-5）。

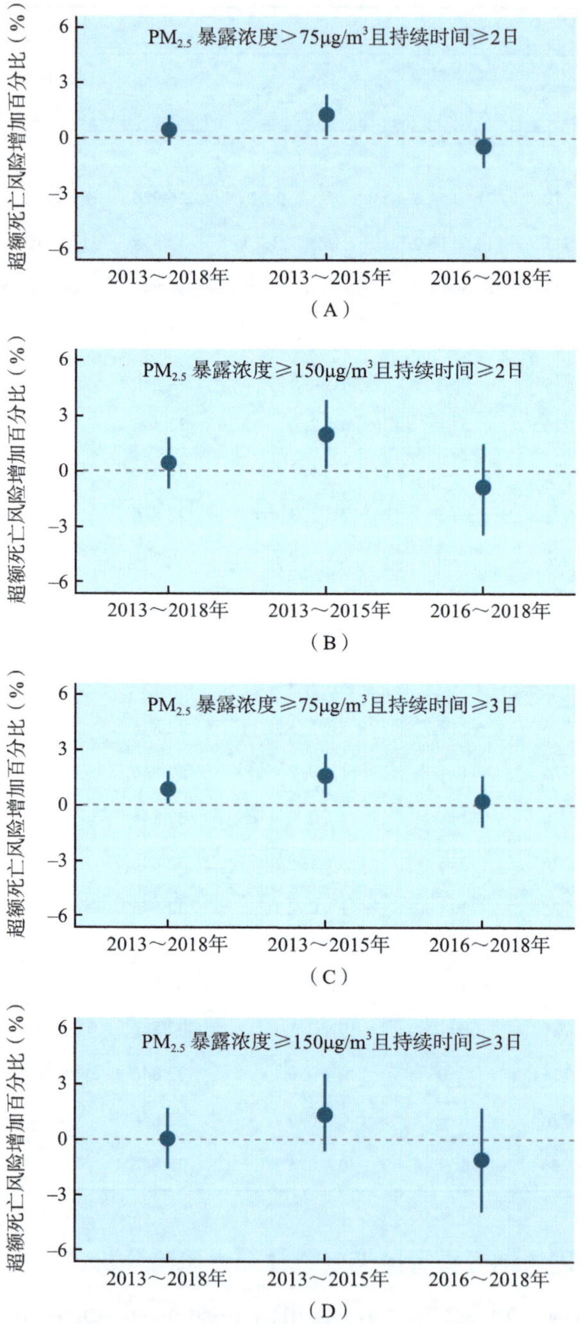

图 2-3　2013～2018 年京津冀及周边地区重污染天气持续高 $PM_{2.5}$ 暴露对人群非意外疾病总死亡的影响

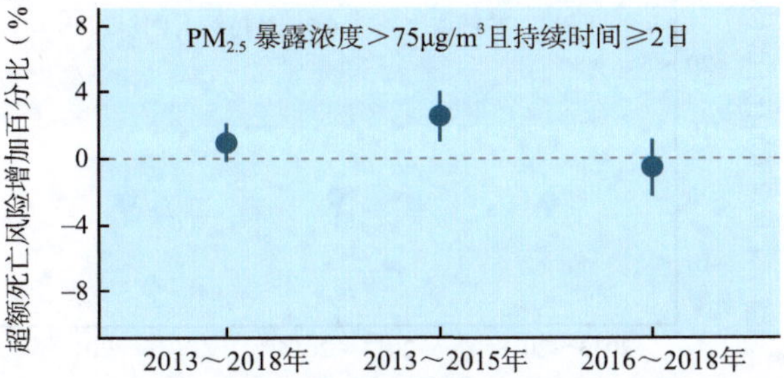

（A）

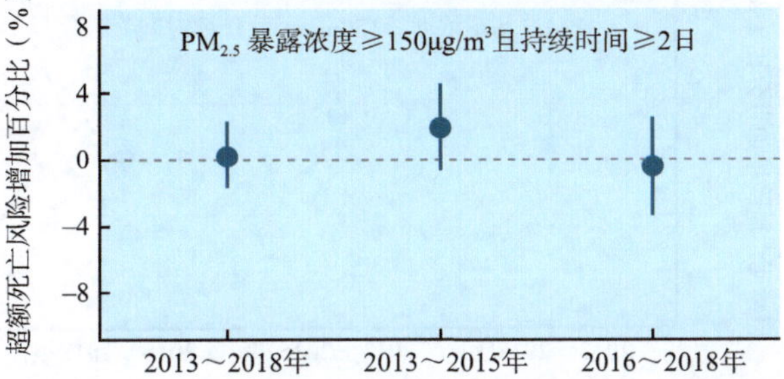

（B）

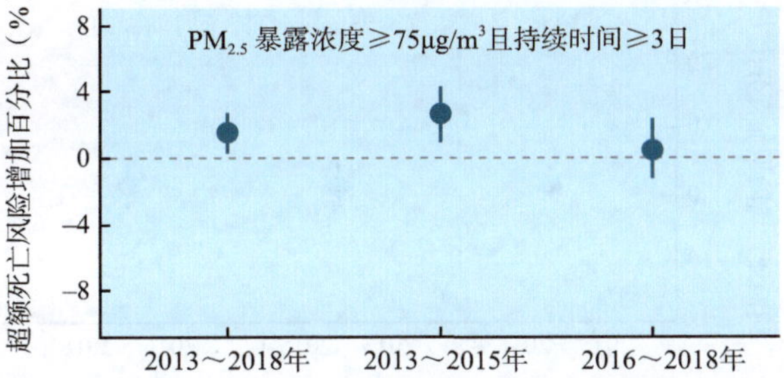

（C）

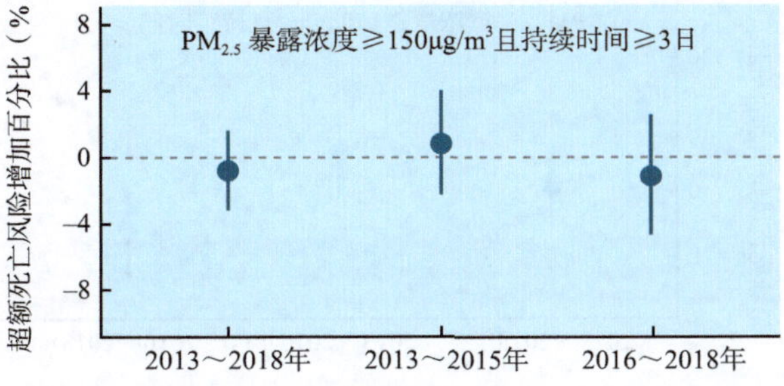

（D）

图 2-4 2013～2018 年京津冀及周边地区重污染天气持续高 $PM_{2.5}$ 暴露对人群心脑血管系统疾病死亡的影响

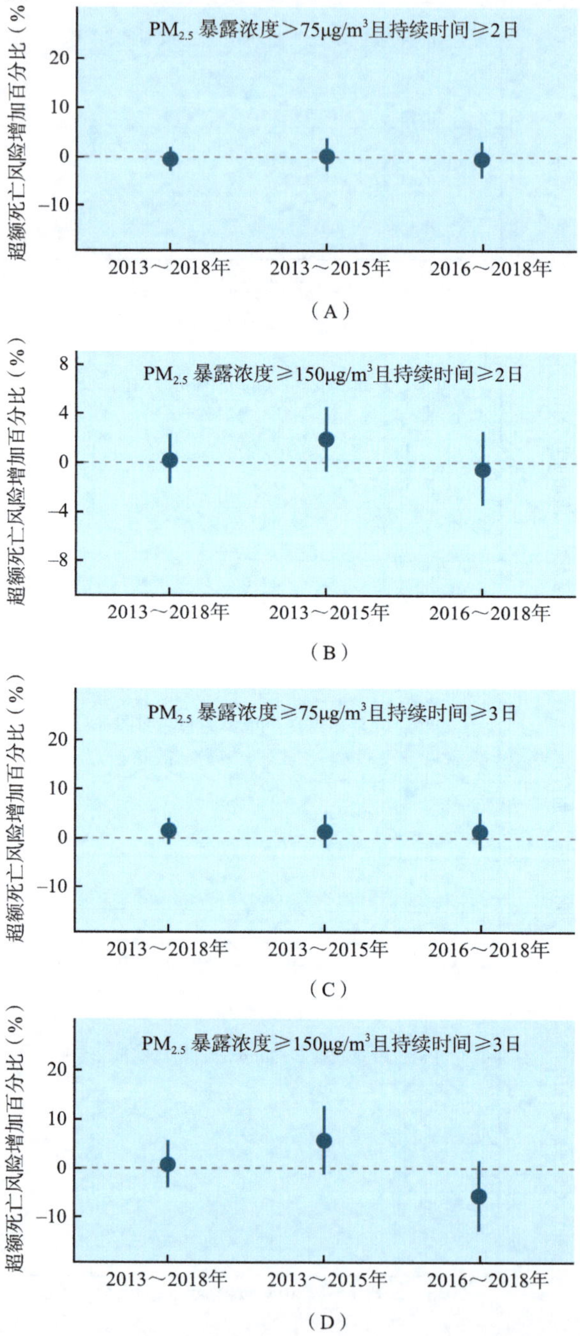

图 2-5　2013～2018 年京津冀及周边地区持续高 $PM_{2.5}$ 暴露对人群呼吸系统疾病死亡的影响

2013～2018 年研究期间分析结果显示，大气污染呈中度污染（$PM_{2.5}$ 暴露浓度＞75μg/m³ 且持续时间≥2 日），非意外疾病、心脑血管系统疾病和呼吸系统疾病的超额死亡风险分别为 0.44%（95%CI：–0.40%～1.28%）、0.99%（95%CI：–0.22%～2.22%）和–0.22%（95%CI：–2.62%～2.24%）；当持续时间≥3 日，非意外疾病、心脑血管系统疾病和呼吸系统疾病的超额死亡风险分别为 0.88%（95%CI：–0.01%～1.78%）、1.54%（95%CI：0.34%～2.76%）和 1.55%（95%CI：–1.15%～4.33%）。

2013～2015 年研究期间，大气污染呈中度污染（$PM_{2.5}$ 暴露浓度＞75μg/m³ 且持续时间≥2 日），非意外疾病、心脑血管系统疾病和呼吸系统疾病的超额死亡风险分别为 1.29%（95%CI：0.14%～2.44%）、2.52%（95%CI：0.96%～4.10%）和 0.27%（95%CI：–3.14%～3.80%）；当持续时间≥3 日时，非意外疾病、心脑血管系统疾病和呼吸系统疾病的超额死亡风险分别为 1.55%（95%CI：0.36%～2.76%）、2.60%（95%CI：0.81%～4.43%）和 1.47%（95%CI：–2.01%～5.08%）。随着污染强度增加，2013～2015 年研究期间重污染天气对人群死亡的急性效应呈上升趋势。大气污染呈重度污染，即 $PM_{2.5}$ 暴露浓度≥150μg/m³ 且持续时间≥2 日时，非意外疾病总超额死亡风险为 1.93%（95%CI：0.14%～3.75%）。

2.3.3 讨　　论

在重污染天气急性死亡风险分析方面，本研究发现京津冀及周边地区持续性 $PM_{2.5}$ 重污染与非意外疾病、心脑血管系统疾病和呼吸系统疾病的死亡风险呈正相关。大气 $PM_{2.5}$ 污染在欧美发达国家的浓度暴露相对较低，很少发生人群持续 $PM_{2.5}$ 高暴露现象，但在当年的伦敦烟雾事件中，大气中颗粒物和化学物质浓度较正常水平多倍递增，导致居民死亡和住院风险增大。英国公共卫生署对英国 2014 年 3 月至 4 月两次以 $PM_{2.5}$ 为主的污染天气事件（2014 年 3 月 12 日至 14 日和 2014 年 3 月 28 日至 4 月 3 日）进行健康风险定量评估，结果发现两次污染天气事件共计 10 日，$PM_{2.5}$ 短期暴露导致约 600 例死亡，较同期 $PM_{2.5}$ 水平相关的死亡率上涨 2.0～2.7 倍。我国其他时间序列研究也证实持续 $PM_{2.5}$ 重污染对公众健康危害严重。研究发现 2013 年 1 月雾霾事件对农村居民的死亡影响严重，心脑血管系统疾病和呼吸系统疾病是受到该事件影响最重要的两个死因。Chen 等对北京市 $PM_{2.5}$ 为主要污染物的雾霾事件期间呼吸系统疾病发病情况分析发现，相较 2013 年冬季其他时间段，2013 年 1 月 10 日至 17 日呼吸系统疾病的急诊和门诊风险均显著提高 74%（95%CI：44%～111%）和 16%（95%CI：7%～27%）。

此外，本研究以时间分层设计，观察到了相比 2016～2018 年，在 2013～2015 年研究期间重污染天气的健康效应较强，呼吸系统疾病较为敏感，随着污染强度增加，相关的人群超额死亡风险增加，提示持续多日的高浓度暴露下的 $PM_{2.5}$ 污染的健康危害应予以重视。但因为此次观察到重污染天气的急性健康效应受限于研究区域和数据资源，重污染天气发生频次随强度增加而减少时会降低统计学效能，导致部分效应趋势未能观察到统计学显著性。持续性 $PM_{2.5}$ 重污染天气与心肺损伤关系密切。呼吸系统是大气 $PM_{2.5}$ 首要侵害的靶器官，$PM_{2.5}$ 可通过炎性损伤、氧化应激等机制损害呼吸道的清洁机制和改变气道反应性，进而降低肺功能。以 $PM_{2.5}$ 为特征的重污染天气暴露下，随着持续性高浓度 $PM_{2.5}$ 的吸入，引发炎症损伤、氧化应激反应，引起血压、血脂的心血管功能性紊乱，造成损伤并增加死亡风险。一项来自北京的定组研究发现在极高水平 $PM_{2.5}$ 污染下短期暴露可能会增加成年人的收缩压和舒张压水平。周期性高浓度的环境 $PM_{2.5}$ 可能会放大 $PM_{2.5}$ 对血压升高的影响。

2.4 小　　结

基于京津冀及周边地区六省/市 2013～2018 年 $PM_{2.5}$ 与人群死亡的多中心时间序列研究发现，$PM_{2.5}$ 短期暴露和人群非意外疾病、心脑血管系统疾病和呼吸系统疾病的死亡风险呈正向关联。通过与欧美发达国家的研究证据比较，发现 $PM_{2.5}$ 效应会因暴露特征、气候特征、研究人群的健康状况和社会经济发展程度等因素而存在差异。因此，更迫切地需要获得我国国情下 $PM_{2.5}$ 相关的人群健康影响证据，为修订国家空气质量标准服务。同时还应加强 $PM_{2.5}$ 急性健康效应追踪分析能力，及时、快速评估不同时期下以 $PM_{2.5}$ 为主的大气污染可能带来的健康风险，用于支撑新一轮大气污染防控和人群健康促进等政策和措施的制订。

本研究还重点关注“大气十条”实施期间（2013～2017 年）$PM_{2.5}$ 相关的死亡风险是否与上述时间段有所差异。分析发现，以 2013～2018 年为参照，其中 2013～2015 年污染最重且 $PM_{2.5}$ 相关的非意外疾病总死亡、心脑血管系统疾病死亡和呼吸系统疾病超额死亡风险最高，2013～2017 年 $PM_{2.5}$ 的急性死亡效应低于 2013～2015 年，而 2016～2018 年 $PM_{2.5}$ 污染水平及其急性死亡效应显著降低。这一结果表明随着“大气十条”在全国各大城市和地区的不断推进，以 $PM_{2.5}$ 为主的大气污染得到了大幅改善，有效降低了 $PM_{2.5}$ 对人群死亡的急性影响，健康收益显著。然而应注重相关污染防控举措的可持续性，一旦松懈，大气污染将反弹，再次严重威胁我国居民的生命安全。

在重污染天气对人群死亡影响的分析中发现，京津冀地区 2013～2015 年出现 $PM_{2.5}$ 日均浓度＞75μg/m^3 且持续 2 日及以上的中度污染情景会显著增加人群非意外疾病总死亡和心脑血管系统疾病的死亡风险。而 2016～2018 年京津冀重污染天气对人群死亡的影响有所下降。这一结果再次说明，2013～2018 年我国以 $PM_{2.5}$

为主的大气污染治理初见成效。我国现有环境空气质量标准的制订多借鉴 WHO 或发达国家相关标准，然而发达国家由于 $PM_{2.5}$ 浓度相对较低，很少发生持续重污染的现象，重污染天气相关人群健康影响证据严重缺乏。因此在关注 $PM_{2.5}$ 污染浓度的同时，系统了解 $PM_{2.5}$ 污染持续时间对人体健康所致危害及影响程度，可准确评估我国重污染天气这一污染特征对人群所造成的健康威胁，进一步完善重污染天气人群防护应急预案，为下一阶段空气质量控制与治理提供更为全面的数据支撑和科学证据。

参考文献

鹿奎奎，凌敏，卞倩，2017. 大气细颗粒物致呼吸系统氧化应激和炎症反应损伤机制研究进展[J]. 中国药理学与毒理学杂志，31（6）：682-688.

Bayram H，Bauer AK，Abdalati W，et al，2017. Environment，global climate change，and cardiopulmonary health[J]. American Journal of Respiratory and Critical Care Medicine，195（6）：718-724.

Bell ML，Davis DL，Fletcher T，2004. A retrospective assessment of mortality from the London smog episode of 1952：the role of influenza and pollution[J]. Environmental Health Perspectives，112（1）：6-8.

Chen R，Yin P，Meng X，et al，2017. Fine particulate air pollution and daily mortality：a nationwide analysis in 272 Chinese cities. [J]. American Journal of Respiratory & Critical Care Medicine，196（1）：73-81.

Chen RJ，Samoli E，Wong CM，et al，2012. Associations between short-term exposure to nitrogen dioxide and mortality in 17 Chinese cities：the China Air Pollution and Health Effects Study（CAPES）[J]. Environment International，45：32-38.

Chen RJ，Zhao ZH，Kan HD，2013. Heavy smog and hospital visits in Beijing，China[J]. American Journal of Respiratory and Critical Care Medicine，188（9）：1170-1171.

Collaborators GRF，2017 . Global，regional，and national comparative risk assessment of 84 behavioural，environmental and occupational，and metabolic risks or clusters of risks，1990-2016：a systematic analysis for the Global Burden of Disease Study 2016[J]. Lancet（London，England），390（10100）：1345-1422.

Dominici F，McDermott A，Daniels M，et al，2005. Revised analyses of the national morbidity，mortality，and air pollution study：mortality among residents of 90 cities[J]. Journal of Toxicology and Environmental Health，Part A，68（13/14）：1071-1092.

Logan W，1953. Mortality in the London fog incident，1952[J]. The Lancet，261（6755）：336-338.

MacIntyre HL，Heaviside C，Neal LS，et al，2016. Mortality and emergency hospitalizations associated with atmospheric particulate matter episodes across the UK in spring 2014[J]. Environment International，97：108-116.

Pope CA III，Dockery DW，2006. Health effects of fine particulate air pollution：lines that connect[J]. Journal of the Air & Waste Management Association，56（6）：709-742.

Samoli E，Peng R，Ramsay T，et al，2008. Acute effects of ambient particulate matter on mortality in Europe and North America: results from the APHENA study[J]. Environmental Health Perspectives, 116 (11): 1480-1486.

Shah AS, Langrish JP, Nair H, et al, 2013. Global association of air pollution and heart failure: a systematic review and meta-analysis[J]. The Lancet, 382 (9897): 1039-1048.

Xu N, Lv XF, Yu CC, et al, 2020. The association between short-term exposure to extremely high level of ambient fine particulate matter and blood pressure: a panel study in Beijing, China[J]. Environmental Science and Pollution Research, 27 (22): 28113-28122.

Yin P, He GJ, Fan MY, et al, 2017. Particulate air pollution and mortality in 38 of China's largest cities: time series analysis[J]. BMJ, 356: j667-j679.

Zanobetti A, Schwartz J, 2009. The effect of fine and coarse particulate air pollution on mortality: a national analysis[J]. Environmental Health Perspectives, 117 (6): 898-903.

Zhou MG, He GJ, Fan M Y, et al, 2015. Smog episodes, fine particulate pollution and mortality in China[J]. Environmental Research, 136: 396-404.

第三章　大气污染和重污染天气对普通人群发病的急性健康影响

3.1　引　　言

大气污染是我国亟待解决的重大环境问题之一，其对公众健康的危害已成为国务院高度关注的重大问题，也引起社会的广泛关注。我国大气污染问题严峻且污染物来源复杂，传统燃煤型污染和机动车排放污染日趋突出，形成了以强氧化性和高细颗粒物交织为特点的大气复合污染。近年来，由于京津冀及周边地区秋冬时段燃煤采暖等污染源排放增加，以及京津冀及周边地区地理位置的特殊性，以 $PM_{2.5}$ 为首要污染物的区域性重污染天气频发，对深入探索该地区大气污染的健康影响提出了迫切需求。

空气污染暴露可对人体产生急性和慢性健康影响。目前国内外已有大量流行病学研究关注大气污染物暴露对人体产生的急性健康影响，有研究或报告指出，大气污染会导致肺功能下降，提高支气管炎、心肺系统疾病及呼吸系统疾病等的发病率和死亡率，加重哮喘等呼吸系统疾病症状，诱发卒中、心肌梗死等心脑血管系统疾病及抑郁等精神疾病，增加医院就医人数等。

欧美发达国家已针对大气污染物暴露对人群发病所造成的急性影响展开了多项基于常规因病就诊数据的研究。例如，基于美国大气污染对医保就诊人次影响的研究关注了 $PM_{2.5}$、$PM_{2.5\text{-}10}$、CO 短期暴露对医保人群每日疾病急诊及住院量的影响。这些研究为世界各国制修订空气质量标准提供了重要参考。

我国大气污染对人群急性健康影响的研究起步较晚，但发展较为迅速，目前已对颗粒物、O_3 等主要大气污染物在我国污染典型区域的暴露情况及单污染物所致人群健康影响进行了初步探索。近年来，973 计划、行业科研专项和国家自然科学基金等支持了大气颗粒物对健康危害方面的一些相关研究。但现有研究及监测项目在京津冀及周边地区覆盖点位较少，代表性仍相对不足。环境保护部等印发《京津冀及周边地区 2017 年大气污染防治工作方案》，将京津冀及周边地区（“2+26”城市）作为大气污染治理的重中之重，并强化了重污染天气应对等主要任务。以上均为深入探索该重污染地区大气污染的健康影响，寻找“因地制宜”

的应对方法提出了迫切需求。

因此，本研究在已有研究及监测项目基础上，通过开展京津冀及周边地区大气污染对人群健康影响的研究，收集高质量和代表性强的人群因病就诊数据，基于大气环境综合观测网，开展大气污染对人群因病就诊的影响研究，为大气污染健康防护策略提供及时有效的科技支撑。

3.2 大气污染对普通人群发病的急性健康影响

3.2.1 研 究 方 法

1. 京津冀及周边地区大气污染对普通人群因病就诊的影响

（1）研究内容：基于京津冀及周边地区的医院门诊数据，以 $PM_{2.5}$ 为主要污染物，定量分析该区域大气污染物短期暴露对普通人群因病就诊的影响；同时比较不同时间段大气污染物暴露与人群因病就诊的暴露-反应关系，为下一阶段大气污染防控政策及措施的制订提供流行病学证据。

（2）研究区域：依据数据质量、数据可获得性及工作基础等原则，在京津冀及山西省、山东省和河南省行政区域范围内选取北京市、天津市、邢台市、保定市、沧州市、廊坊市、阳泉市、晋城市、德州市、滨州市、菏泽市、开封市、新乡市和焦作市 14 个城市纳入分析。

（3）数据及来源：收集研究区域范围内区/县尺度的 2013 年 1 月 1 日至 2018 年 12 月 31 日大气污染物、气象因素及医院门诊就诊等数据开展多中心时间序列研究。

1）大气污染物：京津冀及周边地区六省/市 $PM_{2.5}$ 与 O_3 每日浓度数据来自中国环境监测总站的全国城市空气质量实时发布平台（http：//106.37.208.233：20035/），形成细颗粒物和臭氧浓度日均值数据集，利用 GIS 空间分析工具和中国区/县边界矢量地图，计算京津冀及周边地区六省/市环境监测站小时值，具体方法为：首先获取经纬度，然后利用数据得到城市尺度固定监测站点分布，最后计算每个城市 $PM_{2.5}$ 与 O_3 浓度均值。

2）门诊就诊数据：京津冀地区北京市、天津市、河北省、山西省、山东省和河南省 6 省市的 14 个城市中的 26 个区/县，每个调查区/县收集 6 家医院包括二级和三级综合医院各 2 家、儿童医院和社区医院各 1 家的门诊接诊数据。综合医院和儿童医院选择原则包括：①优先选择具有 HIS 系统或者医生工作站的医院，门诊接诊的疾病诊断有 ICD 编码或者疾病诊断名称规范。②接诊患者应主要来源于当地居民，或者信息系统能够区分本地与外地就医患者。③要求所选综合医院的日均内科门诊（不含外科、儿科、妇产科、体检及保健科等）总量或者儿童医院内科门诊总量在 100 人次以上。④每个调查区/县需选择儿童医院 1 家，二级、三级综合医院各 2 家，如果调查区/县范围内无儿童医院或三级（二级）综合医院数量＜2 家，调查区/县在城区范围内的，可在其所属城市范围的附近区/县内选择；5 个属县或县级市（望都县、香河县、平定县、泽州县和孟州市）的调查区/县，在该区/县范围内选择。如调查区/县所在城市或县范围内的医院数量不能满足项目要求，则收集城市或县范围内所有儿童医院或三级（二级）综合医院的门诊数据。⑤排除存在以下情况的综合医院或儿童医院：每日接诊量达到饱和状态；外地患者就医超过 20%；骨科、妇产科、中医等专科类医院；医院在 2013～2018 年有大幅度的扩建、合并等，年度就诊量大幅改变。社区医院选择原则为在调查区/县范围内优先选择有电子化门诊接诊信息、门诊接诊的疾病诊断有 ICD 编码或者疾病诊断名称规范、距离环境空气质量监测站点较近的社区医院。

按照以上医院选择原则，26 个区/县共收集到 125 家医院 2013 年 1 月 1 日至 2018 年 12 月 31 日的每日因病就诊的门诊接诊数据，其中社区医院 24 家、儿童医院或妇幼保健院 14 家、综合医院 87 家。

3）气象因素：每日气象数据从中国气象局的中国气象数据网（http：//data.cma.cn/）下载，主要包括 24h 平均温度和相对湿度数据。气象数据的匹配方法为每个区/县匹配所在区/县数据质量较好的气象监测站点数据，没有区/县气象监测站点的匹配所在城市的气象监测站点数据。

（4）质量控制：为保证数据样本量，要求门诊就诊数据、大气污染物数据和气象数据缺失率不超过 10%。同时，对于门诊就诊数据，绘制时间序列图，观察门诊数据变化趋势，剔除缺失年份较多、年际变化异常的医院门诊数据。对于大气污染物数据，要求缺失率小于 20%，即每日至少有 20h 的平均浓度，才为有效的 24h 均值浓度数据。同时，剔除 $PM_{2.5}$ 每日浓度均值小于检出限（3μg/m^3）和 O_3 日浓度均值小于检出限（2.14μg/m^3）的数据。绘制时间序列图，观察大气污染物浓度变化的长期趋势。对于气象数据，具体原则为绘制时间序列图查找异常值后剔除。

（5）分析策略

1）描述性分析：根据 2013 年 1 月 1 日至 2018 年 12 月 31 日期间京津冀地区 14 个城市 $PM_{2.5}$ 和 O_3 逐日浓度值计算 $PM_{2.5}$ 和 O_3 日浓度均数、标准差、中位数、P_{25} 和 P_{75}。

根据 2013 年 1 月 1 日至 2018 年 12 月 31 日期间京津冀地区 14 个城市纳入分析的 93 家医院逐日门诊总量计算医院门诊总量均值、标准差、中位数、P_{25} 和 P_{75}。

根据2013年1月1日至2018年12月31日期间京津冀地区14个城市温度和相对湿度逐日值计算温度和相对湿度日均数和标准差、中位数、P_{25}和P_{75}。

2）多中心$PM_{2.5}$短期暴露与人群因病就诊的暴露-反应关系：为构建京津冀及周边地区$PM_{2.5}$短期暴露与人群因病就诊的暴露-反应关系，本研究采取两阶段的多中心时间序列分析方法。第一阶段，每个医院每日门诊就诊数与该院所在城市多个地面监测站点$PM_{2.5}$和O_3逐日浓度均值构建双污染物回归模型；第二阶段，京津冀地区多个医院汇总效应估计使用随机效应Meta分析。

第一阶段：为构建每个医院每日医院门诊就诊总量与$PM_{2.5}$和O_3双污染物的关系，本研究使用基于quasi-Poisson回归的时间序列模型，建立每日门诊就诊数广义相加模型（GAM）来估计每日门诊就诊总量与$PM_{2.5}$和O_3暴露之间的联系。模型公式如下：

$$\text{Log}(E_{ij})=\text{Intercep}_t+\beta_1 Zt_1+\beta_2 Zt_2+ns(\text{time},\ \text{df})+\text{ns}(\text{temperature},\ \text{df})+ns(\text{humidity},\ \text{df})+\text{dow}$$

E_{ij}代表了城市i在观察日j的期望门诊就诊人数；β_1与β_2分别代表了与每单位$PM_{2.5}$和O_3增加所对应的率；Zt_1与Zt_2分别代表在观察t日的$PM_{2.5}$与O_3浓度；ns（time，df）代表时间趋势的自然样条函数，可以控制长期和季节趋势，应用每年7个自由度；ns（temperature，df）和ns（humidity，df）代表气象要素的自然样条函数，可以控制每日温度和相对湿度对每日死亡的影响，应用每年5个自由度；dow为虚拟变量，用于控制星期几效应。基于以上双污染物模型，本报告可获得京津冀及周边地区$PM_{2.5}$和O_3与人群门诊就诊之间的暴露-反应关系。

第二阶段：基于第一阶段对$PM_{2.5}$和O_3与人群门诊就诊的暴露-反应关系使用随机效应模型进行Meta分析，得到京津冀及周边地区六省/市$PM_{2.5}$与O_3影响医院门诊就诊的总体评估。

为了检验模型的稳定性，本研究对$PM_{2.5}$单污染物模型进行敏感性分析，并且同时对模型中混杂因素（温度、相对湿度、时间）样条函数的自由度进行敏感性分析。具体：温度和相对湿度的自由度变为3，时间的自由度变为5和6来判断模型的稳定性。

本研究采用3.6.0版本R软件的mgcv和metafor包进行所有数据分析。

2. 北京市大气污染对人群因病住院的影响

（1）研究区域：基于北京市因病住院数据，以$PM_{2.5}$为主要污染物，定量分析该区域的大气污染对因病住院风险的影响；同时比较$PM_{2.5}$不同时段暴露与人群健康相关的暴露-反应关系，为下一阶段大气污染防控政策及措施的制订提供流行病学证据。

（2）数据及来源

1）大气污染物：本部分纳入北京市环保监测站点 2013 年 1 月 1 日至 2018 年 12 月 31 日 2 种常规污染物（$PM_{2.5}$ 和 O_3）24h 浓度均值作为短期暴露数据。数据来源为中国环境监测总站的全国城市空气质量实时发布平台（http：//106.37. 208. 233：20035/）。

2）住院数据：选择北京市常住人群为研究对象，常住人群的定义为居民在该地区居住时间为半年及以上。以常住居民因病住院为健康终点，获取北京市 2013 年 1 月 1 日至 2018 年 12 月 31 日 16 个区/县每日因病住院数据，该数据由北京市公共卫生信息中心提供，依据 ICD-10 纳入非意外疾病（A00～R99）总住院量、因循环系统疾病（I00～I99）住院和因呼吸系统疾病（J00～J99）住院三大类数据。同时，根据性别（男、女）和年龄（0～64 岁、65～74 岁、75 岁及以上）对该三类数据进行亚组分类。

3）气象因素：北京市 2013 年 1 月 1 日至 2018 年 12 月 31 日的每日气象数据从中国气象局的中国气象数据网下载，获取北京市（区域代码：54511）24h 平均温度和平均相对湿度数据。

（3）质量控制：为保证数据样本量充足，要求三类因病住院数据、大气污染物数据和气象数据缺失率不超过 10%。

对于住院数据，为了剔除外来人群对结果的混杂影响，根据患者所在区域编码选取北京市常住人群作为本研究的调查人群，之后绘制时间序列图，观察住院数据变化的长期趋势。

对于大气污染物数据，根据《环境空气质量标准》（GB3095—2012）规定，对于有效的 24h 均值浓度数据，应满足缺失率＜20%，即每日至少有 20h 的平均浓度。同时，$PM_{2.5}$ 每日浓度均值由＜3μg/m^3（检出限）改为 1.5μg/m^3，O_3 的每日浓度均值由＜2.14μg/m^3（检出限）改为 1.07μg/m^3。之后，绘制时间序列图，观察大气污染物浓度变化的长期趋势。

对于气象数据，具体原则为绘制时间序列图查找异常值后剔除。

（4）分析策略

1）描述性分析：根据已有数据的分布类型，采用均数±标准差，结合四分位数描述污染物浓度数据、气象数据及每日住院数据的集中和离散特征。

2）单中心 $PM_{2.5}$ 短期暴露与人群健康的暴露-反应关系研究：为探索北京市 $PM_{2.5}$ 短期暴露与人群因病住院的暴露-反应关系，本研究基于国际先进经验，采用单中心时间序列分析。本研究使用基于 quasi-Poisson 回归的时间序列分析，建立 $PM_{2.5}$ 单污染物和逐日因病住院总数 GAM 来估计非意外疾病、心血管系统疾病、呼吸系统疾病总住院量和急诊住院与 $PM_{2.5}$ 浓度升高之间的联系。具体模型如下：

$$\text{Log } E(Yt)=\text{Intercep}_t+\beta_1\text{PM}_{2.5}+ns(\text{time, df})+ns(\text{temperature, df})+ns(\text{humidity, df})+\text{dow}+\text{holiday}$$

上述公式中，$E(Yt)$代表了在观察t日不同情况的预期住院人数；β_1代表$PM_{2.5}$由模型估计的偏回归系数；$PM_{2.5}$代表在观察t日的污染物浓度；*ns*（time，df）代表时间趋势的自然样条函数，可以控制长期和季节趋势，应用每年7个自由度；*ns*（temperature，df）和*ns*（humidity，df）代表气象要素的自然样条函数，可以控制每日温度和相对湿度对每日住院的影响，应用每年3个自由度；dow和holiday为虚拟变量，用于控制星期几效应和节假日效应；基于以上模型，本研究可获得北京市$PM_{2.5}$与人群因病住院之间的暴露-反应关系。本部分以$PM_{2.5}$暴露（lag01）浓度每增加10μg/m^3，因病住院的超额风险增加百分比为依据，确认该污染物暴露对因病住院的影响。同时，根据不同人群对空气污染物的敏感度不同，本研究按照性别（男、女）与年龄（0～64岁、65～74岁、75岁及以上）进行分层，估计不同人群暴露于$PM_{2.5}$的效应值，并且计算了不同人群亚组全国水平的合并效应。此外，本部分还考虑了滞后效应对因病住院的影响，对比$PM_{2.5}$暴露当日、滞后1日和滞后0～1日对因病住院超额风险增加百分比的影响。最后，将6年的数据根据时间分为2013～2015年与2016～2018年两段，对比两个时间段$PM_{2.5}$暴露滞后0～1日的浓度增加，因病住院超额风险增加百分比是否发生改变。

为了保证模型的稳定性和有效性，进行敏感性分析：①在建立单污染物模型的基础上，双污染物模型同样也运用在本部分中，用于比较校正O_3影响后北京市2013～2018年$PM_{2.5}$暴露与因病住院之间的超额风险增加百分比是否发生变化；②为了检验模型的稳定性，本研究对模型中混杂因素（温度、相对湿度、时间）样条函数的自由度进行改变，观察不同自由度对模型结果的影响，具体为：温度和相对湿度的自由度变为5，时间的自由度变为6和8。

本部分分析采用3.6.0版本R软件的mgcv和nlme包进行。

3.2.2 主要结果

1. 京津冀及周边地区大气污染对普通人群因病就诊的影响

（1）描述性分析结果：2013年1月1日至2018年12月31日期间京津冀及周边地区14个城市中93家医院门诊总量的日均值为979人次，其中儿童医院为791人次，综合医院为999人次。$PM_{2.5}$和O_3的日均浓度分别为71.0μg/m^{3}和57.8μg/m^3，日平均温度和日相对湿度的均值分别为14.2℃和59.7%（表3-1）。

表 3-1 京津冀及周边地区 2013～2018 年 93 家医院逐日门诊总量与大气污染物等环境暴露的分布情况

	均值±标准差	中位数（P_{25}，P_{75}）
医院门诊总量（2013～2018 年）		
全部医院门诊总量（人次/日）	979±1417	341（79，1240）
儿童医院门诊总量（人次/日）	791±1693	141（43，353）
综合医院门诊总量（人次/日）	999±1381	399（89，1332）
环境暴露（24h 均值，2013～2018 年）		
$PM_{2.5}$（μg/m^3）	71.0±55.1	55.5（35.4，89.1）
O_3（μg/m^3）	57.8±36.2	52.1（28.8，80.6）
平均温度（℃）	14.2±10.6	15.6（4.7，23.7）
平均相对湿度（%）	59.7±18.9	61.0（46.0，74.0）

（2）京津冀及周边地区 2013～2018 年 $PM_{2.5}$ 短期暴露对因病就诊的影响：京津冀及周边地区 2013～2018 年 $PM_{2.5}$ 短期暴露对人群门诊就诊的影响结果见图 3-1（A）。本研究发现 $PM_{2.5}$ 滞后 0 日（lag0）、滞后 1 日（lag1）及移动平均滞后 1 日（lag01）不同滞后天数下 $PM_{2.5}$ 暴露均会增加人群门诊就诊的超额风险，但其影响强度和可信区间宽度有所不同，其中 $PM_{2.5}$ 滞后 0 日（lag0）对人群门诊就诊的影响更为显著且置信区间更窄。

京津冀及周边地区 2013～2018 年 $PM_{2.5}$ 浓度每增加 10μg/m^3，滞后 0 日（lag0）所有医院（包括综合医院和儿童医院）门诊总量超额风险增加 0.16%（95%CI：0.13%～0.20%），高于滞后 1 日（lag1）门诊总量超额风险增加 0.06%（95%CI：0.03%～0.10%）；滞后 0 日（lag0）综合医院门诊总量超额风险增加 0.16%（95%CI：0.12～0.20），儿童医院门诊总量超额风险增加 0.17%（95%CI：0.11%～0.24%）。

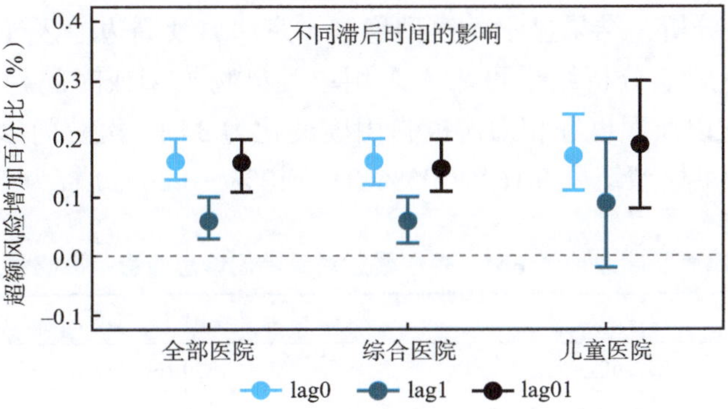

（A）

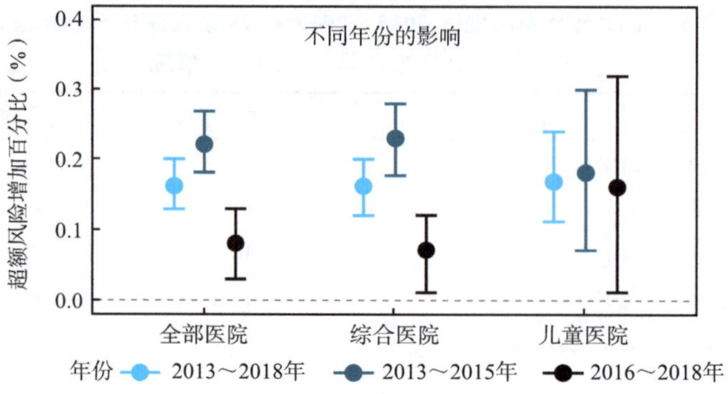

（B）

图 3-1　2013～2018 年京津冀及周边地区 $PM_{2.5}$ 浓度每增加 10μg/m³，短期暴露对医院门诊总量的影响

（3）京津冀及周边地区 2013～2015 年和 2016～2018 年 $PM_{2.5}$ 短期暴露对因病就诊影响的比较：京津冀及周边地区 2013～2015 年和 2016～2018 年 $PM_{2.5}$ 短期暴露对人群门诊就诊影响的分段研究结果见图 3-1（B）。2013～2015 年及 2016～2018 年 $PM_{2.5}$ 浓度与医院门诊总量均呈正相关，均具有统计学意义，且 2016～2018 年的效应估计值较 2013～2015 年低。

京津冀及周边地区 2013～2015 年 $PM_{2.5}$ 浓度每增加 10μg/m³，所有医院（包括综合医院和儿童医院）门诊总量超额风险增加 0.22%（95%CI：0.17%～0.27%），而 2016～2018 年为 0.08%（95%CI：0.03%～0.13%）；2013～2015 年 $PM_{2.5}$ 浓度每增加 10μg/m³，儿童医院门诊总量超额风险增加 0.18%（95%CI：0.07%～0.30%），而 2016～2018 年为 0.16%（95%CI：0.01%～0.32%）；2013～2015 年 $PM_{2.5}$ 浓度每增加 10μg/m³，除儿童医院外的其他综合医院门诊总量超额风险增加 0.23%（95%CI：0.18%～0.28%），而 2016～2018 年为 0.07%（95%CI：0.01%～0.12%）。

（4）敏感性分析：采用不同污染物模型和时间趋势及气象因素的不同自由度进行模型敏感性分析，结果显示主模型稳健，京津冀及周边地区 $PM_{2.5}$ 短期暴露对医院门诊总量影响分析结果可靠。采用单污染物模型或时间趋势的自由度在 5～7 范围内变化以及温度和相对湿度自由度变化为 3 时，医院门诊总量超额风险增加百分比均与主模型结果 0.16%（95%CI：0.13%～0.20%）较为接近（表 3-2）。

表 3-2　京津冀及周边地区 $PM_{2.5}$ 短期暴露对医院门诊总量影响敏感性分析结果

模型	医院门诊总量增加百分比（95%CI）
主模型（df_{time}=7，df_{tem}=5，df_{rhu}=5）	0.16%（0.13%～0.20%）
单污染物模型（df_{time}=7，df_{tem}=5，df_{rhu}=5）	0.16%（0.12%～0.19%）
模型自由度改变	

续表

模型	医院门诊总量增加百分比（95%CI）
df_{time}=6，df_{tem}=3，df_{rhu}=3	0.14%（0.10%～0.18%）
df_{time}=7，df_{tem}=3，df_{rhu}=3	0.16%（0.12%～0.20%）
df_{time}=5，df_{tem}=5，df_{rhu}=5	0.12%（0.08%～0.15%）
df_{time}=6，df_{tem}=5，df_{rhu}=5	0.14%（0.09%～0.18%）

注：df_{time}. 时间自由度；df_{tem}. 温度自由度；df_{rhu}. 相对湿度自由度。

2. 北京市大气污染对人群因病住院的影响

（1）描述性分析结果：2013～2018 年北京市 $PM_{2.5}$ 和 O_3 日均浓度的 6 年平均值为 71.5μg/m³（范围：1.5～481.8μg/m³）和 56.9μg/m³（范围：1.07～181.8μg/m³）；日平均温度和日相对湿度 6 年平均值分别为 13.8℃（范围：−14.3～32.6℃）和 52.1%（范围：8%～99%）。

研究期间，因非意外疾病住院总人数为 9 420 305 人。平均每日因非意外疾病住院人数约 4299 人，其中男性 1819 人（占 42.3%），女性 2480 人（占 57.7%）。其中，按年龄构成分类如下：0～64 岁年龄组平均每日因非意外疾病住院人数为 2787 人，65～74 岁年龄组为 631 人，75 岁及以上年龄组为 882 人。

因心脑血管系统疾病住院总人数为 2 075 898 人。平均每日因心脑血管系统疾病住院人数约 948 人，其中男性 535 人（占 56.4%），女性 413 人（占 43.6%）。按年龄构成分类，0～64 岁年龄组平均每日因心脑血管系统疾病住院人数为 414 人，65～74 岁年龄组为 216 人，75 岁及以上年龄组为 318 人。

因呼吸系统疾病住院总人数为 1 120 353 人。平均每日因呼吸系统疾病住院人数约 511 人，其中男性 309 人（占 60.4%），女性 202 人（占 39.6%）。按年龄构成分类，0～64 岁年龄组平均每日因呼吸系统疾病住院人数为 231 人，65～74 岁年龄组为 78 人，75 岁及以上年龄组为 202 人。

北京市总体上 $PM_{2.5}$ 浓度和气象资料的数据特征与总体上各亚组和疾病别住院人数描述性统计数据见表 3-3。

表 3-3　北京市 2013～2018 年大气污染物及全市住院情况

变量	均值±标准差	中位数（P_{25}，P_{75}）
环境暴露（24h 均值）		
$PM_{2.5}$（μg/m³）	71.5±63.3	53.8（27.4，93.4）
O_3（μg/m³）	56.9±37.8	50.5（26.8，80.2）
平均温度（℃）	13.8±11.2	15.4（2.9，24.1）

续表

变量	均值±标准差	中位数（P_{25}，P_{75}）
平均相对湿度（%）	52.1±20	52（36，68）
2013～2018 年北京市三类疾病住院数据		
非意外疾病住院		
总住院	4299±1893	4632（2111，5664）
男性	1819±834	1968（849，2412）
女性	2480±1063	2652（1268，3256）
0～64 岁	2787±1203	2989（1428，3637）
65～74 岁	631±322	658（284，859）
75 岁及以上	882±382	974（418，1167）
心脑血管系统疾病住院		
总住院	948±396	1019（506，1243）
男性	535±227	573（282，702）
女性	413±170	441（225，536）
0～64 岁	414±186	436（213，543）
65～74 岁	216±92	224（122，280）
75 岁及以上	318±124	350（174，413）
呼吸系统疾病住院		
总住院	511±191	539（311，653）
男性	309±115	333（183，394）
女性	202±78	207（131，257）
0～64 岁	231±84	238（151，291）
65～74 岁	78±33	80（48，103）
75 岁及以上	202±81	214（118，262）

（2）北京市细颗粒物与人群因病住院的急性暴露-反应关系：如图 3-2 所示，运用单、双污染物模型展示 $PM_{2.5}$ 暴露累积滞后 2 日（lag01）的浓度每增加 10μg/m^3 导致北京市非意外疾病、心脑血管系统疾病及呼吸系统疾病的住院风险增加情况。结果显示当暴露滞后 0～1 日的浓度升高时，人群因非意外疾病、心脑血管系统疾病和呼吸系统疾病住院风险增大，除呼吸系统疾病之外，皆具有统计学意义，具体表现为 $PM_{2.5}$ 每增加 10μg/m^3，非意外疾病住院风险增加 0.34%（95%CI：0.11%～0.57%），心脑血管系统疾病住院风险增加 0.40%（95%CI：0.17%～0.62%），以及呼吸系统疾病住院风险增加 0.17%（95%CI：–0.02%～0.37%）（图 3-3）。

按性别亚组分析可见，由 2013～2015 年可知，当 $PM_{2.5}$ 暴露（lag01）浓度升高时，男性与女性心脑血管系统疾病住院风险百分比基本相同，分别为 0.39%（95%CI：0.16%～0.63%）和 0.40%（95%CI：0.18%～0.63%）；对于非意外疾病住院风险的点估计值来说，男性略高于女性，但两者住院风险区间基本重合，差异无显著统计学意义，具体结果为 0.36%（95%CI：0.11%～0.62%）和 0.32%（95%CI：0.10%～0.54%）；对呼吸系统疾病来说，当暴露浓度增加时，男性和女性的住院风险增加百分比相近，呈正相关，但未发现有统计学意义，具体数值为 0.18%（95%CI：–0.03%～0.38%）和 0.17%（95%CI：–0.02%～0.37%）。

按年龄亚组分类可见，与其他两年龄组（0～64 岁、75 岁及以上）相比，65～74 岁人群对于 $PM_{2.5}$ 较为敏感，当 $PM_{2.5}$ 暴露浓度升高时，非意外疾病和心脑血管系统疾病导致的该年龄组住院风险最高。$PM_{2.5}$ 每增加 10μg/m^3，非意外疾病住院风险增加 0.49%（95%CI：0.21%～0.77%），心脑血管系统疾病住院风险增

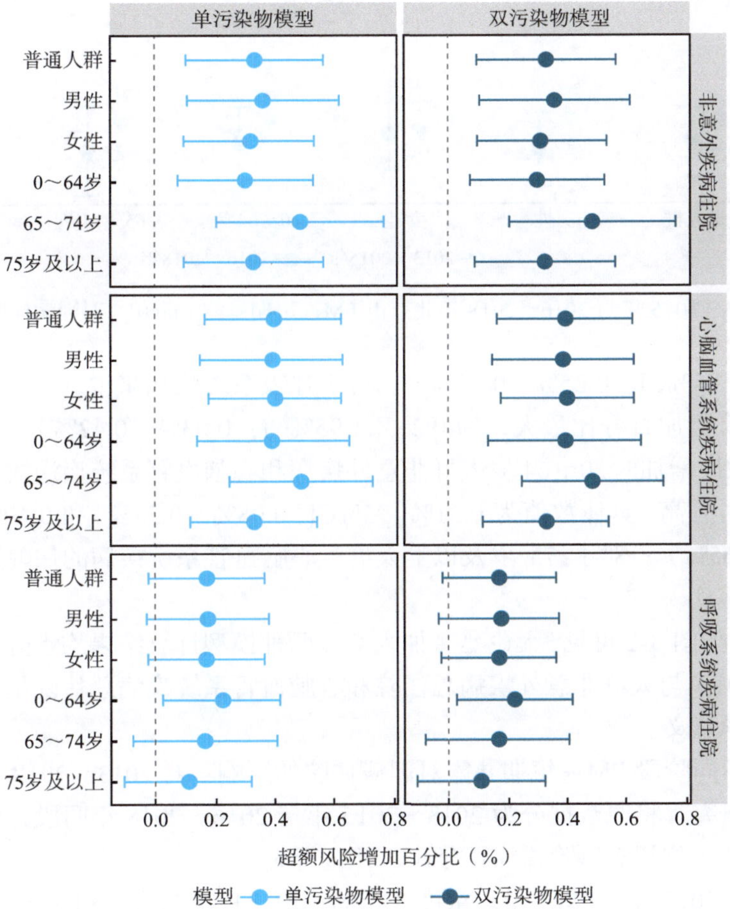

图 3-2　2013～2018 年北京市 $PM_{2.5}$ 暴露（lag01）浓度每升高 10μg/m^3 对人群因病住院影响

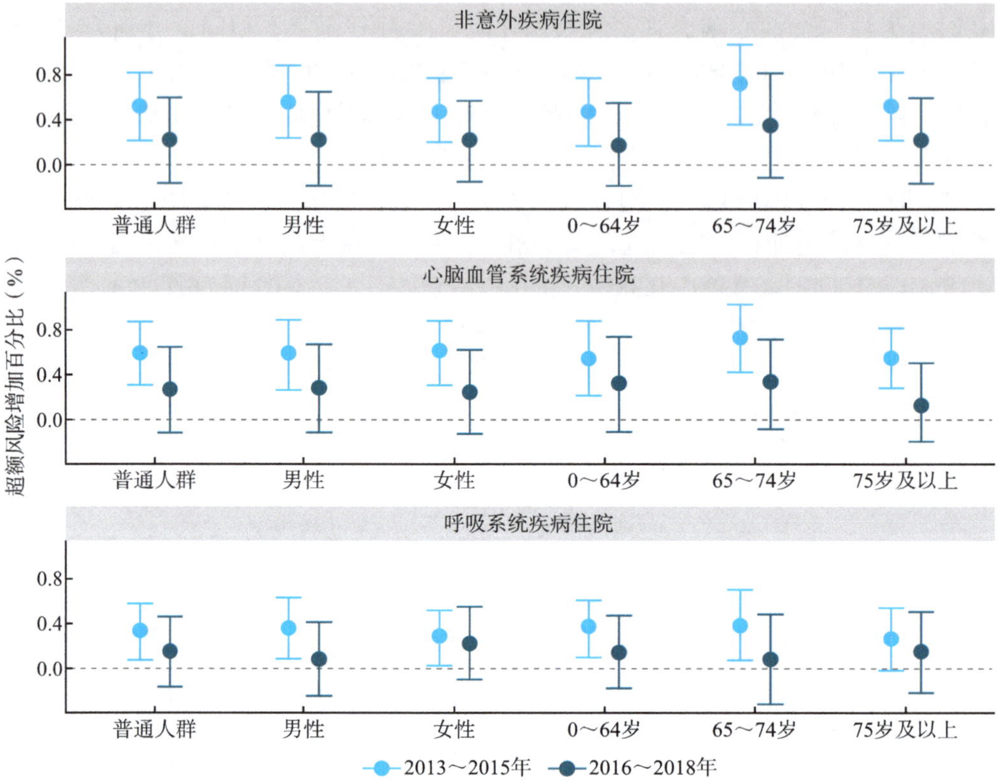

图 3-3　2013～2015 年与 2016～2018 年北京市 $PM_{2.5}$ 短期暴露（lag01）对因病住院影响的对比

加 0.49%（95%CI：0.25%～0.73%）。对于呼吸系统疾病来说，0～64 岁年龄组的住院风险增加百分比最大，为 0.23%（95%CI：0.03%～0.42%）。除此之外，当 $PM_{2.5}$ 浓度增加时，0～64 岁人群非意外疾病和心脑血管系统疾病的住院风险百分比也相对升高，具体数值为 0.31%（95%CI：0.08%～0.53%）和 0.40%（95%CI：0.14%～0.65%）；对于 75 岁及以上人群，心脑血管系统疾病的住院风险要高于呼吸系统疾病。

另外，如图 3-2 可见，无论是否加入 O_3，两种模型计算结果均十分相似：$PM_{2.5}$ 暴露（lag01）与人群非意外疾病总住院和心脑血管系统疾病总住院呈正相关，且具有统计学意义。

（3）不同阶段 $PM_{2.5}$ 短期暴露对因病住院的影响：对 2013～2018 年住院数据进行分段研究，将原数据分为 2013～2015 年与 2016～2018 年两段，分别建立模型，获得其住院超额风险增加百分比，并进行对比。

2013～2015 年，$PM_{2.5}$ 日均浓度 3 年的均值±标准差为（84.3±69.5）μg/m³，

然而，2016～2018 年的均值±标准差为（58.4±63.3）μg/m³，呈明显降低趋势。

2016～2018 年的 $PM_{2.5}$ 浓度平均值与 2013～2015 年相比有大幅度降低。2016～2018 年，虽然 $PM_{2.5}$ 浓度与人群非意外疾病、心脑血管系统疾病及呼吸系统疾病总住院依然呈正相关，但其置信区间已经包含 0 值，其非意外疾病、心脑血管系统疾病和呼吸系统疾病住院超额风险增加百分比的趋势比 2013～2015 年有所降低。

（4）$PM_{2.5}$ 短期暴露滞后对因病住院的影响：根据 $PM_{2.5}$ 暴露当日、单日滞后及累积滞后效应的检验模型结果来看（图 3-4），不同滞后天数下 $PM_{2.5}$ 暴露均会增大非意外疾病、心脑血管系统疾病和呼吸系统疾病的住院风险，但其影响强度有所不同。暴露当日（lag0）、滞后 1 日（lag1）和累积滞后 2 日（lag01）对非意外疾病和心脑血管系统疾病的住院超额风险影响较大，且具有统计学意义，具体表现为：暴露当日（lag0），$PM_{2.5}$ 每增加 10μg/m³，可导致非意外疾病和心脑血管系统疾病住院风险增加 0.30%（95%CI：0.10%～0.49%）和 0.34%（95%CI：0.15%～0.53%）；暴露滞后 1 日（lag1），$PM_{2.5}$ 每增加 10μg/m³，可导致非意外疾病和心脑血管系统疾病住院风险增加 0.21%（95%CI：0.01%～0.41%）和 0.26%（95%CI：0.06%～0.46%）。此外，在暴露当日（lag0）、滞后 1 日（lag1）和累积滞后 2 日（lag01），$PM_{2.5}$ 浓度的增加虽然对呼吸系统疾病住院风险有一定影响，但本研究中并未发现统计学意义。

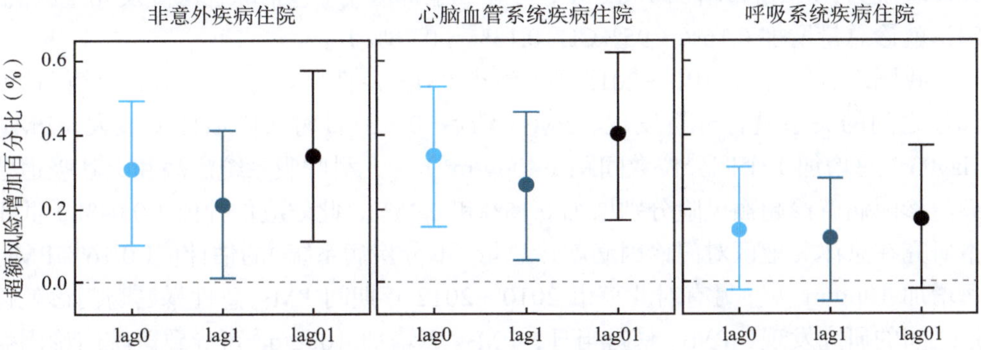

图 3-4　2013～2018 年北京市 $PM_{2.5}$ 短期暴露滞后对因病住院的影响

（5）敏感性分析结果：采用时间趋势和气象指标不同自由度对模型运行结果影响较小，表明模型较为稳健。温度和相对湿度自由度变化为 5 时，住院超额风险增加百分比的结果也基本相同。年时间趋势的自由度变化在 6～8 范围内，对 $PM_{2.5}$ 影响的估计并未产生显著性的改变（表 3-4）。

表 3-4　北京市 $PM_{2.5}$ 短期暴露对因病住院的敏感度分析

模型	非意外疾病总住院超额风险增加百分比（95%CI）	心脑血管系统疾病住院超额风险增加百分比（95%CI）	呼吸系统疾病住院超额风险增加百分比（95%CI）
主模型			
（df_{time}=7，df_{tem}=3，df_{rhu}=3）	0.34%（0.10%～0.57%）	0.40%（0.17%～0.62%）	0.17%(–0.02%～0.36%）
双污染物模型			
（df_{time}=7，df_{tem}=3，df_{rhu}=3）	0.33%（0.11%～0.57%）	0.39%（0.17%～0.62%）	0.17%(–0.02%～0.37%）
模型自由度改变			
df_{time}=6，df_{tem}=3，df_{rhu}=3	0.34%（0.11%～0.57%）	0.40%（0.18%～0.63%）	0.17%(–0.02%～0.36%）
df_{time}=8，df_{tem}=3，df_{rhu}=3	0.33%（0.09%～0.56%）	0.39%（0.16%～0.62%）	0.19%(–0.01%～0.38%）
df_{time}=6，df_{tem}=5，df_{rhu}=5	0.34%（0.11%～0.57%）	0.41%（0.18%～0.63%）	0.17%(–0.02%～0.36%）
df_{time}=8，df_{tem}=5，df_{rhu}=5	0.33%（0.09%～0.56%）	0.39%（0.16%～0.62%）	0.19%（0.00～0.39%）

3.2.3　讨　　论

1. 京津冀及周边地区大气污染对普通人群因病就诊的影响

本研究通过对京津冀地区 2013～2018 年期间 14 个城市中 93 家医院门诊因病就诊总量的时间序列分析发现，$PM_{2.5}$ 暴露当天对门诊就诊总量的影响最为显著，具体表现为：$PM_{2.5}$ 每增加 10μg/m³，可导致全部医院（包括综合医院及儿童医院）门诊就诊总量增加 0.16%（95%CI：0.13%～0.20%）。

我国现有研究对 2013～2015 年上海市 $PM_{2.5}$ 急性暴露与呼吸系统疾病门诊就诊量之间的关系进行分析发现，$PM_{2.5}$ 滞后 0～3 日时效应估计值最大，$PM_{2.5}$（lag03）每增加 1 个四分位数间距（40μg/m³），儿科呼吸系统疾病和上呼吸道感染门诊因病就诊超额风险分别增加 0.15%和 0.25%，此效应估计值（0.04%）低于本研究在京津冀地区对门诊因病就诊总量（不分疾病系统）的估计值（0.16%/$PM_{2.5}$ 每增加 10μg/m³）。另有对北京市 2010～2012 年期间 $PM_{2.5}$ 急性暴露与门诊就诊量之间的研究发现，$PM_{2.5}$ 暴露当日，$PM_{2.5}$ 每增加 10μg/m³ 可导致医院门诊因病就诊总量增加 0.65%（95%CI：0.51%～0.80%），高于本研究对京津冀地区 2013～2018 年因病就诊风险的估计值。本研究与上述研究结果不一致可能和以下原因有关：①研究之间 $PM_{2.5}$ 暴露浓度不一致，本研究 $PM_{2.5}$ 污染状况较上海地区严重（研究期间 $PM_{2.5}$ 四分位数间距上海 *vs.* 京津冀为 40μg/m³ *vs.* 55μg/m³），而较北京市轻微（研究期间 $PM_{2.5}$ 均值北京 *vs.* 京津冀为 99.5μg/m³ *vs.* 71.0μg/m³），因此造成的因病就诊风险较上海市的研究高，而低于北京市的研究估计值；②本研究使用总因病就诊人数评估就诊风险，与疾病别因病就诊风险估计有差异。Atkinson

等按照 WHO 划分世界区域的标准，分别对美洲地区、欧盟地区、西太平洋地区和东南亚地区 $PM_{2.5}$ 短期暴露与医院住院风险进行了 Meta 分析，结果显示在东南亚地区 $PM_{2.5}$ 每增加 10μg/m^3，呼吸系统疾病住院超额风险百分比相应增加 0.12%（95%CI：0.08%～0.16%），与本研究中对门诊就诊风险的估计结果相似。

基于京津冀及周边地区六省/市 2013～2018 年 $PM_{2.5}$ 与人群因病就诊的多中心时间序列研究发现，短期暴露于 $PM_{2.5}$ 会显著增加人群发病风险，尤其是增加综合医院人群因病就诊风险。通过比较 2013～2015 年和 2016～2018 年两个时间段 $PM_{2.5}$ 对人群因病就诊的影响，发现虽较 2013～2015 年，2016～2018 年 $PM_{2.5}$ 对人群因病就诊的急性影响有所降低，且仍然具有统计学意义。

2. 北京市大气污染对人群因病住院的影响

发达国家大量流行病学研究证实，短期暴露于 $PM_{2.5}$ 会增加人群非意外疾病、心脑血管系统疾病和呼吸系统疾病住院风险。1999～2002 年美国 204 个城市研究发现，$PM_{2.5}$ 浓度每增加 10μg/m^3，心脑血管系统疾病住院风险增加 1.47%（95%CI：0.33%～2.48%），呼吸系统疾病住院风险增加 1.39%（95%CI：0.60%～2.09%）；2014～2016 年纽约市的研究发现，$PM_{2.5}$ 浓度每增加 8.1μg/m^3（1 个四分位数间距），心脑血管系统疾病住院风险增加 1.4%（95%CI：0.6%～2.1%）。我国工业的高速发展，在带来便利的同时，也给环境带来负担；北京作为人口密集的超大城市，开展大气污染物对人群因病住院超额风险增加影响的研究具有很大意义。回顾我国现有研究发现，$PM_{2.5}$ 的短期暴露会增加北京市人群非意外疾病、心脑血管系统疾病和呼吸系统疾病的住院风险。而本次以北京为试点的研究也发现了相同的结论：2013～2018 年，$PM_{2.5}$ 每升高 10μg/m^3，非意外疾病住院风险增加 0.34%（95%CI：0.11%～0.57%），心脑血管系统疾病住院风险增加 0.40%（95%CI：0.73%～0.62%）。在已有发现的基础上对人群进行亚组分析，得出以下结论：①与 0～64 岁和 75 岁及以上年龄组相比，64～75 岁年龄组对 $PM_{2.5}$ 的短期暴露相对敏感，非意外疾病住院风险增加 0.49%（95%CI：0.21%～0.77%），心脑血管系统疾病住院风险增加 0.49%（95%CI：0.25%～0.73%）；②当 $PM_{2.5}$ 浓度升高时，女性和男性非意外疾病、心脑血管系统疾病和呼吸系统疾病住院超额风险相近。

本次分析发现 2016～2018 年的 $PM_{2.5}$ 浓度平均水平较 2013～2015 年有大幅度降低，可归结于近两年来北京市所采取的一系列包括严格限制工厂排放标准、道路交通管制等大气污染减排措施。同时我们还对比了这两个时间段北京市非意外疾病、心脑血管系统疾病和呼吸系统疾病因 $PM_{2.5}$ 短期暴露的住院超额风险，发现 2016～2018 年这三类疾病的住院风险虽然与 $PM_{2.5}$ 短期暴露呈正相关，但较 2013～2015 年呈降低趋势，且不具有统计学意义。导致这一现象的原因除了暴露浓度下降、暴露特征发生改变之外，还可能与雾霾天气预警和应对大气污染健康宣教等健康防护知识及措施的普及、人群的防护意识增强有关。

以北京为试点的2013～2018年$PM_{2.5}$与人群因病住院研究发现，短期暴露于$PM_{2.5}$会显著增加北京市常住居民因病住院风险，包括增加因非意外疾病、心脑血管系统疾病及呼吸系统疾病住院风险，其中老年人是易损人群。

3.3 重污染天气对普通人群发病的急性健康影响

3.3.1 研究方法

1. 研究区域

基于北京市因病住院数据，通过 $PM_{2.5}$ 日均浓度值和持续时间定义多种重污染情景，探索以 $PM_{2.5}$ 持续高污染为特征的重污染天气对于北京市常住人群因病住院所造成的影响，同时比较不同亚组人群因病住院受重污染天气影响的差异。

2. 数据及来源

（1）大气污染物：本部分纳入北京市环境监测站点2013年1月1日至2018年12月31日$PM_{2.5}$ 24h浓度均值作为短期暴露数据。数据来源为中国环境监测总站的全国城市空气质量实时发布平台（http：//106.37.208.233：20035/）。

（2）住院数据：选择北京市常住人群为研究对象，以常住人群因病住院为健康终点，获取北京市2013年1月1日至2018年12月31日16个区/县每日因病住院数据，该数据由北京市公共卫生信息中心（http：//wang124137.cn.zhsho.com/）提供，依据ICD-10纳入非意外疾病（A00～R99）总住院人数、因循环系统疾病（I00～I99）住院和因呼吸系统疾病（J00～J99）住院三大类数据。同时，根据性别（男、女）和年龄（0～64岁、65～74岁、75岁及以上）对该三类数据进行亚组分类。

（3）气象因素：北京市2013年1月1日至2018年12月31日的每日气象数据从中国气象局的中国气象数据网（http：//data.cma.cn/）下载，获取北京市（区域代码：54511）24h平均温度和平均相对湿度数据。

3. 质量控制

为保证数据样本量充足，要求三类因病住院数据、大气污染物数据和气象数据缺失率不超过10%。

对于住院数据，为了剔除非常住人群对结果的混杂影响，根据患者所在区域编码选取北京市常住人群作为本研究的调查人群，绘制时间序列图，观察住院数据变化的长期趋势。

对于大气污染物数据，根据《环境空气质量标准》（GB 3095—2012）规定，对于有效的24h均值浓度数据，应满足缺失率小于20%，即每日至少有20h平均浓度。同时，$PM_{2.5}$的每日浓度均值小于3μg/m^3（检出限）改为1.5μg/m^3（半检出限）。随后绘制时间序列图，观察大气污染物浓度变化的长期趋势。

气象数据具体原则包括绘制时间序列图查找异常值并剔除。

4. 分析策略

（1）重污染天气定义：由于北京市重污染天气以$PM_{2.5}$持续高浓度暴露为主要特征，本研究从$PM_{2.5}$日均浓度（强度基准）和持续时间两方面定义持续$PM_{2.5}$重污染事件。考虑到重污染天气对因病住院的影响，根据不同高浓度（>75μg/m^3、>150μg/m^3、>P_{90}和>P_{95}）$PM_{2.5}$暴露和持续天数（≥2日和≥3日）进行情景分类，分析每个情景时段，高浓度$PM_{2.5}$持续暴露对非意外疾病、心脑血管系统疾病和呼吸系统疾病住院风险的影响。

（2）描述性分析：计算逐日大气污染物$PM_{2.5}$、人群因病住院和气象资料的均数、标准差、中位数、P_{25}和P_{75}，用于描述污染物人群短期暴露、人群死亡和气象条件的总体分布水平。计算研究期间北京市以$PM_{2.5}$为主的不同重污染情景发生次数及持续时间。

（3）统计建模：采用广义相加回归模型，以log函数为模型连接函数，以Poisson分布为模型回归的分布族，利用自然样条函数控制温度和湿度等气象因素，以及星期几效应和因病住院时间趋势的基础上，分析观察8种持续$PM_{2.5}$重污染事件对非意外疾病、心脑血管系统疾病和呼吸系统疾病等住院风险的影响。为了进一步观察重污染天气相关的人群脆弱性，按照不同年龄（0～64岁、65～74岁、75岁及以上）、性别（男性、女性）进行分层分析。统计建模所使用的GAM统计模型如下：

$$\log[E(\mu_t)] = \alpha + \beta \mathrm{EP}_t + \gamma \mathrm{DOW}_t + ns(\mathrm{time}, \mathrm{df}) + ns(\mathrm{Tem}_t, \mathrm{df}) + ns(\mathrm{Rh}_t, \mathrm{df})$$

E（μ_t）观察第t日的目标人群因病住院的期望值；α模型截距；EP为相应$PM_{2.5}$重污染情景的二分类变量，EP=0为非持续$PM_{2.5}$重污染天气期间，EP=1为持续$PM_{2.5}$重污染天气期间；β用于观察持续$PM_{2.5}$重污染天气对人群因病住院效应的偏回归系数；γ是模型中控制星期几效应DOW_t的偏回归系数；ns为自然样条函数，用于模型控制死亡的时间趋势（time）、日均温度（Tem）、日相对湿度（Rh）等变量。df为自然样条函数的自由度，根据以往研究经验，因病住院的时间趋势（time）、日均温度（Tem）、日均相对湿度（Rh）自由度（df）分别选取7、3、3。

本部分采用3.6.0版本R软件的mgcv和nlme包进行所有数据分析。

3.3.2 主 要 结 果

1. 描述性分析结果

2013～2018 年北京市 $PM_{2.5}$ 日均浓度的平均值为 71.5μg/m³（范围：1.5～481.8μg/m³）；日平均温度和日相对湿度 6 年平均值分别为 13.8℃（范围：–14.3～32.6℃）和 52.1%（范围：8%～99%）。

表 3-5 为北京市 2013～2018 年研究期间以持续高 $PM_{2.5}$ 为主要特征的重污染天气的次数和持续时间。持续高 $PM_{2.5}$ 的定义为持续 2 日及以上超过 150μg/m³ 的暴露情景，2013～2018 年有 61 次，共 173 日，平均每次持续 2.84 日。此外，随着强度基准和持续时间的增加，暴露情景次数减少。

研究期间，非意外疾病住院总人数为 9 420 305 人。平均每日非意外疾病住院人数约 4299 人，其中男性 1819 人（占 42.3%），女性 2480 人（占 57.7%）。按年龄构成分类如下：0～64 岁年龄组平均每日非意外疾病住院人数为 2787 人，65～74 岁年龄组为 631 人，75 岁及以上年龄组为 882 人。

心脑血管系统疾病住院总人数为 2 075 898 人，平均每日约 948 人；呼吸系统疾病住院总人数为 1 120 353 人，平均每日约 511 人。北京市总体上 $PM_{2.5}$ 浓度和气象资料的数据特征与总体上各亚组和疾病别住院人数描述性统计数据见表 3-3。

表 3-5 2013～2018 年北京市以 $PM_{2.5}$ 为主的重污染天气发生情况

污染强度	持续时间	次数（次）	总天数（日）	平均天数（日）
＞75μg/m³	≥2 日	194	636	3.28
	≥3 日	115	478	4.16
＞150μg/m³	≥2 日	61	173	2.84
	≥3 日	27	105	3.89

2. 北京市重污染天气对因病住院影响的暴露-反应关系分析

本研究分析 2013～2018 年 $PM_{2.5}$ 暴露浓度在＞75μg/m³、＞150μg/m³ 并持续时间为≥2 日和≥3 日的 4 个情景中对因病住院的影响（图 3-5～图 3-7）。

全人群研究结果显示，当 $PM_{2.5}$ 暴露浓度＞150μg/m³ 且持续时间≥2 天时，全人群非意外疾病、心脑血管系统疾病和呼吸系统疾病增加的住院超额风险百分比分别为 5.06%（95%CI：1.26%～9.00%）、5.61%（95%CI：1.87%～9.49%）和 2.53%（95%CI：–0.54%～5.70%）；持续时间≥3 日时，非意外疾病、心脑血管系统疾病和呼吸系统疾病的住院超额风险百分比分别为 4.69%（95%CI：–0.03%～9.64%）、5.81%（95%CI：1.13%～10.70%）和 1.24%（95%CI：–2.54%～5.15%）。

按性别亚组分类，当 $PM_{2.5}$ 暴露浓度＞150μg/m³ 且持续时间≥2 日时，男性非意外疾病、心脑血管系统疾病增加的住院超额风险百分比分别为 5.35%（95%CI：

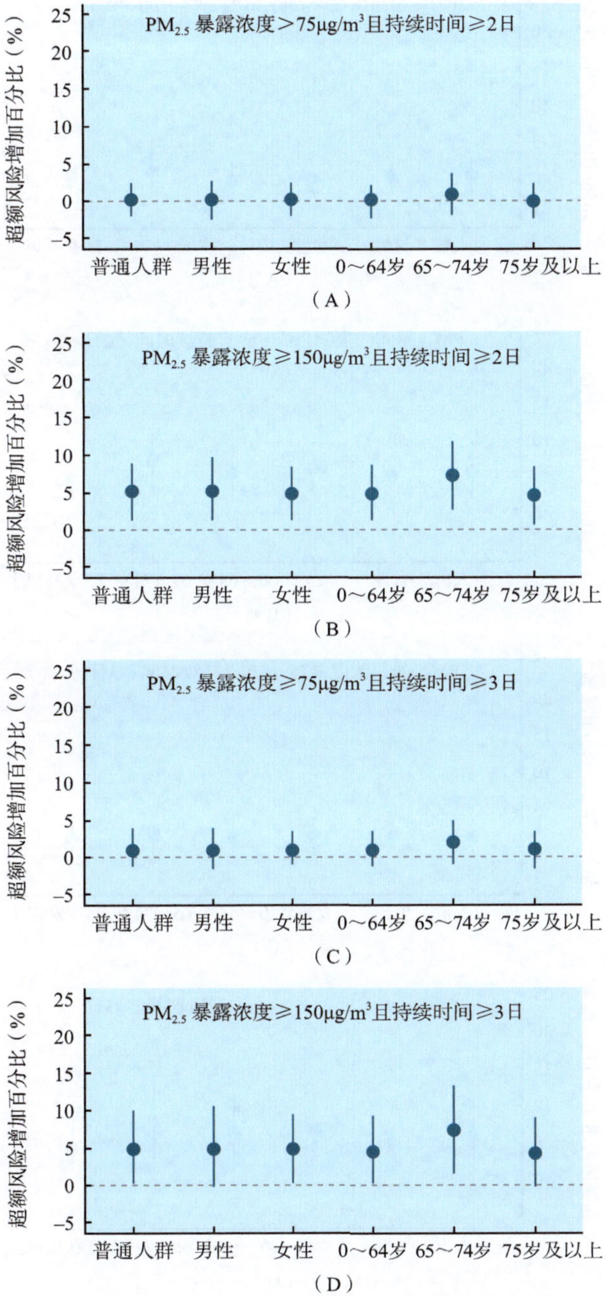

图 3-5　2013～2018 年北京市重污染天气持续高 $PM_{2.5}$ 暴露对非意外疾病住院的影响

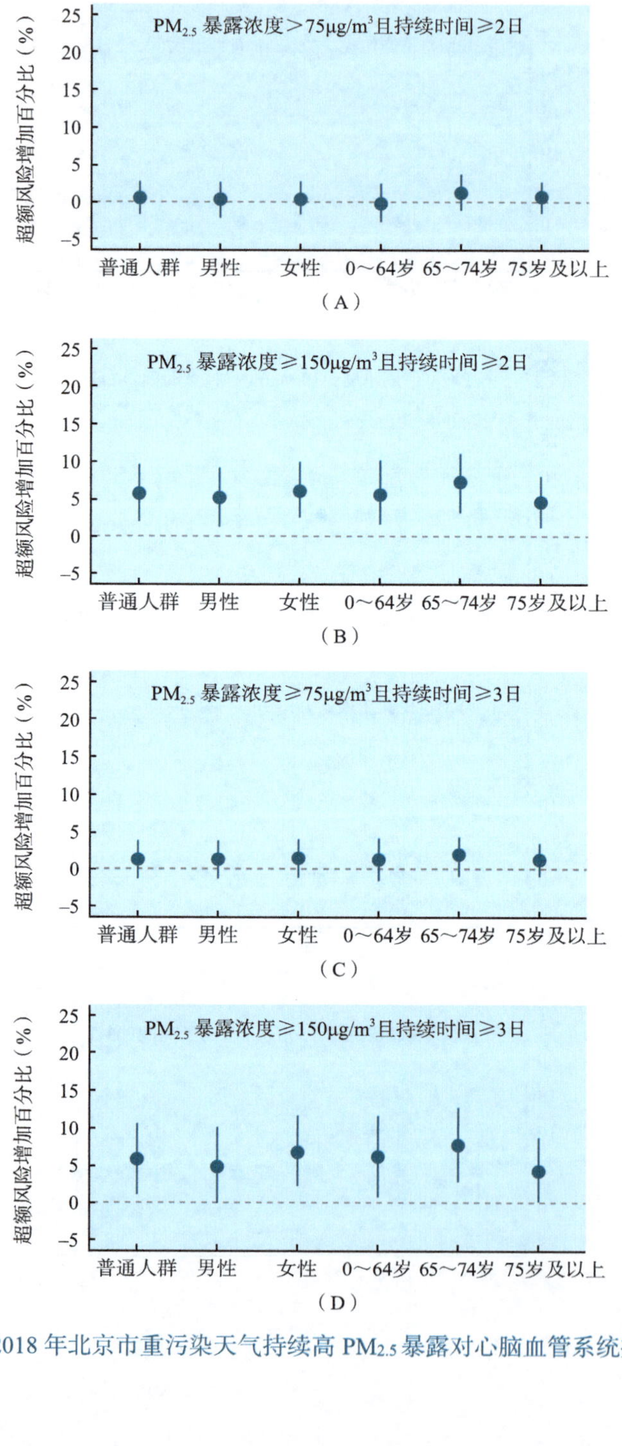

图 3-6　2013～2018 年北京市重污染天气持续高 $PM_{2.5}$ 暴露对心脑血管系统疾病住院的影响

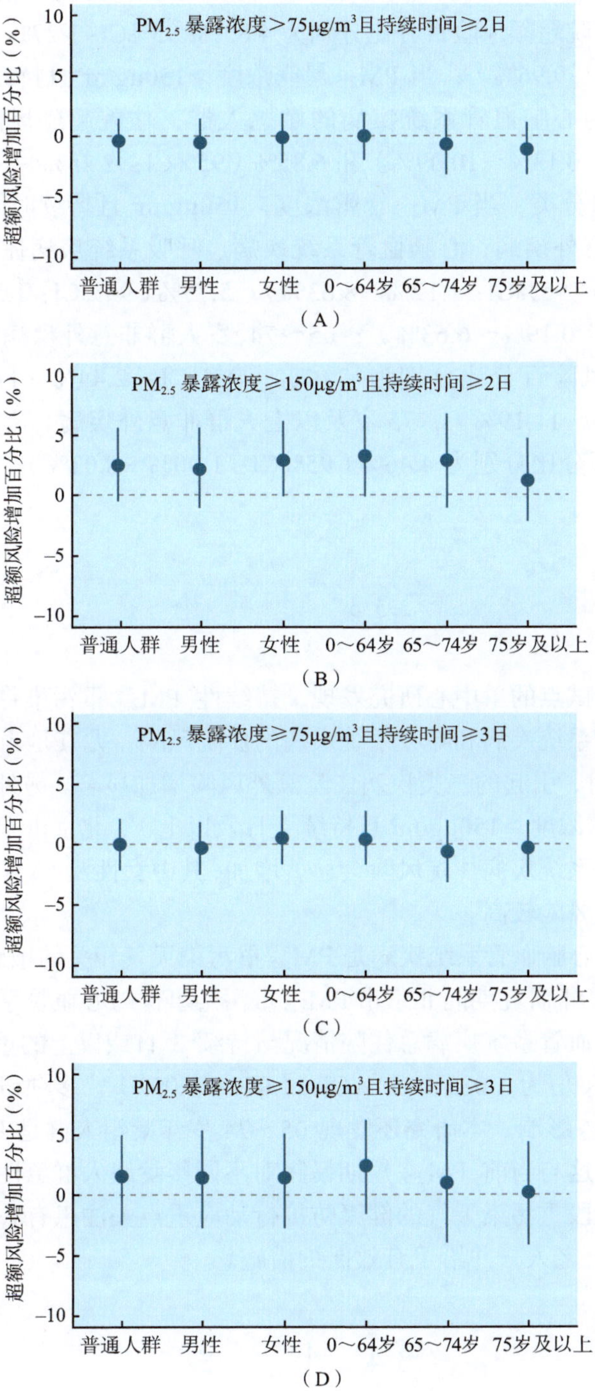

图 3-7　2013～2018 年北京重污染天气持续高 $PM_{2.5}$ 暴露对呼吸系统疾病住院的影响

1.18%～9.68%）、5.19%（95%CI：1.29%～9.24%），女性非意外疾病、心脑血管系统疾病的住院超额风险百分比分别为 4.85%（95%CI：1.27%～8.54%）、6.15%（95%CI：2.48%～9.96%）；当 $PM_{2.5}$ 暴露浓度＞150μg/m^3 且持续时间≥3 日时，男性和女性均为心脑血管系统疾病的敏感人群，住院超额风险百分比分别为 4.99%（95%CI：0.13%～10.09%）和 6.85%（95%CI：2.25%～11.66%）。

按年龄亚组分类，当 $PM_{2.5}$ 暴露浓度＞150μg/m^3 且持续时间≥2 日时，0～64 岁人群的非意外疾病、心脑血管系统疾病、呼吸系统疾病住院超额风险百分比分别为 4.81%（95%CI：1.12%～8.63%）、5.75%（95%CI：1.54%～10.12%）、3.36%（95%CI：0.19%～6.63%）；65～74 岁人群非意外疾病、心脑血管系统疾病住院超额风险百分比分别为 7.07%（95%CI：2.44%～11.91%）、7.09%（95%CI：3.14%～11.19%），75 岁及以上人群非意外疾病、心脑血管系统疾病住院超额风险百分比分别为 4.46%（95%CI：1.00%～8.03%）、4.41%（95%CI：0.59%～8.39%）。

3.3.3 讨　论

以北京市为试点的单中心研究发现，持续性 $PM_{2.5}$ 重污染将显著增加非意外疾病、心脑血管系统疾病和呼吸系统疾病的住院风险，尤其是当 $PM_{2.5}$ 暴露浓度超过 150μg/m^3 时，引起的三类疾病住院额外风险增加显著。另外，研究发现重污染时（$PM_{2.5}$ 暴露浓度＞150μg/m^3 且持续 2 日及以上），北京市常住人群因非意外疾病和心脑血管系统疾病住院风险会显著增加，其中女性及 65～74 岁老人心脑血管系统疾病住院风险较高。

研究显示，心脑血管系统疾病是 $PM_{2.5}$ 重污染天气相关的敏感性疾病。Zhang 等对 2013～2017 年研究期间北京市 $PM_{2.5}$ 重污染事件与心血管系统疾病住院情况的研究发现，心血管系统疾病总住院情况与持续 3 日或以上的重度 $PM_{2.5}$ 污染事件密切相关，OR 值为 1.085（95% CI：1.077～1.093）。多项研究亦证实心脑血管疾病易受 $PM_{2.5}$ 影响。本研究还发现 65～74 岁年龄组人群是 $PM_{2.5}$ 重污染天气下的脆弱人群，这与当前 $PM_{2.5}$ 短期暴露对不同年龄组人群急性影响研究结果一致，提示下一阶段重污染天气的健康防护行动应重点关注患有心脑血管系统疾病人群及 65 岁以上老人，并给予有效保护措施。

3.4 小　结

基于京津冀及周边地区六省/市 2013～2018 年 $PM_{2.5}$ 与人群因病就诊的多中心

时间序列研究和北京市 2013～2018 年 $PM_{2.5}$ 与人群因病住院的时间序列研究发现，$PM_{2.5}$ 短期暴露与人群非意外疾病、心脑血管系统疾病和呼吸系统疾病的死亡风险呈正向关联，且 2016～2018 年 $PM_{2.5}$ 与人群因病就诊、住院的暴露-反应关系小于 2013～2015 年。这一结果再次说明，$PM_{2.5}$ 作为我国大气污染的重要污染物对人群健康有明显影响；并且在政府和公众的共同努力下，我国大气污染治理初见成效，在 $PM_{2.5}$ 浓度降低的同时，单位质量 $PM_{2.5}$ 对人群健康的危害也呈下降趋势。另外，在北京市重污染天气对人群因病住院影响的分析中发现，当 $PM_{2.5}$ 暴露浓度超过 150μg/m^3 时，引起的三类疾病住院额外风险显著增加。国外很少发生持续重污染天气的现象，因此本研究提供了重污染天气相关人群健康影响的证据。研究结果提示在关注 $PM_{2.5}$ 污染浓度的同时，还应全面考虑 $PM_{2.5}$ 重污染及污染持续时间对人体健康的危害及影响程度。研究结果可为大气污染防控策略（如是优先控制浓度还是“削峰”）的制订提供更为全面的数据支撑和科学证据。

参 考 文 献

Atkinson RW，Kang S，Anderson HR，et al，2014. Epidemiological time series studies of $PM_{2.5}$ and daily mortality and hospital admissions：a systematic review and meta-analysis[J]. Thorax，69（7）：660-665.

Chen C，Zhu PF，Lan L，et al，2018. Short-term exposures to $PM_{2.5}$ and cause-specific mortality of cardiovascular health in China[J]. Environmental Research，161：188-194.

Dominici F，Peng RD，Bell ML，et al，2006. Fine particulate air pollution and hospital admission for cardiovascular and respiratory diseases[J]. JAMA，295（10）：1127-1134.

Shah AS，Langrish JP，Nair H，et al，2013. Global association of air pollution and heart failure：a systematic review and meta-analysis[J]. The Lancet，382（9897）：1039-1048.

Shah ASV，Lee KK，McAllister DA，et al，2015. Short term exposure to air pollution and stroke：systematic review and meta-analysis[J]. BMJ，350（mar23 11）：h1295.

Thurston G，Balmes J，2017. We need to “think different” about particulate matter[J]. American Journal of Respiratory and Critical Care Medicine，196（1）：6-7.

Tian YH，Xiang X，Juan J，et al，2017. Fine particulate air pollution and hospital visits for asthma in Beijing，China[J]. Environmental Pollution，230：227-233.

Tian YH，Xiang X，Juan J，et al，2018. Short-term effects of ambient fine particulate matter pollution on hospital visits for chronic obstructive pulmonary disease in Beijing，China[J]. Environmental Health，17（1）：21.

Wu Y，Li M，Tian YH，et al，2019. Short-term effects of ambient fine particulate air pollution on inpatient visits for myocardial infarction in Beijing，China[J]. Environmental Science and Pollution Research，26（14）：14178-14183.

Zhang H，Niu Y，Yao YL，et al，2018. The impact of ambient air pollution on daily hospital visits for various respiratory diseases and the relevant medical expenditures in Shanghai, China[J]. International Journal of Environmental Research and Public Health, 15（3）: 425.

Zhang JY, Chen Q, Wang QQ, et al, 2019. The acute health effects of ozone and $PM_{2.5}$ on daily cardiovascular disease mortality: a multi-center time series study in China[J]. Ecotoxicology and Environmental Safety, 174: 218-223.

Zhang SQ, Routledge MN, 2020. The contribution of $PM_{2.5}$ to cardiovascular disease in China[J]. Environmental Science and Pollution Research, 27（30）: 37502-37513.

Zhang Y, Ma RM, Ban J, et al, 2021. Risk of cardiovascular hospital admission after exposure to FineParticulate pollution[J]. Journal of the American College of Cardiology, 78（10）: 1015-1024.

Zhang ZL, Wang J, Lu WJ, 2018. Exposure to nitrogen dioxide and chronic obstructive pulmonary disease（COPD）in adults: a systematic review and meta-analysis[J]. Environmental Science and Pollution Research, 25（15）: 15133-15145.

第四章　重污染天气对慢性阻塞性肺疾病和哮喘患者的健康影响

4.1　引　　言

本课题主要研究重污染天气对人群呼吸系统疾病的健康影响，聚焦我国主要污染典型地区——京津冀及周边地区，采用多中心、前瞻性的流行病学研究方法，实现大样本个体暴露水平连续性动态测量，分析重污染天气对慢性阻塞性肺疾病（简称慢阻肺）和哮喘患者的健康影响。充分考虑气象、空气污染水平、地理格局、人口密度、经济学特征、医疗卫生现况及科学研究软硬件条件等多方面因素，重点评价重污染天气对该区域慢性呼吸系统疾病（慢阻肺和哮喘）人群的健康影响，为推进本土化环境流行病学研究和更新环境健康质量标准相关政策提供科学参考。本课题揭示了大气污染暴露对我国不同污染地区居民慢性呼吸系统疾病的急性不良健康效应；通过定群研究深入分析了大气污染急性暴露对呼吸系统疾病患者的健康影响及对疾病进展、肺功能变化、生活质量改变的多方面综合影响。

4.2　大气污染对慢性阻塞性肺疾病和哮喘患者发病住院的影响

4.2.1　研 究 方 法

研究收集了 2015 年 1 月 1 日至 2019 年 12 月 31 日北京中日友好医院的呼吸系统疾病（慢阻肺和支气管哮喘）住院数据、$PM_{2.5}$ 浓度和温湿度数据。环境相关数据从中国环境监测总站全国城市空气质量实时发布平台获得。

4.2.2　主 要 结 果

1. 描述性分析结果

根据环境数据分析发现，$PM_{2.5}$ 浓度变化稍有波动，但整体呈下降趋势。以冬季为例，冬季 $PM_{2.5}$ 日均浓度逐年下降，从 2015 年的 115.5μg/m^3 降至 2019 年的 49.4μg/m^3，下降幅度超过 50%（图 4-1）。

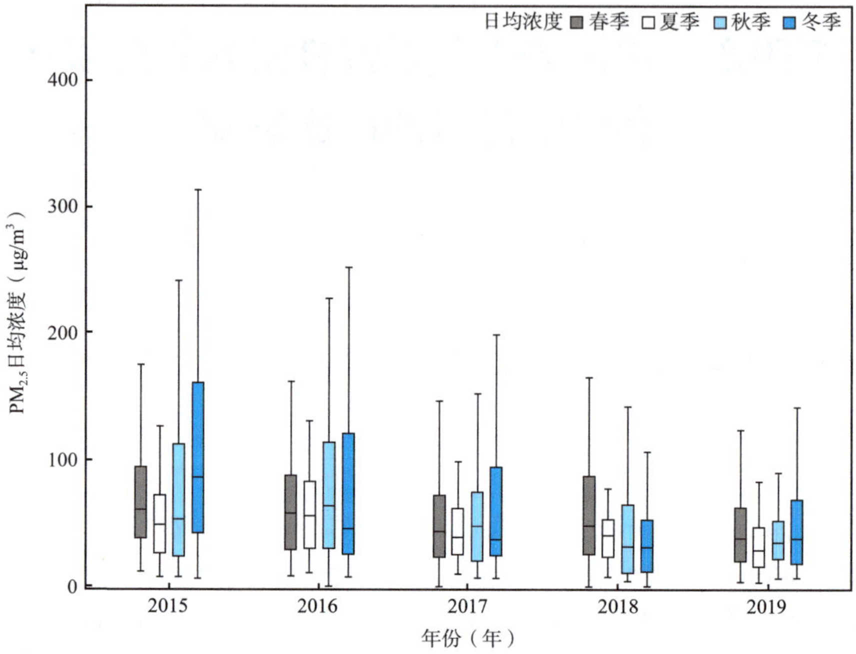

图 4-1　北京市 2015～2019 年 $PM_{2.5}$ 日均浓度变化情况

对 2015～2019 年北京中日友好医院的 1707 例哮喘和 3006 例慢阻肺患者的病案数据进行分析，总住院次数方面，哮喘患者（2437 人次）少于慢阻肺患者（4378 人次）；首次住院年龄方面，哮喘患者小于慢阻肺患者[（53.9±14.7）岁 *vs.*（68.0±14.5）岁]；性别方面，哮喘患者以女性为主（1033 人，占 60.5%），慢阻肺患者则以男性为主（2071 人，占 68.9%）；住院人数方面，哮喘患者和慢阻肺患者均以 2016 年为最多（396 人和 682 人）；季节方面，哮喘患者在春季住院居多，而慢阻肺患者以春季和冬季住院为主（表 4-1）。

表 4-1　2015～2019 年北京中日友好医院慢阻肺患者和哮喘患者住院情况

指标	哮喘	慢阻肺
总住院人数	1707 人	3006 人
总住院次数	2437 人	4378 人
首次住院年龄（均数±标准差）	（53.9±14.7）岁	（68.0±14.5）岁
男性（占比）	674 人（39.5%）	2071 人（68.9%）
人均住院次数（均数±标准差）	（1.4±1.2）次	（1.4±1.5）次

续表

指标	哮喘	慢阻肺
2015 年住院人数（占比）	289 人（16.9%）	535 人（17.8%）
2016 年住院人数（占比）	396 人（23.2%）	682 人（22.7%）
2017 年住院人数（占比）	304 人（17.8%）	567 人（18.9%）
2018 年住院人数（占比）	391 人（22.9%）	602 人（20.0%）
2019 年住院人数（占比）	327 人（19.2%）	620 人（20.6%）
春季住院人数（占比）	445 人（26.1%）	827 人（27.5%）
夏季住院人数（占比）	418 人（24.5%）	675 人（22.5%）
秋季住院人数（占比）	434 人（25.4%）	724 人（24.1%）
冬季住院人数（占比）	410 人（24.0%）	780 人（25.9%）
AQI 中位数（四分位数间距）	79.0（53.0，123.0）	80.0（55.0，120.0）
$PM_{2.5}$ 日均暴露浓度（四分位数间距）	41.0μg/m³（21.0，73.0）	43.0μg/m³（23.0，75.0）

2. $PM_{2.5}$ 对慢阻肺和哮喘每日住院人次的影响

根据《环境空气质量标准》（GB 3095—2012），研究按照不同污染程度进行分层，数据显示住院当日 $PM_{2.5}$ 浓度与哮喘和慢阻肺患者住院人次具有相关性，但暂未发现 $PM_{2.5}$ 浓度对慢阻肺和哮喘患者住院影响具有滞后效应（表 4-2）。

表 4-2　$PM_{2.5}$ 不同污染浓度下慢阻肺和哮喘每日住院人次差异的滞后效应

疾病	时间	$PM_{2.5}$ 24h 浓度范围（μg/m³）	天数（日）	每日住院人次中位数（四分位数间距）	*P*
哮喘	住院日期当日	0～75	835	2（1，3）	0.0079
		＞75～150	197	2（1，3）	
		＞150	68	1（1，2）	
	住院日期前第 1 日	0～75	822	2（1，3）	0.2307
		＞75～150	212	2（1，3）	
		＞150	66	1（1，3）	
	住院日期前第 2 日	0～75	821	2（1，3）	0.1327
		＞75～150	208	2（1，3）	
		＞150	70	2（1，3）	
	住院日期前第 3 日	0～75	807	2（1，3）	0.2897
		＞75～150	218	2（1，3）	
		＞150	76	2（1，3）	

续表

疾病	时间	$PM_{2.5}$ 24h 浓度范围（μg/m³）	天数（日）	每日住院人次中位数（四分位数间距）	*P*
	住院日期前第 4 日	0～75	817	2（1, 3）	0.4881
		＞75～150	210	2（1, 3）	
		＞150	74	2（1, 3）	
	住院日期前第 5 日	0～75	818	2（1, 3）	0.2597
		＞75～150	201	2（1, 3）	
		＞150	82	2（1, 3）	
	住院日期前第 6 日	0～75	831	2（1, 3）	0.2534
		＞75～150	195	2（1, 3）	
		＞150	76	2（1, 3）	
	住院日期前第 7 日	0～75	826	2（1, 3）	0.6305
		＞75～150	204	2（1, 3）	
		＞150	70	2（1, 3）	
慢阻肺	住院日期当日	0～75	1056	3（2, 4）	0.0308
		＞75～150	267	2（1, 4）	
		＞150	102	2（1, 4）	
	住院日期前第 1 日	0～75	1044	3（2, 4）	0.3040
		＞75～150	276	3（2, 4）	
		＞150	106	2（1, 4）	
	住院日期前第 2 日	0～75	1039	3（2, 4）	0.9553
		＞75～150	284	3（2, 4）	
		＞150	104	3（2, 4）	
	住院日期前第 3 日	0～75	1048	3（2, 4）	0.7516
		＞75～150	279	3（2, 4）	
		＞150	101	3（2, 4）	
	住院日期前第 4 日	0～75	1053	3（2, 4）	0.2995
		＞75～150	273	3（1, 4）	
		＞150	103	3（2, 4）	
	住院日期前第 5 日	0～75	1059	3（2, 4）	0.7882
		＞75～150	268	3（2, 4）	
		＞150	102	3（2, 4）	
	住院日期前第 6 日	0～75	1062	3（2, 4）	0.9250
		＞75～150	270	3（2, 4）	
		＞150	97	3（2, 4）	

续表

疾病	时间	$PM_{2.5}$ 24h 浓度范围（μg/m³）	天数（日）	每日住院人次中位数（四分位数间距）	*P*
	住院日期前第 7 日	0～75	1065	3（2, 4）	0.8611
		＞75～150	271	3（2, 4）	
		＞150	94	3（2, 4）	

4.2.3　讨　　论

综上，2015～2019 年北京市 $PM_{2.5}$ 整体趋势逐渐下降，但仍高于我国国家空气质量二级标准（年平均浓度＜35μg/m³）及 WHO 建议的水平。回顾性分析该时间段北京市慢阻肺及哮喘患者的病案数据，结果显示 $PM_{2.5}$ 相对较高的春季、冬季是慢阻肺和哮喘患者的住院高峰期。进一步分析显示，哮喘和慢阻肺患者住院人次与住院当日的 $PM_{2.5}$ 浓度具有相关性。

4.3　重污染天气对呼吸系统疾病患者的急性健康影响

4.3.1　研 究 方 法

在京津冀及周边地区开展多中心定群研究的同时，在北京开展精细化的慢阻肺患者和健康人群的定群研究，根据空气质量指数（air quality index，AQI）选择在清洁天（$PM_{2.5}$≤75μg/m³）时入组，重污染天（$PM_{2.5}$＞150μg/m³）时随访，对全部入组的慢阻肺和哮喘患者进行为期 1 年 4 次的访视，访视内容包括收集临床资料、开展心理（焦虑、抑郁）评估和肺功能及气道炎症水平检测等，观察重污染天气对慢阻肺患者的急性健康效应。在京津冀及周边地区筛选 9 个城市作为研究基地：北京市、天津市、石家庄市、沧州市、衡水市、邯郸市、济南市、太原市和郑州市。研究对象为慢阻肺和哮喘确诊患者，研究时间为 2017 年 10 月至 2019 年 12 月 31 日。

4.3.2　主 要 结 果

1. 研究期间污染物浓度分析

京津冀及周边地区以 $PM_{2.5}$ 和 O_3 污染为主，高于发达国家污染水平（图 4-2）。研究地区各污染物浓度全年波动较大，多次出现重污染过程，$PM_{2.5}$ 浓度在夏季（6～9 月）较低，其余季节多处于较高水平。如表 4-3 所示，研究地区总体 $PM_{2.5}$ 年均浓度为 61.12μg/m³，超过空气质量二级标准（35μg/m³）74%，各城市年均浓度也都高于 2018 年全国平均水平（39μg/m³），属于污染典型地区。

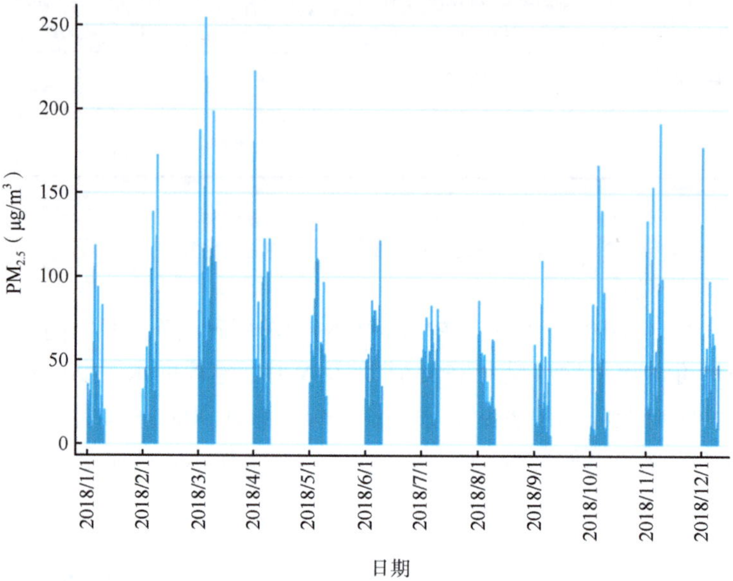

图 4-2 研究期间 $PM_{2.5}$ 变化情况

表 4-3 观察期间研究地区 $PM_{2.5}$ 年均值情况（μg/m³）

城市	均值	标准差	中位数	最小值	IQR	最大值
北京	50.82	41.9	42	4	48	255
天津	55.5	42.15	46	5	43	305
石家庄	69.3	49.73	53	11	54	329
太原	59.7	39.65	49	3	46	233
济南	50.5	19.35	45	26	29.5	84
沧州	60.81	41.73	47	12	35	281
邯郸	77.15	54.52	57	14	54	312
衡水	66.14	46.71	51	15	41	260
郑州	60.18	40.85	46	7	47	295
总体	61.12	41.84	48.44	10.78	44.17	261

注：IQR 为四分位数间距。

如图 4-3 所示，SO_2 和 NO_2 最高值出现在冬季，夏季最低。CO 在冬季最高，夏季最低，波动幅度较其他污染物低，且均未超标。O_3 浓度波动特征与其他污染物相反，季节特征明显，为“单峰”分布，从 4 月开始明显上升，5 月达到峰值，并在 6～8 月维持较高浓度，9 月开始下降，12 月达低谷，与 $PM_{2.5}$ 在时间上呈“交错污染”态势。

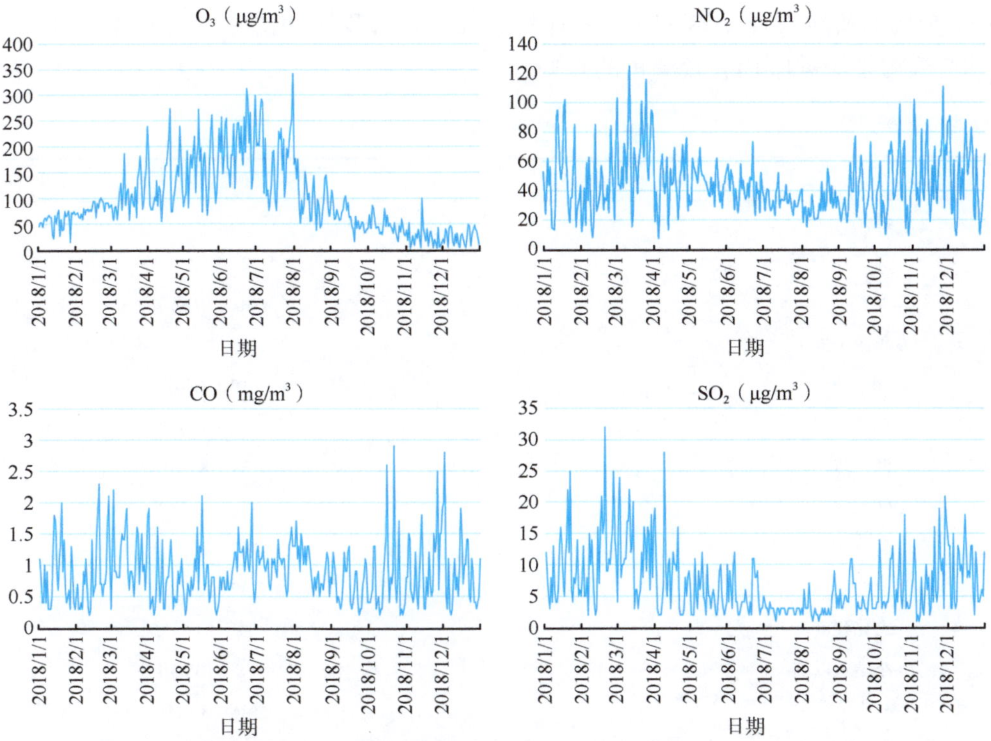

图 4-3　观察期间部分大气污染物变化情况

2. 对慢阻肺患者的急性健康效应

采取多中心研究，构建环境健康研究慢阻肺人群队列，参考《环境空气质量标准》（GB 3095—2012），选择在相对清洁天（$PM_{2.5} \leqslant 75\mu g/m^3$）时纳入研究对象，获得基线数据，在重污染天（$PM_{2.5} > 150\mu g/m^3$）时开展队列随访，访视内容包括个人基本情况、生活环境、疾病诊治情况、临床症状及病史、功能学检查（体格检查、肺功能及气道炎症水平等）、疾病特征量表评测、心理状况（焦虑、抑郁）和睡眠质量评估，并完成血液生物样本采集，观察重污染天气对慢阻肺患者的急性健康效应。

既往研究发现，大气污染对人群的呼吸系统急性健康效应一般在累积滞后 3 日（lag02）时最强，因此本研究采用线性混合效应模型分析测量前 3 日各污染物平均水平的累积滞后效应。

如表 4-4 所示，研究分析时共纳入 403 例慢阻肺患者，其中男性 323 人（80.15%），女性 80 人（19.85%），男女性别比为 4.03。近 70%患者年龄超过 65 岁，大学本科以下学历约占 84%。分析研究对象居住房屋特征可见，平房（30.02%）和板楼（47.39%）为主要居住结构，且房龄多在 20 年以上（51.37%），居住楼层以低楼层为主（79.65%）。同时，研究对象的医保类型主要为城镇居民/职工

（65.51%）及新农合（23.33%）。评估大气污染自我认知情况时，发现室内和室外空气污染对健康均有较严重的影响。

表 4-4　慢阻肺患者一般情况

组别	例数（%）
性别	
男	323（80.15）
女	80（19.85）
年龄（岁）	
40～49	10（2.48）
50～54	17（4.22）
55～59	31（8.19）
60～64	66（16.38）
65～69	122（30.27）
≥70	157（38.46）
文化程度	
小学及以下	78（19.35）
初中	136（33.75）
高中及大专	121（30.24）
大学及以上	68（16.66）
居住房屋类型	
平房	123（30.02）
板楼	191（47.39）
塔楼	57（14.14）
板塔楼结合	20（4.96）
其他	12（3.49）
房屋建造年限	
＜10 年	84（20.84）
10～20 年	112（27.79）
21～30 年	92（22.83）
31 年及以上	115（28.54）
居住房屋近 1 年装修	44（28.43）
居住楼层	
6 层及以下	321（79.65）
7 层及以上	82（20.35）
医保类型	
城镇职工/居民医疗保险	264（65.51）

续表

组别	例数（%）
新农合	94（23.33）
商业医疗保险	4（0.99）
公费医疗	12（2.98）
城乡居民医疗保险	12（2.98）
其他	17（4.21）
职业	
农、林、牧、渔业生产及辅助人员	78（19.35）
工人	0（0）
行政及管理人员	18（4.47）
私营业主	11（2.73）
专业技术人员（医生、教师、科技人员）	14（3.47）
销售及服务人员	3（0.74）
快递/外卖员	0（0）
交警/交通协管员	1（0.25）
厨师	0（0）
环卫工人	1（0.25）
不便分类的其他从业人员	8（1.98）
离/退休	263（65.26）
其他	6（1.50）
空气污染对健康影响程度*	
室内	6.09±3.18*
室外	6.34±3.03*

*由研究对象就空气污染对健康影响程度评分（0～10 分），“0”代表完全没有影响，“10”代表完全有影响。采用均数±标准差表示。

3. 重污染天气对慢阻肺患者肺功能的急性健康效应

（1）多中心研究：研究采用的肺功能指标如表 4-5 和表 4-6 所示，研究对象的气流受限以中、重度为主，约占 77%，同时存在弥散功能障碍。

表 4-5　慢阻肺患者气流受限程度

肺功能气流受限程度	例数（%）
轻度	25（6.20）
中度	176（43.67）

续表

肺功能气流受限程度	例数（%）
重度	135（33.49）
极重度	67（16.64）

注：肺功能气流受限程度分为轻度，$FEV_1 \geq 80\%$ 预计值；中度，$50\% \leq FEV_1 < 80\%$预计值；重度，$30\% \leq FEV_1 < 50\%$预计值；极重度，$FEV_1 < 30\%$预计值。

表 4-6　慢阻肺患者肺功能基线情况

指标	结果（均数±标准差）
VC（L）	2.69±0.77
TLC（L）	5.11±1.27
FEV_1（L）	1.38±0.59
FEV_1占预计值百分比（%）	50.42±19.13
FVC（L）	2.55±0.77
FEV_1/FVC（%）	52.79±11.25
D_LCO（%）	69.91±26.54

注：VC. 肺活量；TLC. 肺总量；FVC. 用力肺活量；FEV_1. 第 1 秒用力呼气容积；FEV_1/FVC. 第 1 秒用力呼气容积/用力肺活量；D_LCO. 一氧化碳弥散量占预计值百分比。

表 4-7　污染物对慢阻肺患者肺功能的累积滞后效应（lag02）

指标	$PM_{2.5}$
VC（L）	–0.03*（–0.09～–0.01）
TLC（L）	–0.001（–0.01～0.23）
FVC（L）	–0.02*（–0.04～–0.01）
FEV_1（L）	–0.08*（–0.13～–0.03）
FEV_1占预计值百分比（%）	–0.15*（–0.35～–0.02）
FEV_1/FVC（%）	–0.37*（–0.44～–0.38）
PEF（%）	–0.11（–0.44～1.17）
D_LCO（%）	–0.01（–0.30～0.66）

注：*$P<0.05$，表中数据代表污染物浓度每增加 1 个单位，相应肺功能指标的变化量及 95%CI。

如表 4-7 所示，$PM_{2.5}$ 每增加 10μg/m^3，慢阻肺患者肺通气指标用力肺活量（FVC）、第 1 秒用力呼气容积（FEV_1）和 FEV_1%分别平均降低 0.02L（95%CI：0.01～0.04L）、0.08L（95%CI：0.03～0.13L）和 0.15%（95%CI：0.02%～0.35%）；肺活量（VC）平均下降 0.03L（95%CI：0.01～0.09L）。

（2）精细化的慢阻肺患者和健康人群的定群研究：肺功能水平方面，研究重点分析污染物暴露对于健康人群和慢阻肺患者肺部通气能力、肺部残气水平、肺部弥散能力、气道阻力的影响。以污染物暴露对于血红蛋白校正的一氧化碳弥散量（D_LCOc）实测值的影响为例，分析可知：①SO_2、9.31～25.5nm 颗粒物、黑炭（BC）、Cu、Zn、As 的暴露增加可以导致 D_LCOc 升高，9.31～25.5nm 颗粒物、Cu、As 的效应持续在多个时间窗口出现，这些污染物的暴露均会导致肺血屏障通透性增加。②CO、Ag、Au、Hg、有机碳（OC）、积聚模态颗粒（Acc）的暴露可以导致 D_LCOc 在持续多个时间窗口降低，这些污染物的暴露均会导致肺血屏障阻塞程度增加。③BC、Cu、Zn、As 暴露引起的 D_LCOc 的升高在健康人群中更明显，OC、Acc 暴露引起的 D_LCOc 的降低在慢性阻塞性肺疾病（COPD）患者中更明显，SO_2、9.31～25.5nm 颗粒物、CO、Ag、Au、Hg 暴露引起的效应在两个人群中没有差异。④污染物导致 D_LCOc 升高的时间窗口多出现在 2～6 日，降低的时间窗口多出现在 12 日（图 4-4）。

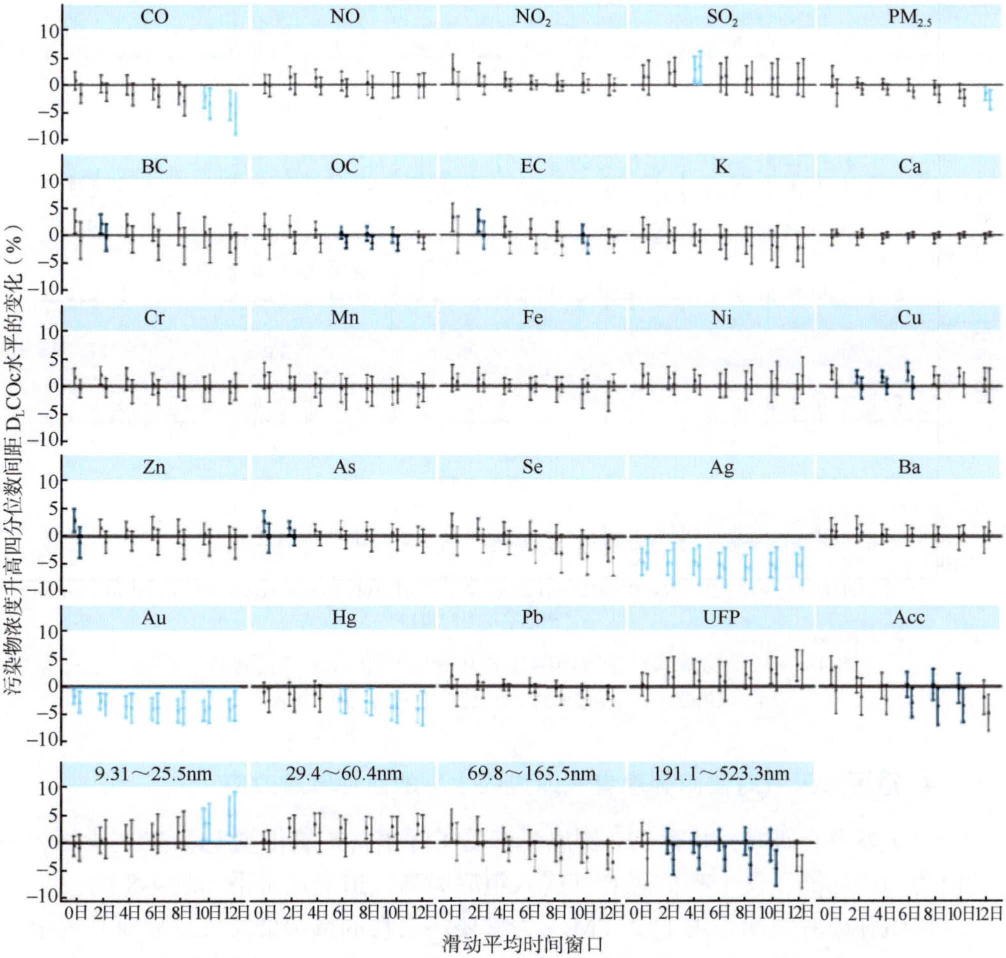

图 4-4　污染物暴露对于慢阻肺患者和健康对照 D_LCOc 实测值的影响

成组数据中，左边为健康对照者，右边为慢阻肺患者。BC，黑炭；OC，有机碳；EC，元素碳；UFP，超细颗粒物；Acc，积聚模态颗粒物以污染物暴露对于 Fres 的实测值的影响为例，分析可知：NO、NO_2、$PM_{2.5}$、BC、EC、OC、K、Cr、Mn、Fe、Zn、As、Se、Hg、Pb、Acc 的暴露与 Fres 实测值升高有关，也就是与小气道狭窄程度的加强有关。除 BC、Zn、Hg 外，其他污染物的效应均持续出现在多个时间窗口。暴露带来 Fres 水平升高主要出现在健康人群，对慢阻肺患者的影响较小。Fres 的改变对于人群的敏感度非常高。效应最强的时间窗口出现在 12 日（图 4-5）。

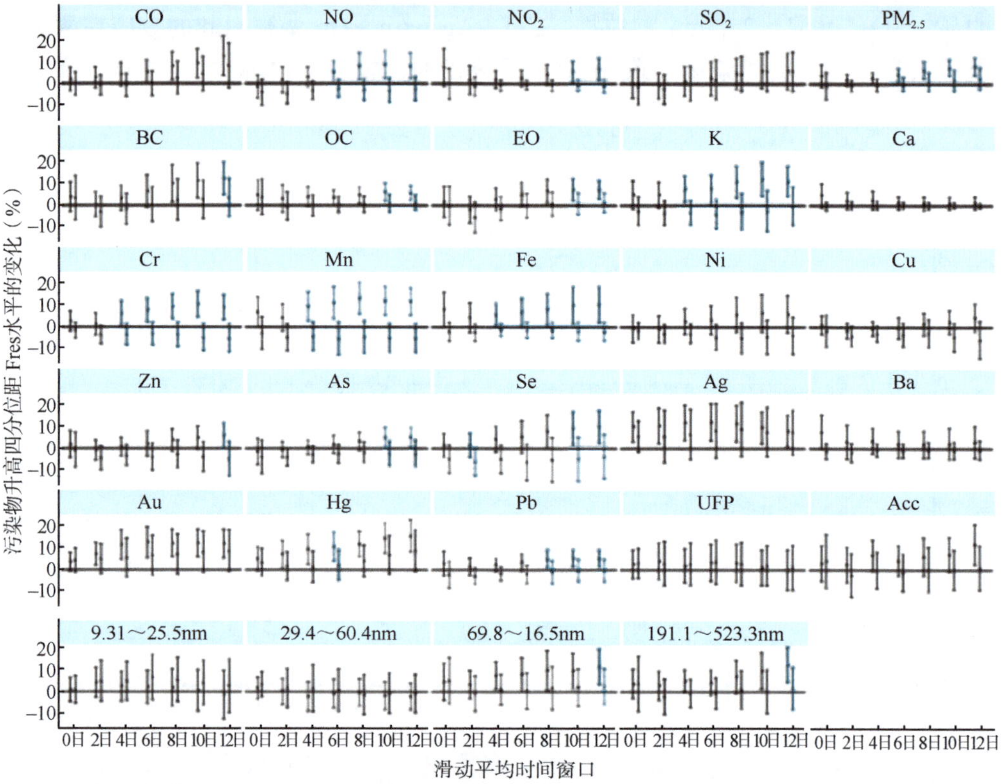

图 4-5　污染物暴露对于慢阻肺患者和健康对照 Fres 的实测值的影响

（成组数据中，左边为健康对照者，右边为慢阻肺患者）

4. 重污染天气对慢阻肺患者气道炎症水平的急性健康效应

（1）多中心研究：共有 220 例患者接受了呼出气一氧化氮（FeNO）检测，平均值为 30.74ppb，仅 15%的患者基线入组时为高气道炎症水平（表 4-8）。

慢阻肺患者短期暴露于以 $PM_{2.5}$ 为首要污染物的重污染天气过程对其气道炎症水平升高有急性效应。结果显示，$PM_{2.5}$ 每增加 10μg/m^3，慢阻肺患者呼出 FeNO 平均升高 0.61ppb（95%CI：0.23～0.99ppb）。

表 4-8　慢阻肺患者基线期气道炎症水平

FeNO 组别	例数（%）
低水平组	99（45.0）
中等水平组	88（40.0）
高水平组	33（15.0）

注：低水平组，FeNO＜25ppb；中等水平组，25ppb≤FeNO＜50ppb；高水平组，FeNO≥50ppb。

（2）精细化的慢阻肺患者和健康人群的定群研究

1）空气污染物与生物标志物的关系：精细化的慢阻肺患者和健康人群的定群研究包括慢阻肺患者和健康对照人群，通过混合线性模型分析污染物暴露对于慢阻肺患者和健康对照人群呼吸系统炎症、血液免疫细胞和细胞因子的影响。不同的炎症因子之间互相影响，细胞因子的上调和下调也具有不同的炎症意义。以污染物暴露对系统性炎症指标 IL-6 水平的影响为例，可以发现气态污染物、$PM_{2.5}$ 及其中的碳质组分在不同的时间窗口与系统性炎症指标 IL-6 具有正相关性（图 4-6）。2h CO、$PM_{2.5}$、Ca、Cr、Mn、Fe、Ni、Cu、Zn、As、Ba 的暴露，IL-6 立即出现了显著升高的趋势。在整个污染物监测期间，Fe 暴露与 IL-6 的效应一直存在，而超细颗粒物和积聚模态颗粒物暴露与 IL-6 的效应不显著。通过将污染物暴露与其他生物标志物相关联，发现大气污染物的暴露与受试者呼吸系统和系统性炎症波动、代谢紊乱、心血管负担升高、通气能力受损、气道阻力升高有关。为了确定产生健康效应的大气污染物是否稳健，使用双污染物模型，即在单污染物模型中加入另一种污染物进行计算，确定产生不同效应的关键暴露组分。经过双污染物模型的计算，确定健康效应比较稳健的污染物为 CO、BC、Ca、Cu、Zn、Ba、超细颗粒物和积聚模态颗粒物。

2）慢阻肺患者对空气污染的易感性：使用混合线性模型的分层模型分析了慢阻肺患者和健康人群对于污染物暴露的不同反应。以 IL-6 指标为例，分层后结果表明，慢阻肺患者和健康对照人群对于不同污染物的暴露在不同的时间窗口具有显著性差异。由图 4-7 可知，7～13 日 CO 的暴露、2h 至 1 日 NO 的暴露、1～9 日 NO_2 的暴露、7～9 日 K、Cr、Mn、Cu 与 Ba 的暴露、5～9 日 Fe 的暴露、9 日 As 的暴露引起的 IL-6 的升高在慢阻肺患者中显著高于健康对照人群，表明慢阻肺患者系统性炎症水平在上述污染物和时间窗口暴露下比健康对照人群更加易感。

以上研究进一步评价了污染物暴露对不同人群肺功能、代谢、炎症指标水平的影响（图 4-8）。结果表明慢阻肺患者中更强的污染物健康效应包括第 1 秒呼气率、第 1 秒呼气率/用力肺活量、呼气峰值流速、吸气峰值流速的下降，血红蛋白校正的肺中一氧化碳弥散量的下降，支气管顺应性的下降，呼出气 NO、IL-6、

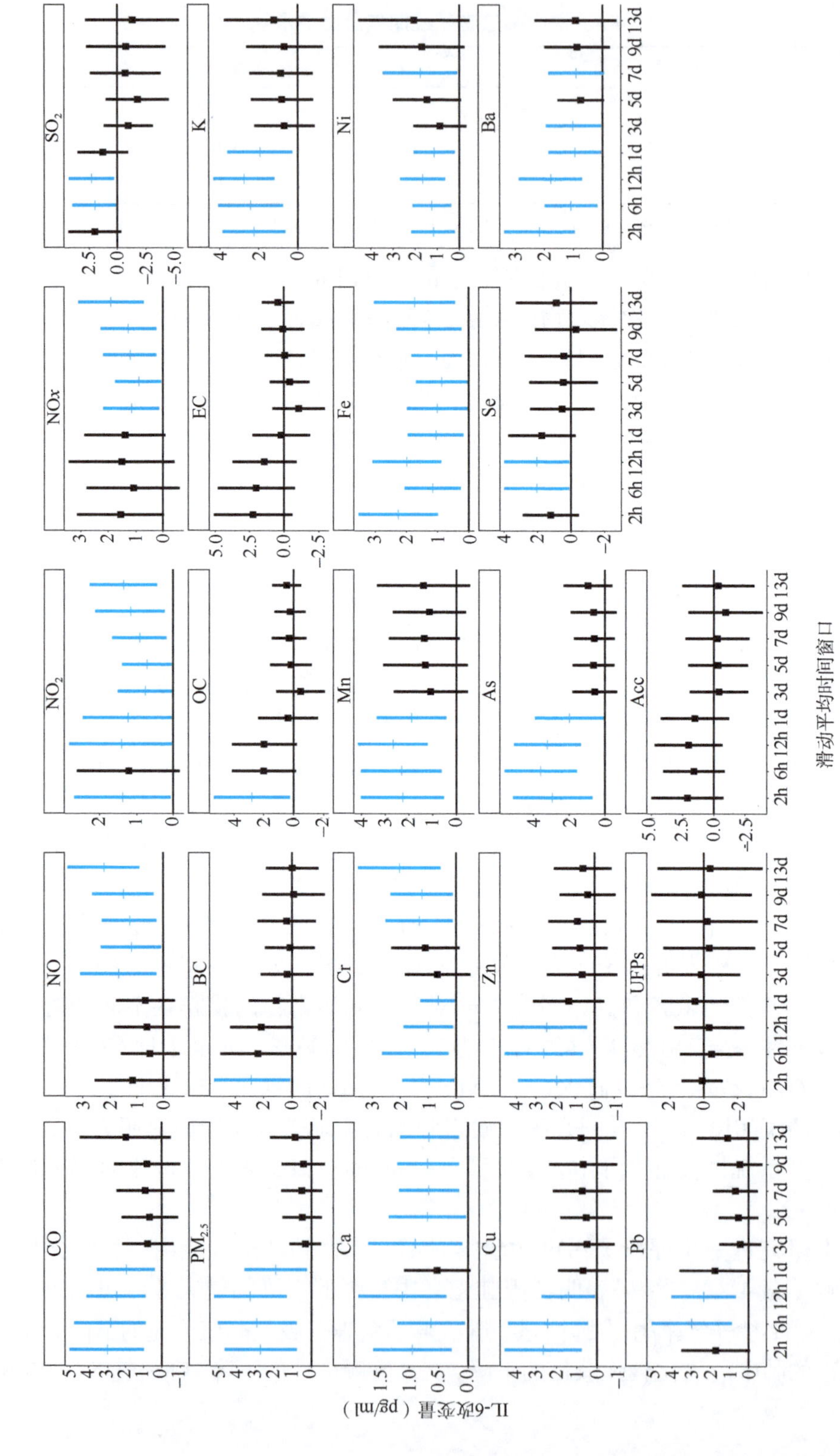

图4-6 污染物暴露对于慢阻肺患者和健康对照人群IL-6的影响

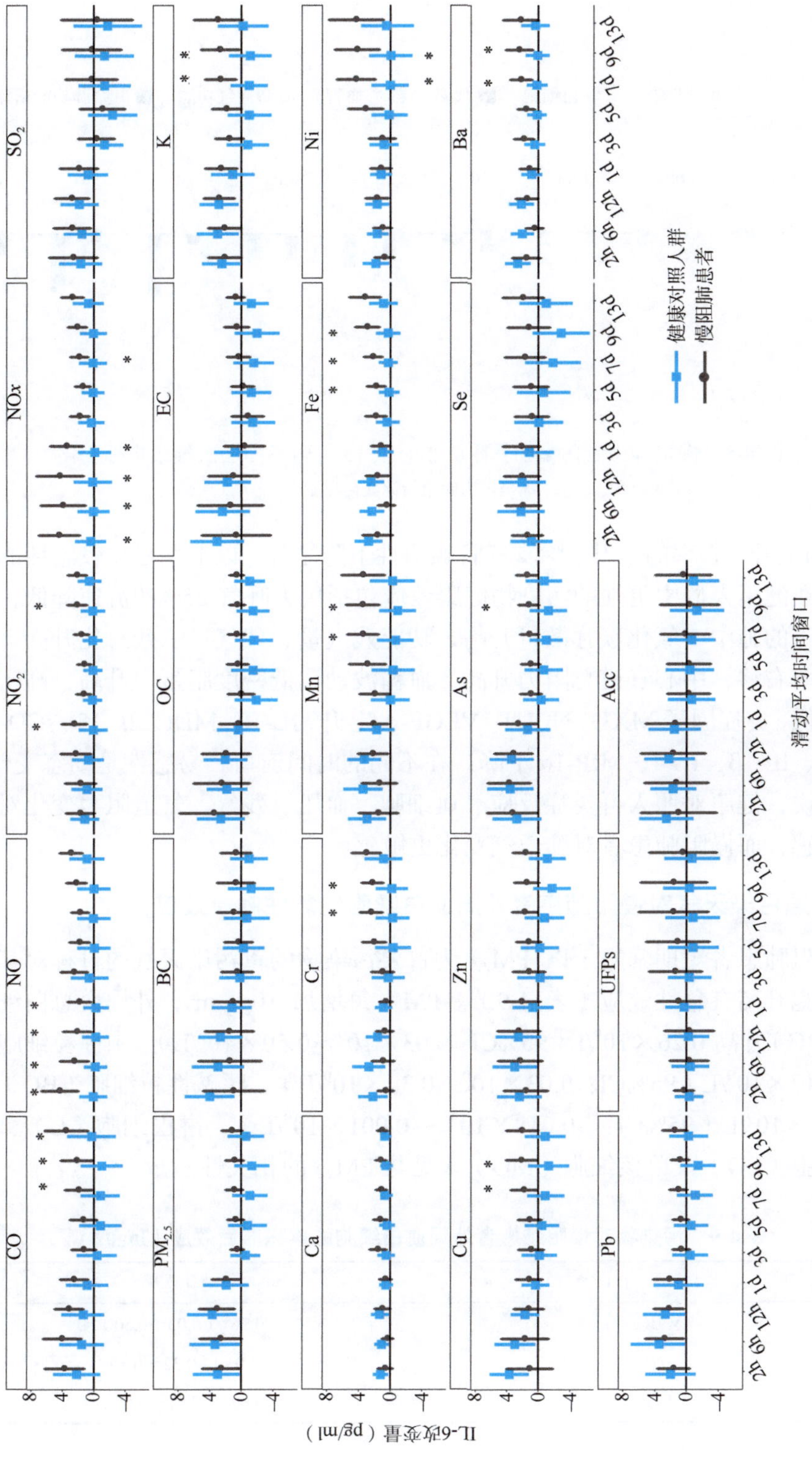

图4-7　分层后污染物暴露对于慢阻肺患者和健康对照人群IL-6的影响

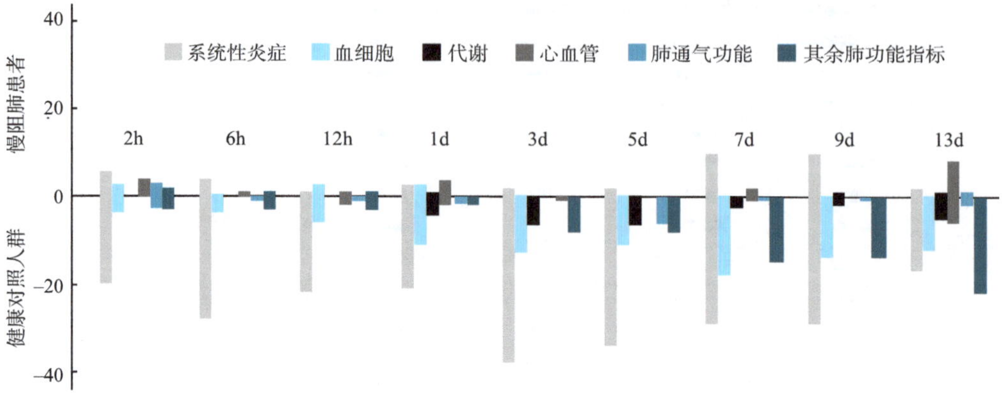

图 4-8 慢阻肺患者污染物暴露 2 小时至 13 天内不同层次健康指标变化

纵坐标为健康指标变化数量

IL-15 的上升，心率的上升。除支气管顺应性下降之外，以上均是比较急性的健康效应。在健康人群中更强的污染物健康效应包括用力呼气 25%的流速降低，血红蛋白校正的肺中一氧化碳弥散量升高，功能残气量、残气量、残总比升高，呼吸响应频率右移，中心气道总阻力升高，血糖波动，低密度脂蛋白升高，高密度脂蛋白降低，炎症因子 MXD、NEUT、VEGF-A 上升，IL-10、MDC、IL-13、sCD-40L、IL-17A、IL-1β、IL-4、MIP-1α 下降。在不同的时间窗口，易感性是动态变化的。总体来说，健康对照人群炎症反应、血细胞、血压、残气、气道阻力变化对污染物更敏感，而慢阻肺患者对肺通气变化更敏感。

5. 重污染天气对慢阻肺患者外周血白细胞的急性健康效应

慢阻肺患者短期暴露于以 $PM_{2.5}$ 为首要污染物的重污染天气的过程对其外周血白细胞升高有急性效应（表 4-9）。$PM_{2.5}$ 每增加 10μg/m^3，外周血总白细胞计数（WBC）升高 0.26×10^9/L（95%CI：0.03×10^9～0.50×10^9/L），中性粒细胞（N）升高 0.17×10^9/L（95%CI：0.03×10^9～0.30×10^9/L），嗜碱性粒细胞（BO）则降低 0.01×10^9/L（95%CI：−0.018×10^9～−0.001×10^9/L），淋巴细胞（L）、嗜酸性粒细胞（EO）及单核细胞（MO）未见与 $PM_{2.5}$ 的相关性。

表 4-9 污染物对慢阻肺患者外周血白细胞的累积滞后效应（lag02）

指标（10^9/L）	变化水平
WBC	0.26*（0.03～0.50）
L	−0.03（−0.32～0.30）
EO	0.02（−0.01～0.05）

续表

指标（10^9/L）	变化水平
N	0.17*（0.03～0.30）
BO	–0.01*（–0.018～–0.001）
MO	0.01（–0.01～0.02）

注：*$P<0.05$，表中数据代表污染物浓度每增加 1 个单位，相应外周血白细胞及分类的计数变化量和 95%CI。WBC. 白细胞计数；L. 淋巴细胞；N. 中性粒细胞；EO. 嗜酸性粒细胞；BO. 嗜碱性粒细胞；MO. 单核细胞。

6. 重污染天气对慢阻肺患者临床症状的急性健康效应

如表 4-10 所示，入组时慢阻肺患者以呼吸系统症状为主，包括气喘（62.53%）、胸闷（41.69%）、气短（67.50%）、咳嗽（45.16%）、咳痰（57.07%），以及口干（48.14%），也存在过敏、神经系统和消化系统等相关症状。

表 4-10　慢阻肺患者基线期临床症状

症状	例数（%）
呼吸系统相关症状	
气喘	252（62.53）
胸闷	168（41.69）
气短	272（67.50）
咳嗽	182（45.16）
咳痰	230（57.07）
过敏相关症状	
鼻部症状	112（27.79）
皮肤症状	81（20.09）
眼部症状	
刺痛或烧灼感	35（8.68）
干涩	110（27.29）
眼睑水肿	27（6.69）
迎风流泪	100（24.81）
发红、发痒	131（32.51）
口腔及咽喉症状	
咽喉痒	161（39.95）
口腔异味感	110（27.29）
口干	194（48.14）
神经系统症状	81（20.09）
消化系统症状	62（15.38）

重污染天气短期暴露可引起慢阻肺患者出现呼吸系统症状的风险升高，以喘息、鼻痒、眼睛发红发痒为主。$PM_{2.5}$每增加10μg/m^3，慢阻肺患者发生咳痰、喘息、鼻痒、鼻塞及过敏性症状的风险分别平均增加32%（95%CI：12%～91%）、38%（95%CI：9%～75%）、9%（95%CI：3%～17%）、7%（95%CI：1%～14%）和7%（95%CI：1%～12%）。

7. 重污染天气对慢阻肺患者心理状况的急性健康效应

通过病人健康问卷抑郁量表（PHQ-9）、广泛性焦虑障碍量表（GAD-7）和匹兹堡睡眠质量指数（PSQI）问卷发现慢阻肺患者基线期存在焦虑和抑郁状态的很少（约10%）（表4-11）。

表4-11　慢阻肺患者基线期心理症状情况

指标	例数（%）
焦虑	
没有	372（92.56）
轻度	23（5.72）
中度	4（0.86）
重度	4（0.86）
抑郁	
没有	343（85.11）
轻度	38（9.43）
中度	14（3.47）
中重度	6（1.49）
重度	2（0.50）

注：焦虑评分标准，0～4分，没有；5～9分，轻度；10～14分，中度；15～21分，重度。抑郁评分标准，0～4分，没有；5～9分，轻度；10～14分，中度；15～19分，中重度；20～27分，重度。

短期暴露于以$PM_{2.5}$为首要污染物的重污染天气过程对慢阻肺患者的睡眠质量降低有急性效应。慢阻肺人群普遍存在抑郁状态，但未发现重污染天气对其焦虑或抑郁状态的变化有统计学意义。

慢阻肺患者在各随访阶段PHQ-9、GAD-7的评分均没有明显差异，但PHQ-9均超过4分，说明慢阻肺患者日常存在抑郁状态。另外，$PM_{2.5}$每增加10μg/m^3，慢阻肺患者睡眠质量评分增加0.21分（95%CI：0.01～0.41分），提示会引起睡眠质量下降。

综上所述，该队列研究通过对京津冀及周边地区 9 个城市所在地区的慢阻肺患者进行重复测量随访，评价了短期 $PM_{2.5}$ 暴露对慢阻肺患者的急性健康效应。研究结果显示，短期暴露于以 $PM_{2.5}$ 为首要污染物的重污染天气对慢阻肺患者的肺功能（VC、FVC、FEV_1、FEV_1% predicted 和 FEV_1/FVC）、气道炎症水平（FeNO）、外周血白细胞（WBC、N 和 BO）、临床症状、睡眠质量均有急性效应。$PM_{2.5}$ 的不同组分对慢阻肺患者呼吸系统和系统性炎症波动、代谢紊乱、心血管负担升高相关。与健康对照人群相比，慢阻肺患者短期暴露于以 $PM_{2.5}$ 为首的空气污染物后系统性炎症、肺功能变化对于污染物更加敏感。

8. 对哮喘患者的急性健康效应

哮喘患者的研究方案及随访安排同慢阻肺患者，共纳入 558 例哮喘患者，其中男性 213 人（38.17%），女性 345 人（61.83%），男女比为 0.62。哮喘患者平均年龄为 49.8 岁，62.5%的患者超重（BMI≥24kg/m^2），51.25%的患者处于肥胖状态（腰臀比≥0.9）。哮喘患者中既往吸烟比例为 23.48%，教育程度在大学及以上的比例为 37.63%，超过 60%的患者住所与最近交通主干道的距离小于 200 米。

9. 重污染天气对哮喘患者肺功能的急性健康效应

哮喘患者短期暴露于重污染天气过程对其肺功能下降有急性效应。如表 4-12 所示，$PM_{2.5}$ 每增加 10μg/m^3，哮喘患者 FEV_1 和 PEF%分别平均降低 0.04L（95%CI：0.01～0.17L）和 0.14%（95%CI：0.08%～0.62%）。

表 4-12　污染物对哮喘患者肺功能的累积滞后效应（lag02）

指标	变化水平
VC（L）	–0.11（–0.29～0.12）
TLC（L）	–0.04（–0.14～0.02）
FVC（L）	–0.01（–0.06～0.05）
FEV_1（L）	–0.04*（–0.17～–0.01）
FEV_1 占预计值百分比（%）	–0.03（–0.15～0.08）
FEV_1/FVC（%）	–0.37（–0.44～0.35）
PEF（%）	–0.14*（–0.62～–0.08）
D_LCO（%）	–0.01（–0.08～0.98）

注：*P＜0.05，表中数据代表污染物浓度每增加 1 个单位，相应肺功能指标的变化量及 95%CI。

10. 重污染天气对哮喘患者气道炎症水平的急性健康效应

哮喘患者短期暴露于以 $PM_{2.5}$ 为首要污染物的重污染天气过程对其气道炎症水平升高有急性效应。$PM_{2.5}$ 每增加 10μg/m^3，FeNO 平均升高 0.04 PPb（95%CI：0.03～0.19 PPb）。

11. 重污染天气对哮喘患者外周血白细胞的急性健康效应

哮喘患者短期暴露于以 $PM_{2.5}$ 为首要污染物的重污染天气过程对其外周血白细胞升高有急性效应（表 4-13）。$PM_{2.5}$ 每增加 10μg/m^3，外周血总白细胞计数（WBC）升高 0.08×10^9/L（95%CI：0.01×10^9～0.15×10^9/L），嗜酸性粒细胞（EO）升高 0.04×10^9/L（95%CI：0.02×10^9～0.09×10^9/L），中性粒细胞（N）、嗜碱性粒细胞（BO）、淋巴细胞（L）及单核细胞（MO）未见与 $PM_{2.5}$ 的相关性。

表 4-13 污染物对哮喘患者外周血白细胞的累积滞后效应（lag02）

指标（10^9/L）	变化水平
WBC	0.08*（0.01～0.15）
L	0.02（–0.04～0.07）
EO	0.04*（0.02～0.09）
N	0.02（–0.01～0.05）
BO	–0.05（–0.01～0.03）
MO	0.01（–0.03～0.06）

注：*P<0.05，表中数据代表污染物浓度每增加 1 个单位，相应外周血白细胞及分类的计数变化量和 95%CI。

12. 重污染天气对哮喘患者临床症状的急性健康效应

重污染天气短期暴露可引起哮喘患者出现呼吸系统症状的风险升高，以鼻痒、眼睛发红发痒等过敏性症状为主。$PM_{2.5}$ 每增加 10μg/m^3，患者发生胸闷和眼睛发红发痒的风险分别平均增加 21%（95%CI：1%～45%）和 30%（95%CI：8%～55%）。

13. 重污染天气对哮喘患者心理状况的急性健康效应

短期暴露于以 $PM_{2.5}$ 为首要污染物的重污染天气过程对哮喘患者的睡眠质量下降有急性效应，同时，以 $PM_{2.5}$、NO_2 为主的污染物对哮喘患者的抑郁状态加重有急性效应，以 CO 为主的污染物对哮喘患者的焦虑状态加重有急性效应。

哮喘患者在各随访阶段 PHQ-9、GAD-7 评分均没有明显差异，但 PHQ-9 均超过 4 分，说明存在抑郁状态。哮喘患者基线期匹兹堡睡眠质量指数（PSQI）总分均高于各随访阶段，$PM_{2.5}$ 每增加 10μg/m³，哮喘患者睡眠质量评分增加 0.29 分（95%CI：0.05～0.52 分）。$PM_{2.5}$ 和 NO_2 每增加 10μg/m³，哮喘患者可能出现抑郁表现的风险分别平均增加 18%（95%CI：3%～35%）和 25%（95%CI：1%～50%），CO 每升高 1mg/m³，哮喘患者可能出现焦虑表现的风险平均增加 18%（95%CI：1%～37%）。

综上所述，该研究通过对京津冀及周边地区 9 个城市所在地区的哮喘患者进行重复测量随访，评价了短期 $PM_{2.5}$ 暴露对哮喘患者的急性健康效应。研究结果显示，短期暴露于以 $PM_{2.5}$ 为首要污染物的重污染天气对慢阻肺患者的肺功能（FEV_1、PEF%）、气道炎症水平（FeNO）、外周血白细胞（WBC、EO）、临床症状均有急性效应。此外，$PM_{2.5}$ 对哮喘患者的睡眠质量下降有急性效应，以 $PM_{2.5}$、NO_2 为主的污染物对哮喘患者的抑郁状态加重有急性效应。

4.3.3　讨　　论

慢阻肺和哮喘是常见的慢性呼吸系统疾病，其发生发展与空气污染密切相关。国内外多个流行病学研究显示，$PM_{2.5}$ 可以导致慢阻肺患者的门诊就诊率、住院率及死亡率上升。但是，$PM_{2.5}$ 对患者的症状及肺功能影响的研究结果不一，其结果的异质性，与地域、暴露评估方法、环境污染物浓度、气象差异均有关。西方国家大气污染暴露水平较低，与我国大气污染来源、浓度和组成有显著差异，种族差异性也限制了我们直接照搬西方国家的研究结果。

2018 年英国著名的牛津街 *vs* 海德公园研究发现 $PM_{2.5}$ 短期暴露与慢阻肺患者咳嗽（OR：1.95，95%CI：0.96～3.95；$P<0.1$）、咳痰（OR：3.15，95%CI：1.39～7.13；$P<0.05$）、呼吸急促（OR：1.86，95%CI：0.97～3.57；$P<0.1$）和喘息（OR：4.00，95%CI：1.52～10.50；$P<0.05$）均有关。本研究发现 $PM_{2.5}$ 短期暴露仅与慢阻肺患者的喘息和咳嗽、哮喘患者的气短和咳嗽有关，而与胸闷、咳痰等症状未发现相关性。

目前针对 $PM_{2.5}$ 与肺功能影响的研究多集中在儿童、青少年等发育期人群及健康人群，国际著名的欧洲大气污染健康影响研究项目（the european study of cohorts for air pollution effects，ESCAPE）对大气污染物长期暴露和肺功能指标在成人和儿童人群中的关联性进行了探讨。而对于有基础肺功能受损的人群如慢阻肺患者及成人哮喘患者的研究较少，并且得出的结论尚不一致。美国的一项研究发现，$PM_{2.5}$ 短期暴露仅与慢阻肺患者 FVC 降低相关，与 FEV_1 不相关。来自罗马的一项定组研究显示 $PM_{2.5}$ 浓度升高与 FVC、FEV_1 的下降均相关；而欧洲的一项研究却发现 $PM_{2.5}$ 暴露与 FVC 或 FEV_1 均无相关性。我们的研究显示 $PM_{2.5}$ 短期暴露与慢阻肺患者的 FVC、VC 和 FEV_1 相关，提示可能对慢阻肺患者的通气功能产生影响；而和哮喘患者的 FEV_1、PEF%有相关，说明 $PM_{2.5}$ 可能对哮喘患者的气道功能产生急性效应。

4.4 小 结

慢阻肺和哮喘是常见的慢性呼吸系统疾病，其发生发展与空气污染密切相关。本章主要分析了重污染天气对慢阻肺和哮喘患者的健康影响。相关研究充分考虑气象、空气污染水平、地理格局、人口密度、经济学特征、医疗卫生现况及科学研究软硬件条件等多方面因素，重点评价重污染天气对该区域的慢性呼吸系统疾病（慢阻肺和哮喘）人群的健康影响，为推进本土化环境流行病学研究和更新环境健康质量标准相关政策提供科学参考。

研究发现，$PM_{2.5}$ 相对较高的春季、冬季是慢阻肺和哮喘患者的住院高峰期。重污染天气可引起慢阻肺患者 FEV_1、PEF%、弥散量的下降，呼出气 FeNO、IL-6、IL-15 的上升；重污染天气可引起哮喘患者 FEV_1 和 PEF%降低。另外，重污染天气还可增加慢阻肺患者发生咳痰、气喘、鼻痒、鼻塞、眼睛发红发痒等过敏性症状的风险。重污染天气短期暴露也可导致哮喘患者出现鼻痒、眼睛发红发痒等过敏性症状。研究发现慢阻肺患者短期暴露于以 $PM_{2.5}$ 为首的空气污染物后，系统性炎症、肺功能变化相对于其他污染物更加敏感。$PM_{2.5}$ 对哮喘患者的睡眠质量下降也有急性效应，并且以 $PM_{2.5}$、NO_2 为主的污染物对哮喘患者的抑郁状态加重有急性效应。

参 考 文 献

吉祝美，2012. 环境空气质量标准新标准解读[J]. 污染防治技术，25（6）：67-69.

Adam M，Schikowski T，Carsin AE，et al，2015. Adult lung function and long-term air pollution exposure. ESCAPE：a multicentre cohort study and meta-analysis[J]. European Respiratory Journal，45（1）：38-50.

de Hartog JJ，Ayres JG，Karakatsani A，et al，2010. Lung function and indicators of exposure to indoor and outdoor particulate matter among asthma and COPD patients[J]. Occupational and Environmental Medicine，67（1）：2-10.

Gao NN，Li CH，Ji JD，et al，2019. Short-term effects of ambient air pollution on chronic obstructive pulmonary disease admissions in Beijing，China（2013-2017）[J]. International Journal of Chronic Obstructive Pulmonary Disease，14：297-309.

Gauderman WJ，Urman R，Avol E，et al，2015. Association of improved air quality with lung development in children[J]. New England Journal of Medicine，372（10）：905-913.

Gauderman WJ，Vora H，McConnell R，et al，2007. Effect of exposure to traffic on lung development from 10 to 18 years of age：a cohort study[J]. The Lancet，369（9561）：571-577.

Gehring U, Gruzieva O, Agius RM, et al, 2013. Air pollution exposure and lung function in children：the ESCAPE project[J]. Environmental Health Perspectives，121（11/12）：1357-1364.

Hart JE，Grady ST，Laden F，et al，2018. Effects of indoor and ambient black carbon and $PM_{2.5}$ on pulmonary function among individuals with COPD[J]. Environmental Health Perspectives，126（12）：127008.

Lagorio S，Forastiere F，Pistelli R，et al，2006. Air pollution and lung function among susceptible adult subjects：a panel study[J]. Environmental Health，5（1）：11.

Lim CC，Hayes RB，Ahn J，et al，2019. Long-term exposure to ozone and cause-specific mortality risk in the United States[J]. American Journal of Respiratory and Critical Care Medicine，200（8）：1022-1031.

Lin YL，Zou JL，Yang W，et al，2018. A review of recent advances in research on $PM_{2.5}$ in China[J]. International Journal of Environmental Research and Public Health，15（3）：438.

Sinharay R，Gong JC，Barratt B，et al，2018. Respiratory and cardiovascular responses to walking down a traffic-polluted road compared with walking in a traffic-free area in participants aged 60 years and older with chronic lung or heart disease and age-matched healthy controls：a randomised，crossover study[J]. The Lancet，391（10118）：339-349.

Urman R，McConnell R，Islam T，et al，2014. Associations of children’s lung function with ambient air pollution：joint effects of regional and near-roadway pollutants[J]. Thorax，69（6）：540-547.

Xu MM，Sbihi H，Pan XC，et al，2020. Modifiers of the effect of short-term variation in $PM_{2.5}$ on mortality in Beijing，China[J]. Environmental Research，183：109066.

第五章　重污染天气对心血管疾病患者和高危人群的健康影响

5.1　引　　言

全球疾病负担研究（GBD）显示，2017 年空气污染导致的全球超额死亡人数高达 490 万人。其中，460 万人死于颗粒物污染，空气污染导致的疾病负担在中低收入国家尤为严重。2015 年，全球 99%的室内空气污染导致的死亡和 89%的室外空气污染导致的死亡发生在中低收入国家。空气污染既是全球性的严重公共卫生问题，也是对我国民众健康的严峻挑战。目前颗粒物污染是我国居民死亡的第四位危险因素，仅次于收缩压升高、吸烟和高盐饮食，每年导致 113 万人死亡，其中近 1/2 为心血管疾病死亡。其危害已超过高血糖、低密度脂蛋白胆固醇升高和体重指数升高。

近几年来，我国城市的颗粒物污染问题日益凸显。深入研究大气污染，尤其是重污染天气对心血管疾病患者和高危人群的健康影响对改善我国民众健康至关重要。

为此，利用国家心血管病中心全国代表性的“心肌梗死注册登记研究”的心肌梗死患者队列和“心力衰竭注册登记研究”的心力衰竭患者队列，以及具有心血管疾病高危风险的人群队列，定量分析了 $PM_{2.5}$ 急性暴露对心肌梗死发病、心力衰竭发病，以及对心血管疾病高危人群心血管死亡、全因死亡的影响，包括：①采用病例交叉方法分析 $PM_{2.5}$ 每增加 10μg/m^3 对心肌梗死、心力衰竭发病和心血管疾病高危人群死亡风险的影响。②分析与清洁天气（$PM_{2.5}$ 暴露浓度≤75μg/m^3）相比，轻污染天气（$PM_{2.5}$ 暴露浓度 76～150μg/m^3）和重污染天气（$PM_{2.5}$ 暴露浓度＞150μg/m^3）分别对心肌梗死和心力衰竭发病风险的影响。此外，利用具有心血管疾病高危风险的人群队列，采用巢式病例对照方法分析重污染天气下发生心血管疾病相关的血清标志物和遗传位点，探索对重污染天气的个体敏感性。

研究发现 $PM_{2.5}$ 可增加心肌梗死、心力衰竭的发病风险，以及心血管疾病高危人群中全因死亡的发生风险（$PM_{2.5}$ 每增加 10μg/m^3，1 周内最高可使心肌梗死和心力衰竭发病风险分别增加 1.9%和 2.2%，心血管疾病高危人群全因死亡风险增加 2.7%）；不同个体对重污染天气导致的心血管危害存在差异，与血糖、炎症水平、肾功能及遗传特征相关。研究成果为评价大气污染导致的心血管疾病损害提供了科学依据，为个体采取防护措施，以及精准防控大气污染的健康损害提供了有力指导，也为后续开展更深入的研究奠定了坚实基础。

5.2 大气污染对心血管疾病患者发病风险的急性影响

5.2.1 研究方法

1. 研究对象

基于既往国家心血管病中心大规模多中心临床研究平台，采用整群随机抽样获得具有全国代表性的协作医院，收集 2015 年 1 月 1 日至 12 月 31 日期间住院接受治疗且出院诊断为心肌梗死和心力衰竭（年龄≥18 岁）患者的住院病历信息，包括年龄、住院日期、出院诊断等信息，并由临床医生对出院诊断进行核证，确保数据的准确性。

2. 主要大气污染物和气象数据

大气污染物数据来源于空气质量在线检测分析平台（https：//www.aqistudy.cn/）。大气污染物主要为 $PM_{2.5}$，数据采用“监测站点每日 24h 平均浓度值”。

3. 统计分析

（1）研究对象暴露估计：对于心肌梗死和心力衰竭患者，根据发病日期匹配当日污染物数据。采用距离医院最近的污染物监测站点的数据，限定污染物监测站点距离医院不超过 10km，所有医院距离最近污染物监测站点的中位距离是 1.7km。

（2）大气污染物对心血管疾病发病的急性效应：研究采用单向 1∶2 匹配的病例交叉设计评价大气污染物短期暴露对心肌梗死、心力衰竭发生风险的影响。

对照的选取采取时间分层的方式。在心血管事件发生的时间点前，以间隔 7 日、14 日作为对照发生的时间点，即病例和对照发生的时间点处于“同一个星期几”，以此来避免污染物分布的“星期几效应”。同时，同一组病例和对照的“累积时间”保持一致（同为 0、1、3、5、7 日）。例如，当病例的累积时间为 3 时，2 个对照的累积时间同为 3。

研究将累积时间内的污染物平均浓度作为患者和对照的暴露水平。例如，患者于 2015 年 8 月 31 日因心肌梗死入院，若研究污染物 3 日的急性效应，则该患者病例组的暴露浓度为 8 月 28 日至 31 日污染物日均浓度的算术平均数；第一组对照的暴露浓度为8月21日至24日污染物日均浓度的算术平均数；第二组对照暴露水平为8月14日至17日污染物日均浓度的算术平均数。计算污染物浓度每升高10μg/m^{3}对于心血管事件发病风险的影响。

分析模型为：

$$\text{Logit}（P_t）=\beta_1\text{PM}_t+\beta_2\text{Holiday}+\alpha$$

模型说明：P_t为发生污染后第t日污染物急性效应导致的心脑血管事件发生风险；β_1、β_2为回归系数；PM_t为发病前t日至发病当日的污染物平均浓度；Holiday为是否为节假日，α为截距项。

（3）大气污染物对心血管疾病发病的滞后效应：对大气污染物导致心血管疾病发病的滞后效应进行分析，例如，当病例的滞后期为3日时，该研究对象的暴露水平即发病前第3日的当日污染物日均浓度。模型中的PM_t代表发病前第t日当日的浓度。仍以患者于2015年8月31日因心肌梗死住院为例，若研究污染物滞后期3日的滞后效应，则该患者病例组的暴露浓度为8月28日当日的污染物日均浓度；第一组对照的暴露浓度为8月21日当日的污染物日均浓度；第二组对照的暴露浓度为8月14日当天的污染物日均浓度。计算污染物浓度每升高10μg/m^{3}对于心血管疾病发病的作用。

（4）重污染天气对心血管疾病发病的作用：研究中大气污染物暴露水平按我国环境保护部颁布的《环境空气质量指数（AQI）技术规定（试行）》（HJ 633—2012）进行划分。研究将AQI≤100（以$PM_{2.5}$为例，其24h平均浓度≤35μg/m^3）定义为“清洁天气”；将100＜AQI≤200（以$PM_{2.5}$为例，其24h平均浓度为76～150μg/m^3）定义为“轻污染天气”；将AQI＞200（以$PM_{2.5}$为例，其24h平均浓度为＞150μg/m^3）定义为“重污染天气”。

研究采用发病前时间窗（发病当日或发病前1、3、5、7日）内的最高污染水平作为暴露，并对暴露进行分级，从而评价重污染天气对心肌梗死、心力衰竭发病风险的影响。

如果在发病当日或发病前1、3、5、7日内，至少出现了1次重污染天气，则定义为“重污染天气时发生心血管事件”；如果仅出现了轻污染天气，则定义为“轻污染天气时发生心血管事件”；若未发生任何污染情况，则被定义为“清洁天气时发生心血管事件”。采用logistic回归分析，分别计算与清洁天气相比，重污染天气和轻污染天气时心血管疾病发病的风险比。

5.2.2 主要结果

1. 大气污染物对心肌梗死发病风险的影响

依托全国代表性“心肌梗死注册登记研究”开展$PM_{2.5}$急性暴露对心肌梗死

发病风险的影响研究，纳入2015年1月1日至12月31日期间，全国范围内心肌梗死住院患者40 603人（来自136个城市174家协作医院）。在与主要大气污染物进行匹配后，最终纳入分析的样本量为12 564例（来自49个城市55家协作医院），其中“2+26”城市2326例（来自7个城市8家协作医院）。研究人群平均年龄为（64.8±12.7）岁。

（1）$PM_{2.5}$对心肌梗死发病风险的急性效应：$PM_{2.5}$急性暴露可增加心肌梗死发病风险，每增加10μg/m^3，暴露当日心肌梗死发病风险增加0.8%（95% CI：0.4%～1.2%），随着暴露时间延长，风险增加幅度加大。$PM_{2.5}$累积7日的平均暴露量每增加10μg/m^3，最高可使心肌梗死发病风险增加1.9%（95%CI：1.2%～2.6%）（图5-1）。

（2）$PM_{2.5}$对心肌梗死发病风险的滞后效应：$PM_{2.5}$急性暴露对心肌梗死发病风险存在滞后效应，即一次急性暴露后，增加发病风险的影响可持续数日。$PM_{2.5}$的滞后效应可达7日。$PM_{2.5}$一次急性暴露后心肌梗死发病风险增加0.8%（95%CI：0.4%～1.2%），暴露后3日内随时间推移而作用衰减，暴露后5～7日增加发病风险的作用再次加强至0.8%（95%CI：0.4%～1.2%）。这种“收获效应”提示$PM_{2.5}$暴露3日内最脆弱的对象先发病，相对强壮的对象延迟至暴露后5～7日内发病（图5-2）。

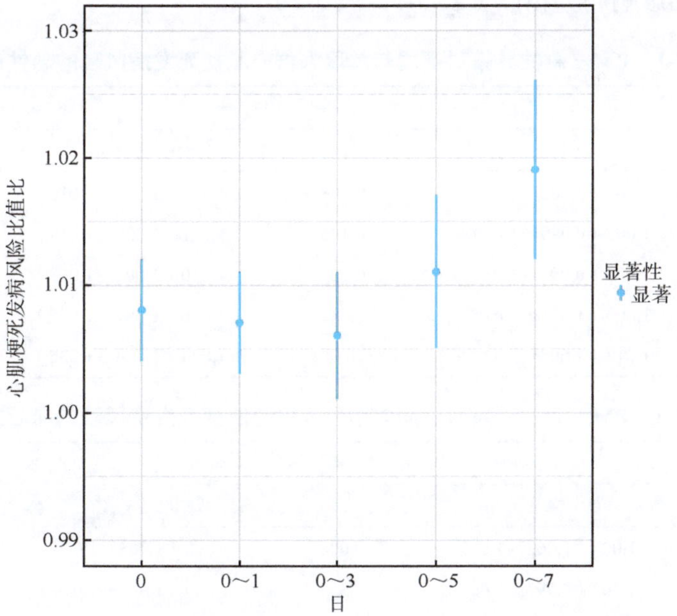

图5-1　$PM_{2.5}$急性暴露对心肌梗死发病风险的急性效应

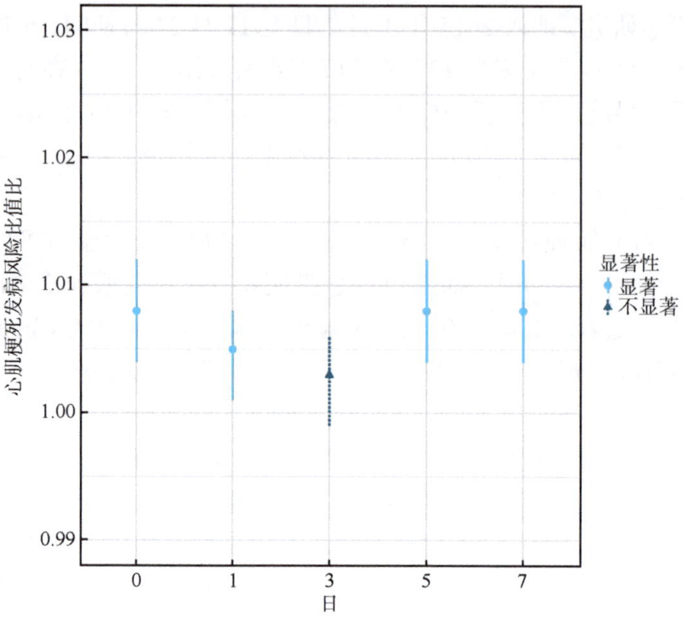

图 5-2　$PM_{2.5}$ 急性暴露对心肌梗死发病风险的滞后效应

（3）年龄亚组分析结果：在≤65 岁年龄组和>65 岁年龄组，$PM_{2.5}$ 对心肌梗死发病风险的影响趋势相似（表 5-1，表 5-2）。

表 5-1　$PM_{2.5}$ 急性暴露对不同年龄段人群心肌梗死发病风险的急性效应

时间窗（日）	≤65 岁		>65 岁	
	OR（95%CI）	*P*	OR（95%CI）	*P*
0	1.007（1.002～1.012）	0.008	1.010（1.005～1.016）	<0.001
0～1	1.005（0.999～1.010）	0.105	1.011（1.005～1.018）	<0.001
0～3	1.004（0.997～1.011）	0.229	1.010（1.002～1.018）	0.010
0～5	1.009（1.001～1.016）	0.032	1.016（1.007～1.025）	0.001
0～7	1.017（1.008～1.027）	<0.001	1.024（1.014～1.035）	<0.001

表 5-2　$PM_{2.5}$ 急性暴露对不同年龄段人群心肌梗死发病风险的滞后效应

时间窗（日）	≤65 岁		>65 岁	
	OR（95%CI）	*P*	OR（95%CI）	*P*
0	1.007（1.002～1.012）	0.008	1.010（1.005～1.016）	<0.001
1	1.002（0.997～1.007）	0.353	1.009（1.003～1.014）	0.003
3	1.003（0.998～1.008）	0.216	1.003（0.997～1.008）	0.396
5	1.008（1.003～1.014）	0.002	1.008（1.002～1.014）	0.011
7	1.009（1.004～1.014）	0.001	1.007（1.001～1.013）	0.020

（4）“2+26”城市分析结果：与全国相比，“2+26”城市 $PM_{2.5}$ 对心肌梗死发病的作用趋势一致（表 5-3，表 5-4）。

表 5-3 全国和“2+26”城市 $PM_{2.5}$ 急性暴露对心肌梗死发病风险的急性效应

时间窗（日）	全国		“2+26”城市	
	OR（95%CI）	P	OR（95%CI）	P
0	1.008（1.004～1.012）	<0.001	1.007（1.000～1.014）	0.067
0～1	1.007（1.003～1.011）	0.001	1.006（0.998～1.014）	0.124
0～3	1.006（1.001～1.011）	0.023	1.009（0.999～1.018）	0.073
0～5	1.011（1.005～1.017）	<0.001	1.023（1.011～1.035）	<0.001
0～7	1.019（1.012～1.026）	<0.001	1.039（1.024～1.055）	<0.001

表 5-4 全国和“2+26”城市 $PM_{2.5}$ 急性暴露对心肌梗死发病风险的滞后效应

时间窗（日）	全国		“2+26”城市	
	OR（95%CI）	P	OR（95%CI）	P
0	1.008（1.004～1.012）	<0.001	1.007（1.000～1.014）	0.067
1	1.005（1.001～1.008）	0.016	1.006（0.999～1.013）	0.104
3	1.003（0.999～1.006）	0.196	1.007（0.999～1.014）	0.087
5	1.008（1.004～1.012）	<0.001	1.020（1.012～1.027）	<0.001
7	1.008（1.004～1.012）	<0.001	1.011（1.003～1.018）	0.004

（5）重污染天气对心肌梗死发病风险的影响：与清洁天气相比，发病前 7 日任何 1 日发生 $PM_{2.5}$＞150μg/m^3 的重污染天气，可使心肌梗死发病风险增加 5.0%～13.2%。在“2+26”城市，重污染天气对急性心肌梗死的急性效应与全国趋势一致，但无统计学意义（表 5-5）。

表 5-5 $PM_{2.5}$ 重污染急性暴露对心肌梗死发病风险的影响

时间窗（日）	污染水平	全国		“2+26”城市	
		OR（95%CI）	P	OR（95%CI）	P
0	重污染	1.132（1.048～1.222）	0.002	1.092（0.953～1.252）	0.206
	轻污染	1.034（0.987～1.084）	0.159	1.004（0.921～1.093）	0.934
0～1	重污染	1.101（1.029～1.178）	0.005	1.052（0.931～1.189）	0.413
	轻污染	0.997（0.954～1.043）	0.911	0.993（0.910～1.083）	0.871
0～3	重污染	1.050（0.983～1.121）	0.147	1.021（0.892～1.169）	0.762
	轻污染	0.982（0.938～1.028）	0.426	0.964（0.867～1.073）	0.507

续表

时间窗（日）	污染水平	全国		"2+26"城市	
		OR（95%CI）	P	OR（95%CI）	P
0～5	重污染	1.084（1.014～1.159）	0.018	1.096（0.940～1.277）	0.242
	轻污染	0.977（0.931～1.026）	0.353	0.977（0.858～1.112）	0.726
0～7	重污染	1.104（1.028～1.186）	0.007	1.052（0.879～1.259）	0.577
	轻污染	0.975（0.925～1.027）	0.333	0.925（0.792～1.079）	0.322

注：OR 值是与清洁天气（$PM_{2.5}$ 暴露浓度≤75μg/m³）下发生心肌梗死的风险的比值比。

2. 大气污染物对心力衰竭发病风险的影响

依托全国代表性“心力衰竭注册登记研究”开展 $PM_{2.5}$ 急性暴露对心力衰竭发病风险的影响研究。纳入 2015 年 1 月 1 日至 2015 年 12 月 31 日期间，全国范围内心力衰竭入院患者 176 925 人（来自 144 个城市 188 家协作医院）。在与主要大气污染物进行匹配后，最终纳入分析的样本量为 42 175 例（来自全国 50 个城市 57 家协作医院），其中“2+26”城市 6626 例（来自 8 个城市 9 家协作医院）。研究人群平均年龄为（69.5±12.6）岁。

（1）$PM_{2.5}$ 对心力衰竭发病风险的急性效应：$PM_{2.5}$ 急性暴露均可增加心力衰竭的发病风险，$PM_{2.5}$ 每增加 10μg/m³，暴露当日心力衰竭发病风险增加 0.8%（95%CI：0.6%～1.0%）。随着暴露时间延长，风险增加幅度加大，$PM_{2.5}$ 累积 7 日的平均暴露量每增加 10μg/m³，最高可使心力衰竭发病风险增加 2.2%（95%CI：1.9%～2.6%）（图 5-3）。

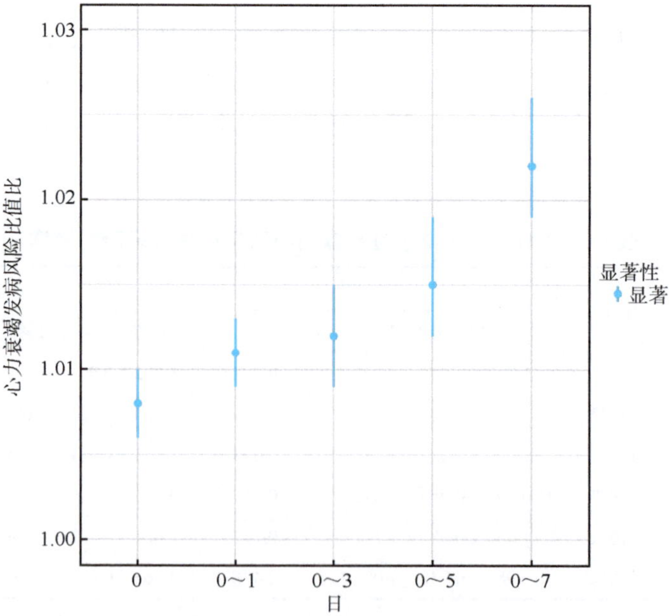

图 5-3　$PM_{2.5}$ 急性暴露对心力衰竭发病风险的急性效应

（2）$PM_{2.5}$ 对心力衰竭发病风险的滞后效应：$PM_{2.5}$ 急性暴露增加心力衰竭发病风险存在滞后效应，即一次急性暴露后，增加发病风险的作用会持续数日。$PM_{2.5}$ 的滞后效应达 7 日。$PM_{2.5}$ 一次急性暴露后，心力衰竭发病风险增加 0.8%（95%CI：0.6%～1.0%），暴露后 3 日内随时间推移而衰减，暴露后 5～7 日增加发病风险的作用再次加强至 0.8%（95%CI：0.6%～1.0%）。这种“收获效应”提示 $PM_{2.5}$ 暴露 3 日内最脆弱的对象先发病，相对强壮的对象延迟至暴露后 5～7 日发病 （图 5-4）。

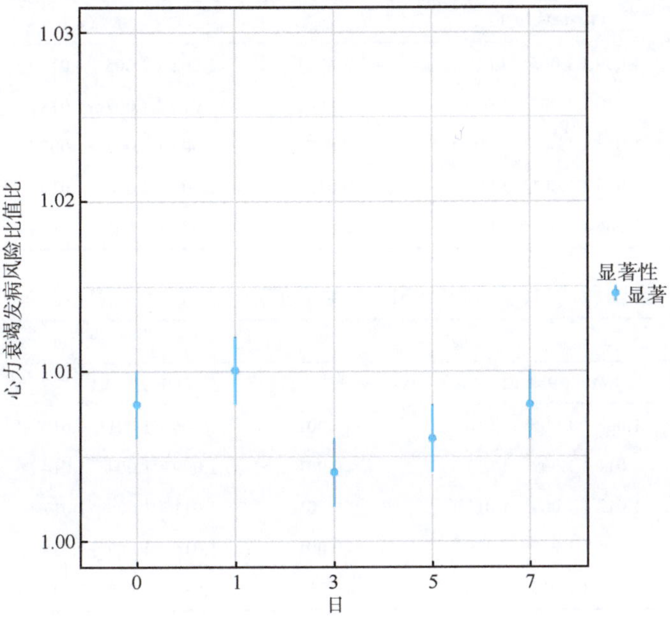

图 5-4 $PM_{2.5}$ 急性暴露对心力衰竭发病风险的滞后效应

（3）年龄亚组分析结果：对于≤65 岁年龄组和＞65 岁年龄组人群，$PM_{2.5}$ 对心力衰竭发病风险的影响趋势相似（表 5-6，表 5-7）。

（4）“2+26”城市分析结果：与全国相比，“2+26”城市 $PM_{2.5}$ 对心力衰竭发病的作用趋势一致（表 5-8，表 5-9）。

表 5-6 $PM_{2.5}$ 急性暴露对不同年龄段人群心力衰竭发病风险的急性效应

时间窗（日）	≤65 岁		＞65 岁	
	OR（95%CI）	*P*	OR（95%CI）	*P*
0	1.008（1.005～1.011）	＜0.001	1.009（1.005～1.012）	＜0.001
0～1	1.011（1.008～1.014）	＜0.001	1.012（1.008～1.016）	＜0.001
0～3	1.012（1.009～1.016）	＜0.001	1.013（1.008～1.018）	＜0.001

续表

时间窗（日）	≤65 岁		>65 岁	
	OR（95%CI）	*P*	OR（95%CI）	*P*
0～5	1.016（1.012～1.020）	<0.001	1.016（1.011～1.021）	<0.001
0～7	1.023（1.018～1.028）	<0.001	1.022（1.016～1.029）	<0.001

表 5-7　$PM_{2.5}$ 急性暴露对不同年龄段人群心力衰竭发病风险的滞后效应

时间窗（日）	≤65 岁		>65 岁	
	OR（95%CI）	*P*	OR（95%CI）	*P*
0	1.009（1.005～1.012）	<0.001	1.008（1.005～1.011）	<0.001
1	1.010（1.007～1.014）	<0.001	1.010（1.007～1.013）	<0.001
3	1.004（1.000～1.007）	0.037	1.004（1.002～1.007）	0.001
5	1.005（1.001～1.008）	0.013	1.007（1.004～1.010）	<0.001
7	1.006（1.003～1.010）	0.001	1.009（1.006～1.012）	<0.001

表 5-8　全国和“2+26”城市 $PM_{2.5}$ 急性暴露对心力衰竭发病风险的急性效应

时间窗（日）	全国		“2+26”城市	
	OR（95%CI）	*P*	OR（95%CI）	*P*
0	1.008（1.006～1.010）	<0.001	1.006（1.001～1.010）	0.011
0～1	1.011（1.009～1.013）	<0.001	1.009（1.004～1.014）	<0.001
0～3	1.012（1.009～1.015）	<0.001	1.011（1.006～1.017）	<0.001
0～5	1.015（1.012～1.019）	<0.001	1.016（1.009～1.023）	<0.001
0～7	1.022（1.019～1.026）	<0.001	1.033（1.023～1.042）	<0.001

表 5-9　全国和“2+26”城市 $PM_{2.5}$ 急性暴露对心力衰竭发病风险的滞后效应

时间窗（日）	全国		“2+26”城市	
	OR（95%CI）	*P*	OR（95%CI）	*P*
0	1.008（1.006～1.010）	<0.001	1.006（1.001～1.010）	0.011
1	1.010（1.008～1.012）	<0.001	1.011（1.006～1.015）	<0.001
3	1.004（1.002～1.006）	<0.001	1.004（0.999～1.009）	0.083
5	1.006（1.004～1.008）	<0.001	1.010（1.006～1.015）	<0.001
7	1.008（1.006～1.010）	<0.001	1.015（1.010～1.020）	<0.001

（5）重污染天气对心力衰竭发病风险的影响：与清洁天气相比，发病前 7 日任何一日发生 $PM_{2.5}$>150μg/m^3 的重污染天气，心力衰竭发病风险增加 12.8%～21.6%。在“2+26”城市内，重污染天气对急性心力衰竭的急性效应与全国趋势一致（表 5-10）。

表 5-10 $PM_{2.5}$重污染急性暴露对心力衰竭发病风险的影响

时间窗（日）	污染水平	全国		“2+26”城市	
		OR（95%CI）	*P*	OR（95%CI）	*P*
0	重污染	1.145（1.096～1.198）	<0.001	1.038（0.951～1.133）	0.406
	轻污染	1.058（1.031～1.085）	<0.001	1.035（0.982～1.09）	0.204
0～1	重污染	1.176（1.132～1.222）	<0.001	1.101（1.020～1.188）	0.014
	轻污染	1.017（0.993～1.042）	0.159	1.020（0.970～1.074）	0.439
0～3	重污染	1.128（1.089～1.168）	<0.001	1.039（0.962～1.123）	0.329
	轻污染	0.989（0.966～1.012）	0.355	1.013（0.957～1.073）	0.650
0～5	重污染	1.139（1.098～1.181）	<0.001	1.038（0.952～1.131）	0.396
	轻污染	1.001（0.977～1.025）	0.948	1.031（0.964～1.103）	0.376
0～7	重污染	1.216（1.170～1.263）	<0.001	1.100（0.999～1.211）	0.053
	轻污染	1.005（0.979～1.031）	0.713	1.066（0.987～1.151）	0.102

注：OR 值是重污染或轻污染天气下发生心力衰竭的风险与清洁天气（$PM_{2.5}$暴露浓度≤75μg/m³）下发生心力衰竭的风险的比值比。

5.2.3 讨 论

1. 大气污染物对心肌梗死发病风险的影响

本研究依托全国代表性“心肌梗死注册登记研究”，旨在评价 $PM_{2.5}$ 急性暴露对心肌梗死发病风险的影响。

研究发现，$PM_{2.5}$ 急性暴露可增加心肌梗死发病风险。$PM_{2.5}$ 每增加 10μg/m³，暴露当日心肌梗死发病风险增加 0.8%，1 周内最高可使心肌梗死发病风险增加 1.9%，且存在滞后效应，长达 7 日。对于≤65 岁年龄组人群与＞65 岁年龄组人群，$PM_{2.5}$ 对心肌梗死发病风险的影响趋势相似。与全国相比，“2+26”城市中各种大气污染物对心肌梗死发病的作用趋势一致。与清洁天气相比，在发病前 7 日中任何 1 日发生 $PM_{2.5}$ 重污染天气，心肌梗死发病风险增加 5.0%～13.2 %。

$PM_{2.5}$ 短期暴露对心肌梗死发病的作用已被诸多研究证实。一项来自美国的纳入 121 652 名年龄≥65 岁心肌梗死患者的研究显示，在 lag0～lag2 时，$PM_{2.5}$ 每升高 10μg/m³，心肌梗死发病风险增加 2.3%。Yu 等在我国江苏常州开展的研究显示，在 lag0～lag1 时，$PM_{2.5}$ 每升高 10μg/m³，心肌梗死发病风险增加 1.6%。滞后效应方面，Wu 等在我国北京开展的研究显示，lag0～lag3 时，$PM_{2.5}$ 每升高 10μg/m³，心肌梗死发病风险分别增加 0.46%、0.39%、0.44%和 0.32%。既往研究并未发现颗粒物短期暴露增加心肌梗死发病风险的幅度在不同年龄组人群中存在显著差异，本研究的发现与上述研究类似。此外，本研究中重污染天气增加心肌梗死发病风险的结论与一项在东京开展的心肌梗死死亡风险的研究结论基本一致，与大气中颗粒物浓度小于 99μg/m³ 相比，当颗粒物浓度上升至 200～249μg/m³、250～299μg/m³ 和≥300μg/m³ 时，心肌梗死死亡风险分别增加 18%、24%和 40%。

本研究中 $PM_{2.5}$ 短期暴露对急性心肌梗死发病风险的影响与上述研究基本一致，但效应值相对较小，可能的原因包括：①本研究所涉及的人群相对年轻，因此受大气污染的影响可能弱于既往研究。②本研究中平均污染水平低于既往研究，因此 $PM_{2.5}$ 短期暴露的效应值可能较小。③中国人群冠心病危险因素控制情况普遍差于西方人群，对发病风险影响更大。因此，当归因于其他冠心病危险因素的风险更大时，归因于污染物的风险便相对较小。

本研究量化了 $PM_{2.5}$ 短期暴露对心肌梗死发病风险的作用，以及我国现有污染水平下，重污染天气对增加心肌梗死发病风险的作用。研究结果可为大气污染的短期暴露防护提供依据，还可为医疗机构应对相应疾病负担而进行医疗资源储备提供参考，并为政府决策的制订提供依据。

2. 大气污染物对心力衰竭发病风险的影响

研究依托具有全国代表性的“心力衰竭注册登记研究”的心力衰竭患者队列开展，旨在评价 $PM_{2.5}$ 短期暴露对心力衰竭发病风险的影响。

研究发现，$PM_{2.5}$ 急性暴露可增加心力衰竭发病风险。$PM_{2.5}$ 每增加 10μg/m³，暴露当日心力衰竭发病风险增加 0.8%，1 周内最高可使心力衰竭发病风险增加 2.2%，且滞后效应长达 7 日。对于≤65 岁年龄组人群与>65 岁年龄组人群，大气污染物对心力衰竭发病风险的影响趋势相似。与全国相比，“2+26”城市中大气污染物对心力衰竭发病的作用趋势一致。与清洁天气相比，在发病前 7 日中任何 1 日发生 $PM_{2.5}$ 重污染天气，可使心力衰竭发病风险增加 12.8%～21.6%。

$PM_{2.5}$ 短期暴露对心力衰竭发病的作用已被诸多研究证实，本研究发现与既往研究类似。一项来自美国的研究显示在污染发生后 lag0～lag2 内，$PM_{2.5}$ 每升高 10μg/m³，心力衰竭风险增加 1.9%。Haley 等的研究发现，污染发生后的 lag0～lag2，$PM_{2.5}$ 每升高 10μg/m³，心力衰竭发病风险增加分别为 1.5%、1.1% 和 0.7%。一项纳入我国 26 个城市超过 10 万例慢性心力衰竭住院患者的研究显示，$PM_{2.5}$ 每升高一个 IQR 浓度（约 47.5μg/m³），暴露当日心力衰竭住院风险增加 1.2%。一项在我国北京开展的纳入 15 256 例心力衰竭患者的研究显示，在污染发生后 lag0～lag1、lag0～lag2 和 lag0～lag3 内，$PM_{2.5}$ 每升高 10μg/m³，心力衰竭发病风险分别增加为 0.59%、0.65%和 0.61%；在污染发生后 lag0～lag2 时，$PM_{2.5}$ 每升高 10μg/m³，心力衰竭发病风险分别增加 0.35%、0.42%和 0.31%。

既往针对不同年龄组人群，评价颗粒物短期暴露对心力衰竭发病风险影响的研究结论并不一致。Haley 等的研究显示，与 35～64 岁人群相比，$PM_{2.5}$ 暴露会显著增加 85 岁以上人群心力衰竭的发病风险。Belleudi 等研究显示，$PM_{2.5}$ 短期暴露会增加 65～74 岁和 75 岁及以上人群心力衰竭的发病风险，但 75 岁及以上人群差异无统计学意义。

目前尚缺乏针对重污染天气对心力衰竭住院风险影响的研究。既往一些研究报告的暴露-反应关系曲线显示，重污染天气可以较大幅度地增加心力衰竭住院风险，与本研究的发现基本一致。一项在我国北京开展的纳入 15 256 例心力衰竭患者的研究显示，2010～2012 年，$PM_{2.5}$ 升高 $10\mu g/m^3$，暴露当日心力衰竭住院风险增加 0.35%。研究报告的暴露-反应关系曲线提示，住院当日 $PM_{2.5}$ 浓度低于 $100\mu g/m^3$ 时，心力衰竭住院风险的增长较为平缓；当浓度超过 $200\mu g/m^3$ 时，风险增加趋势明显；而当浓度超过 $300\mu g/m^3$ 时，心力衰竭住院风险大幅增加（超过 15%）。

本研究量化了 $PM_{2.5}$ 短期暴露对心力衰竭发病风险的作用，以及我国现有污染水平下，重污染天气增加心力衰竭发病风险的作用。与心肌梗死研究相似，研究结果可为大气污染的短期暴露防护提供依据，为医疗机构应对相应疾病负担而进行医疗资源储备提供参考，并为政府决策的制订提供依据。

5.3　大气污染对心脑血管疾病高危人群死亡的急性影响

5.3.1　研 究 方 法

1. 研究对象

依托“心血管病高危人群早期筛查和综合干预项目”随访和中国疾病预防控制中心死因监测系统（DSPS），收集 2015 年 1 月 1 日至 2018 年 9 月 29 日期间心血管疾病高危人群全因死亡患者 8417 例，其中心血管死亡患者 3728 例。在与主要大气污染物进行匹配后，最终纳入分析的全因死亡患者 5877 例（来自 128 个城市 165 个项目点），其中心血管死亡患者 2575 例（来自 120 个城市 149 个项目点）。

心血管疾病高危人群需符合以下 3 条标准中的 1 条：①疾病史。符合以下 4 条中的 1 条即可：心肌梗死病史、接受经皮冠状动脉介入治疗、接受冠状动脉搭桥手术、脑卒中（缺血性脑卒中或出血性脑卒中）病史。②血压、血脂。符合以下 3 条中的 1 条即可：收缩压≥160mmHg 或舒张压≥100mmHg、低密度脂蛋白胆固醇≥160mg/dl（4.14mmol/L）、高密度脂蛋白胆固醇＜30mg/dl（0.78mmol/L）。③心血管疾病危险因素。根据 2008 年世界卫生组织发布的《心血管风险评估和管理指南》中的风险评估预测图对全部筛查对象进行心血管疾病风险评估。如果筛查对象 10 年心血管疾病患病风险≥20%，则判定为高危人群。评估基于以下指标：年龄、性别、收缩压（测量 2 次，取其平均值）、目前是否吸烟（所有吸烟者或在评估前一年内戒烟者都视为吸烟者）、有无糖尿病（既往诊断糖尿病、服用降血糖药物或注射胰岛素者）和血总胆固醇。

心血管疾病死亡的定义：死因为心肌梗死、心绞痛、心力衰竭、其他心脏病、出血性脑卒中、缺血性脑卒中或其他血管疾病。

2. 主要大气污染物和气象数据

大气污染物数据来源于空气质量在线检测分析平台。大气污染物主要为 $PM_{2.5}$，数据采用监测站点每日 24h 平均浓度值。

3. 统计分析

（1）研究对象暴露估计：对于死亡患者，根据死亡日期匹配当日污染物数据。以死亡患者所在城市的当日日均污染物数据进行暴露估计。

（2）大气污染物对心血管疾病高危人群死亡风险的急性效应：研究采用 1∶2 双向匹配的病例交叉设计评价大气污染物短期暴露对心血管疾病高危人群死亡风险的影响。

1∶2 双向匹配的病例交叉设计是指在病例的前后各设置一个对照。例如，患者于 2015 年 8 月 31 日死亡，则该患者病例组的时间起点为 8 月 31 日；第一组对照的时间点为 8 月 24 日；第二组对照的时间点为 9 月 7 日。

采用 1∶2 双向匹配的病例交叉设计，是因为患者发病后可能立即死亡，也可能是一段时间后死亡，单向匹配对发病一段时间后死亡可能存在偏倚。

（3）大气污染物对心血管疾病高危人群死亡风险的滞后效应：评价大气污染物对心血管疾病高危人群死亡风险的滞后效应，采用与大气污染物对心血管疾病发病的滞后效应相同的分析方式（参见 5.2.1 研究方法）

5.3.2 主要结果

1. $PM_{2.5}$ 对心血管疾病高危人群全因死亡风险的急性效应和滞后效应

研究结果显示，$PM_{2.5}$ 急性暴露可增加心血管疾病高危人群全因死亡的发生风险，$PM_{2.5}$ 每增加 10μg/m^3，全因死亡风险增加 2.3%～2.7%，但暴露带来的滞后效应并不明显（图 5-5，图 5-6）。

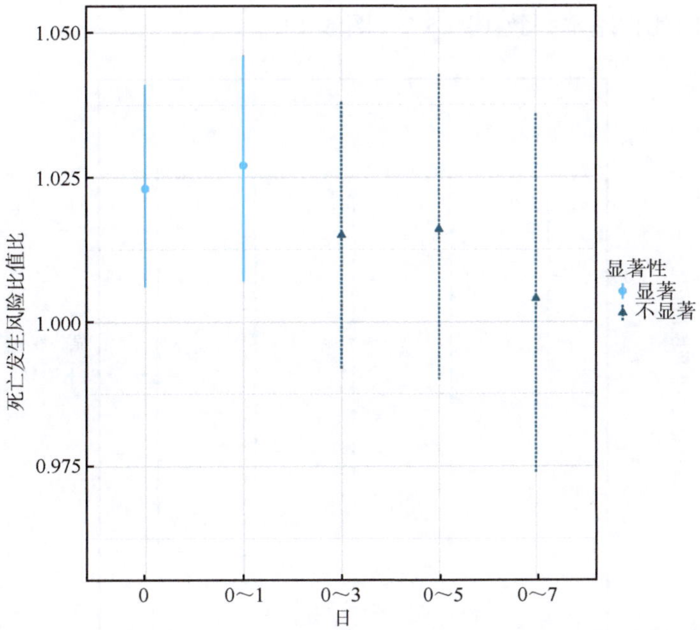

图 5-5　$PM_{2.5}$急性暴露对心血管疾病高危人群全因死亡风险的急性效应

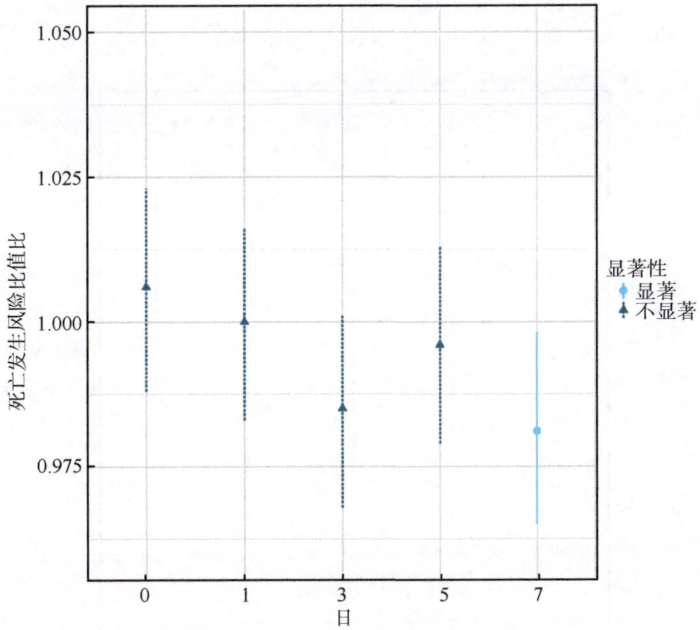

图 5-6　$PM_{2.5}$急性暴露对心血管疾病高危人群全因死亡风险的滞后效应

2. $PM_{2.5}$对心血管疾病高危人群心血管疾病死亡风险的急性效应和滞后效应

研究发现 $PM_{2.5}$ 与心血管疾病高危人群心血管疾病死亡风险的急性效应和滞

后效应与全因死亡基本一致（图 5-7、图 5-8）。

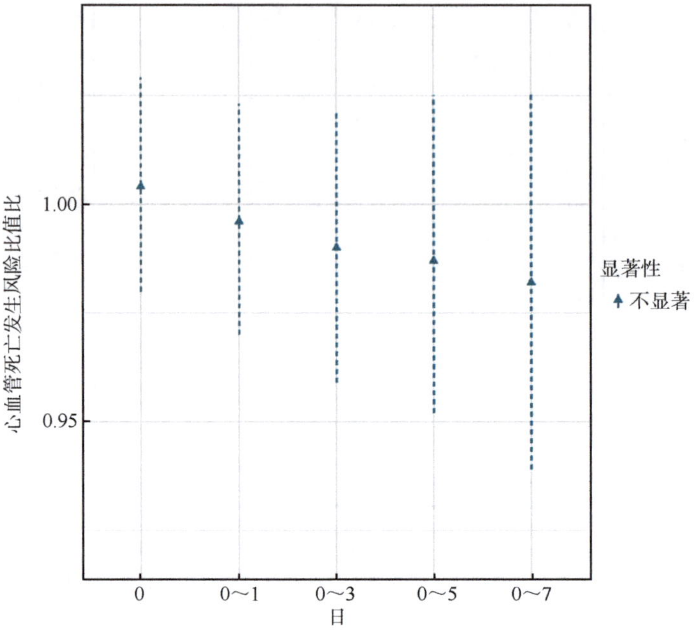

图 5-7　$PM_{2.5}$ 急性暴露对心血管疾病高危人群心血管疾病死亡风险的急性效应

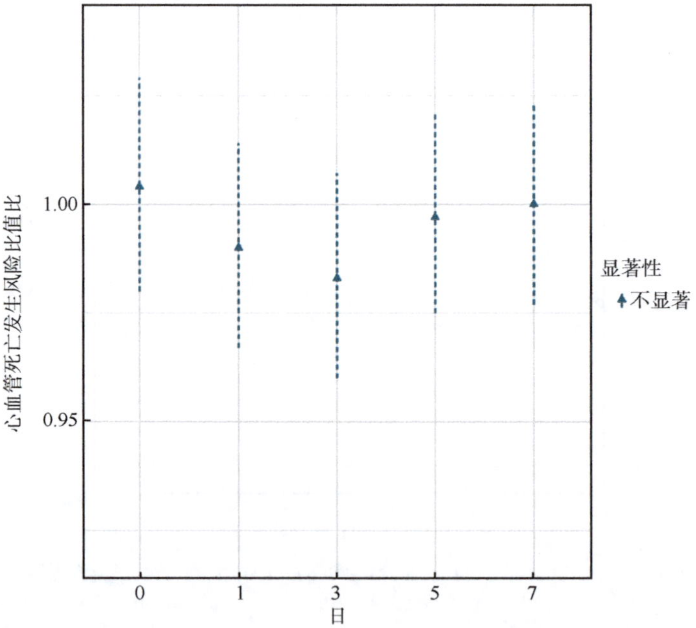

图 5-8　$PM_{2.5}$ 急性暴露对心血管疾病高危人群心血管疾病死亡风险的滞后效应

5.3.3 讨　论

依托“心血管病高危人群早期筛查与综合干预项目”开展研究，发现 $PM_{2.5}$ 急性暴露可增加心血管疾病高危人群的全因死亡风险，$PM_{2.5}$ 每增加 10μg/m^3，暴露当日全因死亡风险增加 2.3%，1 周内最高可使心血管疾病高危人群全因死亡风险增加 2.7%，但滞后效应不明显。$PM_{2.5}$ 对心血管疾病高危人群心血管疾病死亡风险的急性效应和滞后效应与全因死亡基本一致。

既往研究显示主要大气污染的短期暴露可显著增加普通人群的死亡风险，但尚缺乏主要大气污染物短期暴露对高危人群死亡风险影响的报道。

与既往在普通人群中开展的研究相比，$PM_{2.5}$ 急性暴露对心血管疾病高危人群全因死亡风险的影响更大。一项纳入全球范围内研究的 Meta 分析显示，$PM_{2.5}$ 短期暴露每增加 10μg/m^3，全因死亡风险平均增加 1.04%，心血管疾病死亡风险平均增加 0.84%。一项在我国上海普通人群中开展的研究显示，$PM_{2.5}$ 在 lag0～lag2 时间段内每升高 10μg/m^3，全因死亡风险和心血管死亡风险均增加 0.4%。一项来自我国 22 个城市的 59 项关于主要污染物短期暴露效应，$PM_{2.5}$ 浓度处于 39～177μg/m^3 之间的 Meta 分析显示，在普通人群中，$PM_{2.5}$ 短期暴露每增加 10μg/m^3，非意外死亡增加 0.4%，心血管疾病死亡增加 0.63%。

$PM_{2.5}$ 急性暴露对心血管疾病高危人群全因死亡风险的影响高于普通人群，可能与研究人群不同有关。与普通人群相比，高危人群发生心血管事件的风险更高，受主要大气污染物短期暴露的影响可能更大，但仍需进一步研究确认。

研究提示需采取有效的措施治理大气污染，改善空气质量；加强患者宣教，提升心血管疾病高危人群对大气污染的防护意识，如佩戴口罩等，增强群体的防控效果，从而降低心血管疾病高危人群的死亡风险。

5.4 重污染天气发生严重心血管事件的个体敏感性研究

5.4.1 研 究 方 法

1. 研究对象

依托“心血管病高危人群早期筛查与综合干预项目”的前瞻队列，将随访过程中发生的死亡、心肌梗死、心力衰竭、心绞痛、心律失常、短暂性脑缺血发作、脑卒中作为结局事件。根据随访对象所在城市 2015 年 1 月 1 日至 2018 年 9 月 29 日的 $PM_{2.5}$ 水平，将城市分为重污染城市和非重污染城市。将全部 367 个城市按照 2015～2018 年日均浓度从低到高排序。日均浓度＜10%分位数（＜26.5μg/m^3）

的城市为非重污染城市。日均浓度＞90%分位数（＞67.9μg/m^3）的城市为重污染城市。在非重污染城市的研究对象发生的结局事件为非重污染城市发病，在重污染城市的研究对象发生的结局事件为重污染城市发病。在重污染城市中随机选取800 例发生结局事件的研究对象，在非重污染城市中随机选取 400 例发生结局事件的研究对象，组成了巢式病例对照的“病例组”。按照 1∶1 的比例，在未发病的随访对象中，通过匹配参与者所在城市、年龄、性别，分别得到 2 个病例组的对照组。病例对照合计 2400 人。

2. 生物样本的采集和保存

在基线调查时采集研究对象的静脉血约 10ml[5ml 乙二胺四乙酸（EDTA）抗凝管和 5ml 血清管]，离心分装后冻存，用干冰运输至国家心血管病中心。在国家心血管病中心实验室采用统一方法进行生物标志物检测。在样本的采集、保存和分析过程中，每份样本有一个唯一样本编码作为识别信息，通过扫描二维码读取样本编码，以保证样本信息准确。

3. 生物标志物检测

本研究旨在探索临床常用的生物标志物检测能否用于预测个体对于重污染天气导致心血管疾病的敏感性，因此纳入分析的生物标志物包括肝肾功能、血脂血糖、炎性反应和心肌损害等方面的检测，具体检测指标包括谷丙转氨酶（ALT）、肌酸激酶（CK）、低密度脂蛋白胆固醇（LDL-C）、三酰甘油（TG）、糖化血红蛋白（HbA1c）、肌酐（CRA）、尿素（UREA）、超敏 C 反应蛋白（hs-CRP）等。糖化血红蛋白采用 Arkrey 试剂盒检测，其他指标采用 Beckman 试剂盒进行检测。

4. 基因位点检测

使用 Perkin Elmer DNA 提取试剂盒完成对 DNA 的提取。基于 Illumina 的 Asian Screening AORay 芯片试剂盒进行基因分型检测。基因芯片包含 48 万个单核苷酸多态性位点（SNP）。

5. 统计分析

（1）生物标志物的分层分析：对每一个生物标志物，按照中位数、60%分位点、70%分位点、80%分位点和 90%分位点分层（表 5-11），计算不同的分层对应的事件发生率，以及与非重污染天气相比，重污染天气对于发生心血管事件的比值比（OR）。

表 5-11　各类血清生物标志物水平划分

生物标志物	缩写	单位	50%分位数	60%分位数	70%分位数	80%分位数	90%分位数
谷丙转氨酶	ALT	U/L	11.6	13.0	15.0	17.7	22.9
肌酸激酶	CK	U/L	82.5	93.6	106.5	128.1	169.9
低密度脂蛋白胆固醇	LDL-C	mmol/L	2.7	2.9	3.1	3.4	3.89
三酰甘油	TG	mmol/L	1.19	1.4	1.6	1.9	2.5
糖化血红蛋白	HbA1C	%	5.1	5.3	5.4	5.7	6.6
肌酐	CRE	μmol/L	70.1	73.5	77.6	82.5	89.6
尿素	UREA	mmol/L	5.2	5.6	6.0	6.6	7.5
超敏C反应蛋白	hs-CRP	mg/L	1.0	1.3	1.76	2.5	4.3

（2）基因分析：基因芯片涵盖 48 万个单核苷酸多态性位点，其中 213 个位点既往报道与心血管疾病相关。分析对于发生严重心血管事件，这 213 个基因位点与重污染天气之间的交互作用。从 48 万个 ASA 基因芯片位点中提取 2251 个样品的 213 个位点的基因型数据，其中病例 1130 个和对照 1121 个。对 213 个位点分别建立 logistic 回归模型，对年龄和性别进行调整。考虑到多重检测的影响，对所有交互作用进行了 bonferroni、fdr 和 holm 三种校正。$P<0.05$ 被视为有统计学意义。

5.4.2　主要结果

1. 重污染天气下发生心血管事件或死亡的易感生物标志物

糖化血红蛋白高于中位数水平（5.1%）、超敏 C 反应蛋白高于中位数水平（1.0mg/L）、肌酐高于 90%分位数水平（89.6μmol/L）、尿素高于 90%分位数水平（7.5mmol/L）的个体在重污染环境下发生心血管事件/死亡的风险明显升高。糖化血红蛋白反映过去 3 个月内的血糖平均水平，超敏 C 反应蛋白反映身体的炎性，这两项指标的中位数水平均属于正常范围。肌酐和尿素都是反映肾功能的指标，这两项指标的 90%分位数水平接近正常上限水平。本研究的结果提示，血糖、炎症水平即使在正常范围内，水平升高者在重污染天气下发生严重心血管事件的风险也会增加。肾功能处于正常边缘状态的个体在重污染天气下发生严重心血管事件的风险也增加。利用 4 项常用的生化指标（糖化血红蛋白、超敏 C 反应蛋白、肌酐、尿素）可以识别在重污染天气下严重心血管事件发生风险增加的个体，对其重点采取个体保护措施，如减少户外活动、佩戴口罩等，以减少大气污染暴露，有助于预防严重的心血管事件的发生（表 5-12）。

表 5-12 血清生物标志物不同水平对应的心血管事件/死亡的事件发生率及其对应的重污染天气下发生心血管事件/死亡的风险

生物标志物	分位点	>该分位点发生率[*n*（%）]	≤该分位点发生率[*n*（%）]	OR
ALT	中位数	617（50.3）	608（49.6）	1.0（0.9，1.2）
	60%分位数	503（51.2）	722（49.2）	1.1（0.9，1.3）
	70%分位数	368（50.0）	857（50.0）	1.0（0.8，1.2）
	80%分位数	258（52.4）	967（49.4）	1.1（0.9，1.4）
	90%分位数	126（51.2）	1099（49.8）	1.1（0.8，1.4）
CK-MB	中位数	582（47.5）	643（52.5）	0.8（0.7，1.0）
	60%分位数	458（46.6）	767（52.2）	0.8（0.7，0.9）
	70%分位数	342（46.5）	883（51.5）	0.8（0.7，1.0）
	80%分位数	213（43.4）	1012（51.6）	0.7（0.6，0.9）
	90%分位数	102（41.5）	1123（50.9）	0.7（0.5，0.9）
LDL-C	中位数	596（48.6）	629（51.4）	0.9（0.8，1.0）
	60%分位数	483（49.2）	742（50.5）	0.9（0.8，1.1）
	70%分位数	353（47.4）	872（51.1）	0.9（0.7，1.0）
	80%分位数	238（47.8）	987（50.5）	0.9（0.7，1.1）
	90%分位数	117（46.8）	1108（50.3）	0.9（0.7，1.1）
TG	中位数	627（51.0）	598（48.9）	1.1（0.9，1.3）
	60%分位数	508（51.5）	717（48.9）	1.1（0.9，1.3）
	70%分位数	381（51.6）	844（49.3）	1.1（0.9，1.3）
	80%分位数	250（50.6）	975（49.8）	1.0（0.8，1.3）
	90%分位数	114（46.3）	1111（50.4）	0.9（0.7，1.1）
HbA1c	中位数	749（55.4）	476（43.4）	1.6（1.4，1.9）
	60%分位数	575（55.8）	650（45.7）	1.5（1.3，1.8）
	70%分位数	488（56.6）	737（46.4）	1.5（1.3，1.8）
	80%分位数	305（58.8）	920（47.6）	1.6（1.3，1.9）
	90%分位数	155（63.0）	1070（48.5）	1.8（1.4，2.4）
CRE	中位数	620（50.3）	605（49.6）	1.0（0.9，1.2）
	60%分位数	503（51.2）	722（49.2）	1.1（0.9，1.3）
	70%分位数	387（52.2）	838（49.0）	1.1（1.0，1.4）
	80%分位数	262（53.3）	963（49.2）	1.2（1.0，1.4）
	90%分位数	147（59.8）	1078（48.9）	1.6（1.2，2.0）

续表

生物标志物	分位点	＞该分位点发生率[n（%）]	≤该分位点发生率[n（%）]	OR
UREA	中位数	602（49.0）	623（51.0）	0.9（0.8，1.1）
	60%分位数	476（48.3）	749（51.1）	0.9（0.8，1.0）
	70%分位数	355（48.1）	870（50.8）	0.9（0.8，1.1）
	80%分位数	244（49.5）	981（50.1）	1.0（0.8，1.2）
	90%分位数	137（55.5）	1088（49.4）	1.3（1.0，1.7）
hs-CRP	中位数	656（53.4）	569（46.6）	1.3（1.1，1.5）
	60%分位数	528（53.5）	697（47.6）	1.3（1.1，1.5）
	70%分位数	402（54.4）	823（48.1）	1.3（1.1，1.5）
	80%分位数	278（56.5）	947（48.3）	1.4（1.1，1.7）
	90%分位数	140（56.9）	1085（49.2）	1.4（1.0，1.8）

2. 重污染天气增加心血管疾病或死亡风险的遗传易感基因

研究发现 18 个基因位点的 19 种基因多态性与在重污染天气下发生心血管事件/死亡相关（表 5-13），其中 2 个位点作用最显著，经校正后仍有统计学意义（表 5-14），说明个体对重污染天气导致的心血管疾病存在遗传易感性。针对这些基因位点的功能进行深入研究，可能有助于阐明大气污染导致心血管危害的机制，并采取针对性保护措施。

表 5-13　与重污染天气有显著交互作用的基因位点

位点及其多态性	回归系数	标准误	P	Bonferroni 校正 P	Fdr 校正 P	Holm 校正 P
rs12859350TT	1.296	0.321	＜0.001	0.022	0.017	0.022
rs606452CC	−1.114	0.283	＜0.001	0.033	0.017	0.033
rs606452CA	−0.795	0.252	0.002	0.656	0.219	0.653
rs2396545CT	1.549	0.546	0.005	1.000	0.456	1.000
rs6926458GG	0.775	0.311	0.013	1.000	0.935	1.000
rs11556924TC	0.887	0.384	0.021	1.000	0.935	1.000
rs2814944AG	−1.220	0.535	0.023	1.000	0.935	1.000
rs11718455CT	0.625	0.281	0.026	1.000	0.935	1.000
rs495828TG	−0.472	0.220	0.032	1.000	0.935	1.000
rs7578326GA	−0.516	0.240	0.032	1.000	0.935	1.000
rs633185CG	0.554	0.259	0.032	1.000	0.935	1.000
rs1689800GG	−0.788	0.370	0.033	1.000	0.935	1.000
rs7134375AC	0.873	0.412	0.034	1.000	0.935	1.000

续表

位点及其多态性	回归系数	标准误	P	Bonferroni 校正 P	Fdr 校正 P	Holm 校正 P
rs2652834AG	1.131	0.534	0.034	1.000	0.935	1.000
rs9268402GG	0.631	0.301	0.036	1.000	0.935	1.000
rs3217992TC	0.506	0.244	0.038	1.000	0.935	1.000
rs2932538AG	−2.290	1.125	0.042	1.000	0.935	1.000
rs324498GG	1.208	0.602	0.045	1.000	0.935	1.000
rs2237892TC	−0.427	0.217	0.049	1.000	0.935	1.000

表 5-14 重污染天气导致心血管疾病遗传易感性最强的位点

SNP	染色体	位置	碱基 1	碱基 2	基因频率	功能	基因
rs12859350	13	112804031	C	T	0.4295	基因间区位点	—
rs606452	11	75276178	A	C	0.4989	内含子位点	SERPINH1

5.4.3 讨　论

本研究基于“心血管病高危人群早期筛查与综合干预项目”的前瞻队列，旨在探索生物标志物和基因位点检测能否用于预测个体对于重污染天气导致心血管疾病的敏感度。

研究发现血糖、炎症水平即使在正常范围内，水平升高者重污染天气下发生严重心血管事件风险仍增加。胰岛素抵抗和炎症反应是空气污染导致心血管疾病的主要病理生理机制。既往研究已经明确 $PM_{2.5}$ 长期暴露与糖化血红蛋白、超敏 C 反应蛋白的关联性。一项 Meta 分析显示 $PM_{2.5}$ 长期暴露每增加 10μg/m^3，糖化血红蛋白水平升高 0.13%；一项德国的队列研究则显示 $PM_{2.5}$ 长期暴露每增加 2.4μg/m^3，超敏 C 反应蛋白水平升高 5.4%。Chen 等在美国人群中开展的研究也发现，$PM_{2.5}$ 短期暴露与血糖异常升高相关。由于研究人群和分析方法等方面的差异，本研究结果无法直接与上述研究结果比较，但是这些结果均强调了血糖和炎症水平在预测个体对于重污染天气导致心血管疾病的敏感度方面的重要意义。此外，本研究发现肾功能处于正常边缘状态的个体及肾功能异常者重污染天气下发生严重心血管事件风险也增加，但大气污染物对肾功能作用的生理机制仍有待进一步证明。

本研究还发现 18 个基因位点与重污染天气下发生严重心血管事件相关，其中 2 个位点作用最显著，说明个体对重污染天气导致的心血管疾病存在遗传易感性。针对这些基因位点的功能进行深入研究，有助于阐明大气污染导致心血管危害的机制。

本研究提示，利用 4 项常用的生化指标（糖化血红蛋白、超敏 C 反应蛋白、肌酐、尿素），以及上述基因位点进行筛查，可以识别在重污染天气下发生严重心血管事件风险增加的个体。对其重点采取个体保护措施，如减少户外活动、佩戴口罩等，以减少大气污染暴露，有助于预防严重心血管事件的发生。

5.5 小　　结

$PM_{2.5}$ 短期暴露可增加心肌梗死、心力衰竭的发病风险，且存在滞后效应近 1 周；与清洁天气相比，在发病前 1 周内任何 1 日发生 $PM_{2.5}$ 重污染天气，可增加心肌梗死、心力衰竭的发病风险。$PM_{2.5}$ 短期暴露增加高危人群全因死亡风险，但滞后效应不明显。个体对重污染天气导致的心血管疾病存在遗传易感性；针对这些基因位点的功能进行深入研究，有助于阐明大气污染导致心血管危害的机制。

本研究为评价大气污染导致的心血管疾病损害提供了科学依据；为采取个体防护措施，精准防控大气污染的健康损害提供了有力指导，这提示心血管疾病患者及高危人群应在重污染天气发生当日采取有效的个人防护措施，如减少户外活动、佩戴口罩等，且在重污染天气发生后 1 周内提高对自身发病的警惕意识，及时到医院就诊，加强自身防护；也为后续开展更深入的研究奠定了坚实基础。

参考文献

中华人民共和国生态环境部，2012 . HJ 633—2012 环境空气质量指数（AQI）技术规定（试行）[S]. 北京：中国环境科学出版社.

Atkinson RW，Kang S，Anderson HR，et al，2014. Epidemiological time series studies of $PM_{2.5}$ and daily mortality and hospital admissions：a systematic review and meta-analysis[J]. Thorax，69（7）：660-665.

Belleudi V，Faustini A，Stafoggia M，et al，2010. Impact of fine and ultrafine particles on emergency hospital admissions for cardiac and respiratory diseases[J]. Epidemiology，21（3）：414-423.

Chen ZH，Salam MT，Toledo-Corral C，et al，2016. Ambient air pollutants have adverse effects on insulin and glucose homeostasis in Mexican Americans[J]. Diabetes Care，39（4）：547-554.

Collaborators GRF，2018. Global，regional，and national comparative risk assessment of 84 behavioural，environmental and occupational，and metabolic risks or clusters of risks for 195 countries and territories，1990-2017：a systematic analysis for the Global Burden of Disease Study 2017[J]. Lancet，392（10159）：1923-1994.

Cosselman KE，Navas-Acien A，Kaufman JD，2015. Environmental factors in cardiovascular disease[J]. Nature Reviews Cardiology，12（11）：627-642.

Dharmarajan K，Li J，Li X，et al，2013. The China Patient-Centered Evaluative Assessment of Cardiac Events（China PEACE）retrospective study of acute myocardial infarction：study design[J]. Circulation Cardiovascular Quality and Outcomes，6（6）：732-740.

Haley VB，Talbot TO，Felton HD，2009. Surveillance of the short-term impact of fine particle air pollution on cardiovascular disease hospitalizations in New York State[J]. Environmental Health，8（1）：42.

Kan HD，London SJ，Chen GH，et al，2007. Differentiating the effects of fine and coarse particles on daily mortality in Shanghai，China[J]. Environment International，33（3）：376-384.

Landrigan PJ, Fuller R, Acosta NJR, et al. 2018. The Lancet commission on pollution and health. Lancet, 391（10119）: 462-512.

Li M, Wu Y, Tian Y H, et al, 2018. Association between $PM_{2.5}$ and daily hospital admissions for heart failure: a time-series analysis in Beijing[J]. International Journal of Environmental Research and Public Health, 15（10）: 2217.

Liu H, Tian YH, Song J, et al, 2018. Effect of ambient air pollution on hospitalization for heart failure in 26 of China's largest cities[J]. The American Journal of Cardiology, 121（5）: 628-633.

Liu H, Tian YH, Xiang X, et al, 2017. Air pollution and hospitalization for acute myocardial infarction in China[J]. The American Journal of Cardiology, 120（5）: 753-758.

Lu F, Xu DQ, Cheng YB, et al, 2015. Systematic review and meta-analysis of the adverse health effects of ambient $PM_{2.5}$ and PM_{10} pollution in the Chinese population[J]. Environmental Research, 136: 196-204.

Lu JP, Xuan S, Downing NS, et al, 2016. Protocol for the China peace（Patient-centered evaluative assessment of cardiac events）million persons project pilot[J]. BMJ Open, 6（1）: e010200.

Murakami Y, 2006. Myocardial infarction deaths after high level exposure to particulate matter[J]. Journal of Epidemiology & Community Health, 60（3）: 262-266.

Nuvolone D, Balzi D, Chini M, et al, 2011. Short-term association between ambient air pollution and risk of hospitalization for acute myocardial infarction: results of the cardiovascular risk and air pollution in Tuscany（RISCAT）study[J]. American Journal of Epidemiology, 174（1）: 63-71.

Rajagopalan S, Al-Kindi SG, Brook RD, 2018. Air pollution and cardiovascular disease[J]. Journal of the American College of Cardiology, 72（17）: 2054-2070.

Tian L, Sun MQ, Lin LS, et al, 2022. Effects of ambient air pollution on glycosylated hemoglobin: a systematic review and meta-analysis[J]. Environmental Science and Pollution Research, 29（36）: 53954-53966.

Viehmann A, Hertel S, Fuks K, et al, 2015. Long-term residential exposure to urban air pollution, and repeated measures of systemic blood markers of inflammation and coagulation[J]. Occupational and Environmental Medicine, 72（9）: 656-663.

Wu Y, Li M, Tian YH, et al, 2019. Short-term effects of ambient fine particulate air pollution on inpatient visits for myocardial infarction in Beijing, China[J]. Environmental Science and Pollution Research, 26（14）: 14178-14183.

Yu Y, Zhang HZ, Li X, et al, 2018. The China Patient-centered Evaluative Assessment of Cardiac Events（China PEACE）retrospective heart failure study design[J]. BMJ Open, 8（5）: e020918.

Yu YQ, Yao S, Dong HB, et al, 2018. Short-term effects of ambient air pollutants and myocardial infarction in Changzhou, China[J]. Environmental Science and Pollution Research, 25（22）: 22285-22293.

Zanobetti A, Franklin M, Koutrakis P, et al, 2009. Fine particulate air pollution and its components in association with cause-specific emergency admissions[J]. Environmental Health, 8（1）: 58.

Zhou MG, Wang HD, Zeng X Y, et al, 2019. Mortality, morbidity, and risk factors in China and its provinces, 1990-2017: a systematic analysis for the Global Burden of Disease Study 2017[J]. The Lancet, 394（10204）: 1145-1158.

第六章　大气污染对人群肺癌发生和死亡的影响

6.1　引　　言

癌症目前已经成为我国居民的主要死亡原因之一。近十多年来，癌症发病呈逐年上升的趋势，当前肺癌的发病和死亡均位居我国癌症发病死亡的首位，防控形势严峻。癌症相关危险因素包括遗传、生活方式、环境危险因素等。遗传因素是我们个人难以改变的因素，因此生活方式和外部环境相关的危险因素对癌症的防控尤为重要，而外部环境相关危险因素更容易被关注和重视。2015 年，国际癌症研究机构将大气污染列为一类致癌物。我国前期也已经支持并开展了多项关于大气污染对人群健康影响和风险的研究，但对大气污染与癌症的长期效应缺乏系统性研究。与此同时，京津冀及周边地区以 $PM_{2.5}$ 为首要污染物的区域性重污染频发引发了社会各界的高度关注，尤其是肺癌与大气污染之间的关系。本项研究以京津冀及周边地区为重点，利用基于人群的肿瘤随访登记和临床病理诊断及大气污染数据，评估大气污染对肺癌及其他主要癌症的归因风险，并对大气污染所造成的疾病负担和经济负担进行估计和预测。

6.2　大气污染长期暴露对肺癌发生的影响

6.2.1　研 究 方 法

1. 历史数据整理

本研究以京津冀及周围地区“2+26”城市已经开展的人群肿瘤登记数据为基础，首先完成肿瘤历史数据资料的编码核实、分期数据整理，并推进“2+26”城市开展人群为基础的肿瘤登记工作。

2. 肺癌高精度数据采集

本研究依托国家肿瘤登记项目，在京津冀及周边地区肿瘤监测工作的基础上，以 2010 年以来新发的肺癌病例为基础，同时选取空气质量相对较好的登记地区为对照监测点，开展肺癌高精度数据采集。

3. 数据采集框架

本研究采用标准化数据格式，从不同来源的医院电子病历系统、医保数据、公共卫生数据库等渠道提取基本数据用于补充高精度变量。数据标准包括结构数据库、数据库操作部分和数据逻辑审核部分，建立标准化变量清单，同时对收集的数据进行质量控制。采集变量包括年龄、性别、吸烟状况、饮酒状况、家庭住址、工作单位、户籍地址、户籍编码、联系地址、联系电话、诊断日期、发病年龄、肿瘤部位、病例名称、病理类型、病理分期等信息。根据《中华人民共和国统计法》和《国家卫生和计划生育统计调查制度》，中国所有医院需要每年报告基础信息。作为国家卫生健康委员会的直属事业单位，国家卫生健康委统计信息中心负责收集、分析和管理常规统计信息，其中包含医院机构库。所有这些信息都是通过统计信息中心建立的国家卫生统计网络直报系统进行报送。医院机构库主要包含医院的属性、等级、人员数、床位数、设备、门诊住院量、门诊住院收入、医疗服务和人力资源等机构相关的信息。这些数据的质量是通过分层控制的。每年 2 月以前，省统计信息中心会审核医院信息的数据质量，然后告知审核结果。没有通过质量审核的医院应在规定时间内重新报送。每年 3 月以前，国家统计信息中心完成数据质量审核工作，并将结果反馈到各省统计信息中心。没有通过质量审核的医院会被通知重新填报。除了这些，国家统计信息中心每年还会召开数据质量控制会，定期督导和审核数据质量。

住院病案首页库是通过由国家统计信息中心管理的国家卫生统计网络直报系统完成收集，包括患者人口学特征、诊断编码、手术编码、治疗结果、健康保险类型、住院费用等相关信息。住院病案首页的有效性和完整性通过分层控制。住院病案首页的完整性通过两个方面进行评估：一是评估每一个住院病案首页条目的报告完整性；二是评估住院病案首页报告数量的完整性。省统计信息中心按季度审核住院病案首页的质量，然后向医院反馈数据质量结果。国家统计信息中心每年度审核数据质量，并向各省统计信息中心反馈结果。

4. 调查方式及内容

调查设计：根据不同的调查目的，依托肿瘤登记项目，在北京、天津、山东、山西、河北、河南 6 省市不同等级的医院，根据肿瘤监测数据中的肺癌分布情况，利用医院管理信息系统对肺癌进行临床及相关信息的横断面调查。

调查内容：以各调查地区人群为基础的肿瘤登记中的肺癌发病死亡，调查患者的基本情况、危险因素与个人史诊断信息、肿瘤标志物及生存情况。

调查对象：登记地区收集的肺癌病例，追溯调查患者详细信息，并将每一个病例作为生存队列研究对象，追踪随访其生存状况。

调查方法：医院横断面调查，通过医院管理信息系统导出和（或）摘录，查阅原始资料补录。生存队列调查以被动随访结合主动随访开展。疾病负担数据通过国家与地区肿瘤登记数据库获得。

排除条件：有恶性肿瘤病史；非本辖区居民。

5. 癌症患者随访信息采集及质量控制

研究采用被动随访与主动随访相结合的方式进行。被动随访主要依赖于全死因监测系统数据，通过比对发病库和死亡库信息，获得生存结局信息。而主动随访是通过入户、电话等方式，主动获得患者生存信息。随访内容包括随访日期、患者状态。如果是已死亡病例，则应进一步询问死亡原因和死亡日期。根据世界卫生组织国际肿瘤研究中心（IACR）制订的统一标准严格审核每一条记录。对于编码错误、性别错误、发病部位与形态学编码不一致、日期存在逻辑错误的病例，进行反馈并核实原始数据直至符合审核逻辑。对于人群肿瘤随访数据多次质量控制审核不合格的数据，将被排除分析。

肿瘤患者随访前及随访中，需要掌握及确认基本的信息资料，这是随访不可缺少的先决条件，也是影响随访质量及评估的重要因素。随访研究中的特殊信息，则根据随访的要求、目的等，在各自的随访记录（表）中体现；通用的基线随访信息主要涵盖基本信息的核对随访、疾病最终结局等内容。

6. 癌症发病与污染暴露关系的分析

以肿瘤登记数据资料为基础，结合随访结果、病历信息和大气污染数据建立我国大气污染同癌症关联的地理信息数据库。分析癌症发病、死亡和生存的现况和年度平均变化率，并进行人口结构的标准化处理。初步比较京津冀及周边地区的癌症流行现况及变化趋势，并初步探索癌症与大气污染可能的关联模式。

分析模型是在癌症大气污染地理信息数据库的基础上，定量分析大气污染暴露量与癌症发生的剂量-反应关系。模型参数可设置如下：

$$Y_t \sim \text{Poisson}\left({}_t\right)$$

$$\text{Log}_{t,\,i} = \alpha + \beta_{\text{Age}} + S_{\text{Period}} + \lambda_{\text{Cohort}} + \eta_{\text{Sex}} + \upsilon_{\text{Urbanity}} + \omega_{\text{Smok}} + \varphi_{\text{Other}} + S_{(\text{latitude},\ \text{longitude})} + \text{offset}\left(_{\log(\text{population})}\right) + S_{(\text{Air}t,\ i)}$$

其中，t 表示观察年份；i 表示肿瘤登记处；$Y_{t,\,i}$ 表示肿瘤登记处 i 在 t 年份的发病数/死亡数；Age 表示年龄分组（0 岁，1～4 岁，5～84 岁每 5 岁 1 组，≥85 岁组；β 为系数）；Period 表示发病、死亡年份（S 为平滑函数）；Cohort 表示出生队列（λ 为系数）；Sex 表示性别（η 为系数）；Urbanity 表示城乡分类（1=城市，2=农村；υ 为系数）；Smok 表示吸烟率（ω 为系数）；Other 表示其他调整因素；$S_{(\text{latitude, longitude})}$表示登记处经纬度；Population 表示对应的人口数据。

6.2.2 主要结果

截至 2019 年 7 月，在北京、天津、河北、河南、山东、山西前期以人群为基础的肿瘤登记处地区筛选肺癌患者，针对全部约 15 万例患者查阅病历资料，完成 80 547 例肺癌数据的高精度信息采集。数据信息涵盖肺癌个体信息、发病信息、病理、分期和治疗情况等（表 6-1）。主要结果显示，肺癌以男性为主，多数人有吸烟史和饮酒史，病理分型以腺癌和鳞状细胞癌为主，小细胞肺癌在有明确病理诊断的人群中所占比例为 17.13%（图 6-1）。从分化程度看，主要以中低分化为主，高分化及未分化所占比例相对较低，而且以中晚期肺癌为主，早期肺癌的比例相对较低（图 6-2，图 6-3）。

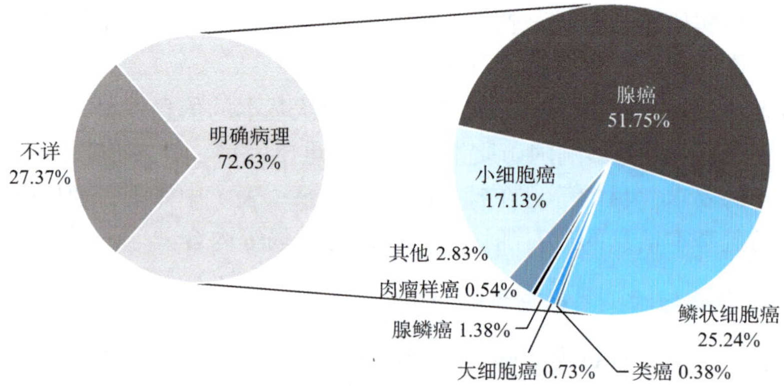

图 6-1　人群肺癌病理分型情况

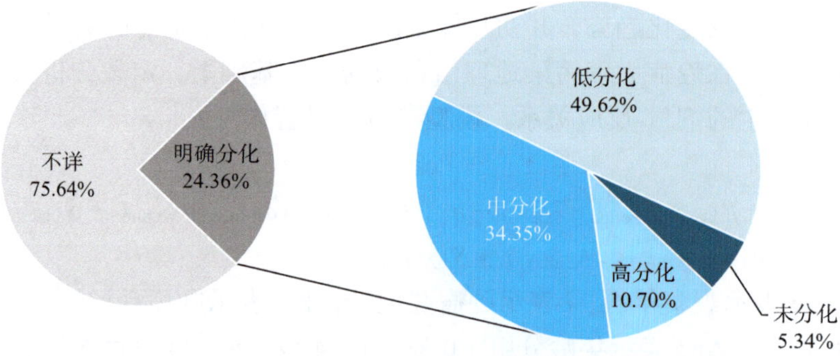

图 6-2　人群肺癌分级情况

表 6-1　肺癌高精度调查人数及构成情况　[*n*（%）]

变量	分组	北京	天津	山西	山东	河南	河北	合计
性别	男性	11 029（61.9）	4 669（62.5）	3 265（72.7）	11 181（67.9）	10 709（68.6）	12 326（66.0）	53 179（66.0）
	女性	6 801（38.1）	2 802（37.5）	1 228（27.3）	5 296（32.1）	4 897（31.4）	6 344（34.0）	27 368（34.0）
医保类型	城镇职工基本医保	11 194（62.8）	2 558（34.2）	1 261（28.1）	3 545（21.5）	2 521（16.2）	7 170（38.4）	28 249（35.1）
	城镇居民医保	910（5.1）	1 237（16.6）	312（6.9）	1 976（12.0）	1 145（7.3）	2 482（13.3）	8 062（10.0）
	新农合	2 236（12.5）	273（3.7）	1 308（29.1）	8 948（54.3）	7 906（50.7）	3 134（16.8）	23 805（29.6）
	商业医疗保险	116（0.7）	5（0.1）	153（3.4）	301（1.8）	59（0.4）	124（0.7）	758（0.9）
	自费	440（2.5）	225（3.0）	795（17.7）	564（3.4）	3 199（20.5）	1 108（5.9）	6 331（7.9）
	其他	1 812（10.2）	563（7.5）	365（8.1）	67（0.4）	348（2.2）	534（2.9）	3 689（4.6）
	不详	1 122（6.3）	2 610（34.9）	299（6.7）	1 076（6.5）	428（2.7）	4 118（22.1）	9 653（12.0）
婚姻	未婚	145（0.8）	50（0.7）	95（2.1）	179（1.1）	67（0.4）	875（4.7）	1 411（1.8）
	已婚	17 028（95.5）	6 434（86.1）	4 190（93.3）	15 915（96.6）	15 114（96.8）	14 274（76.5）	72 955（90.6）
	丧偶	509（2.9）	755（10.1）	117（2.6）	305（1.9）	257（1.6）	410（2.2）	2 353（2.9）
	离婚	100（0.6）	210（2.8）	42（0.9）	11（0.1）	110（0.7）	86（0.5）	559（0.7）
	不详	48（0.3）	22（0.3）	49（1.1）	67（0.4）	58（0.4）	3 025（16.2）	3 269（4.1）
吸烟	从不吸烟	7 753（43.5）	2 544（34.1）	1 512（33.7）	7 484（45.4）	7 345（47.1）	8 505（45.6）	35 143（43.6）
	正在吸烟	7 512（42.1）	3 874（51.9）	2 243（49.9）	6 193（37.6）	5 949（38.1）	5 094（27.3）	30 865（38.3）
	曾经吸烟，现已戒烟	2 194（12.3）	1 016（13.6）	537（12.0）	2 192（13.3）	2 069（13.3）	2 694（14.4）	10 702（13.3）
	被动吸烟	29（0.2）	11（0.1）	1（0.0）	19（0.1）	1（0.0）	23（0.1）	84（0.1）
	不详	342（1.9）	26（0.3）	200（4.5）	589（3.6）	242（1.6）	2 354（12.6）	3 753（4.7）

续表

变量	分组	北京	天津	山西	山东	河南	河北	合计
饮酒	否	15 502（86.9）	6 050（81.0）	3 298（73.4）	7 619（46.2）	12 959（83.0）	15 023（80.5）	60 451（75.1）
	是	2 201（12.3）	691（9.2）	774（17.2）	1 686（10.2）	2 219（14.2）	1 243（6.7）	8 814（10.9）
	不详	127（0.7）	730（9.8）	421（9.4）	7 172（43.5）	428（2.7）	2 404（12.9）	11 282（14.0）
诊断依据	临床	26（0.1）	97（1.3）	36（0.8）	191（1.2）	24（0.2）	1 993（10.7）	2 367（2.9）
	其他专门检查（X线、超声、CT、MR、内镜等）	2 856（16.0）	1 518（20.3）	1 239（27.6）	4 405（26.7）	4 511（28.9）	4 794（25.7）	19 323（24.0）
	生化、免疫	422（2.4）	252（3.4）	15（0.3）	137（0.8）	196（1.3）	41（0.2）	1 063（1.3）
	细胞学、血液涂片	1 769（9.9）	331（4.4）	71（1.6）	408（2.5）	45（0.3）	603（3.2）	3 227（4.0）
	病理（继发）	606（3.4）	143（1.9）	34（0.8）	330（2.0）	1 281（8.2）	55（0.3）	2 449（3.0）
	病理（原发）	12 151（68.1）	5 060（67.7）	2 758（61.4）	10 715（65.0）	9 301（59.6）	10 116（54.2）	50 101（62.2）
	不详	0（0.0）	70（0.9）	340（7.6）	291（1.8）	248（1.6）	1 068（5.7）	2 017（2.5）
T 分期	Tis	22（0.1）	23（0.3）	11（0.2）	0（0.0）	891（5.7）	142（0.8）	1 089（1.4）
	T1	1 930（10.8）	262（3.5）	289（6.4）	2 190（13.3）	1 733（11.1）	1 386（7.4）	7 790（9.7）
	T2	3 672（20.6）	537（7.2）	1 068（23.8）	4 127（25.0）	3 963（25.4）	1 738（9.3）	15 105（18.8）
	T3	1 206（6.8）	284（3.8）	927（20.6）	2 044（12.4）	1 612（10.3）	701（3.8）	6 774（8.4）
	T4	2 093（11.7）	432（5.8）	672（15.0）	1 752（10.6）	2 403（15.4）	952（5.1）	8 304（10.3）
	不详	8 907（50.0）	5 933（79.4）	1 526（34.0）	6 364（38.6）	5 004（32.1）	13 751（73.7）	41 485（51.5）
N 分期	N0	3 346（18.8）	463（6.2）	607（13.5）	2 041（12.4）	2 974（19.1）	2 019（10.8）	11 450（14.2）
	N1	914（5.1）	198（2.7）	483（10.8）	1 645（10.0）	1053（6.7）	539（2.9）	4 832（6.0）
	N2	2 572（14.4）	595（8.0）	948（21.1）	4 590（27.9）	4 766（30.5）	1 451（7.8）	14 922（18.5）
	N3	1 859（10.4）	267（3.6）	908（20.2）	1 780（10.8）	2 688（17.2）	1 266（6.8）	8 768（10.9）
	不详	9 139（51.3）	5 948（79.6）	1 547（34.4）	6 421（39.0）	4 125（26.4）	13 395（71.7）	40 575（50.4）

续表

变量	分组	北京	天津	山西	山东	河南	河北	合计
M 分期	M0	5 387（30.2）	912（12.2）	1 564（34.8）	6 605（40.1）	7 373（47.2）	2 671（14.3）	24 512（30.4）
	M1	3 287（18.4）	495（6.6）	1 439（32.0）	5 966（36.2）	6 581（42.2）	2 182（11.7）	19 950（24.8）
	不详	9 156（51.4）	6 064（81.2）	1 490（33.2）	3 906（23.7）	1 652（10.6）	13 817（74.0）	36 085（44.8）
转移情况	否	725（4.1）	1 119（15.0）	49（1.1）	0（0.0）	3 835（24.6）	3 310（17.7）	9 038（11.2）
	是	2 045（11.5）	1 055（14.1）	509（11.3）	0（0.0）	3 624（23.2）	3 288（17.6）	10 521（13.1）
	不详	15 060（84.5）	5 297（70.9）	3 935（87.6）	16 477（100.0）	8 147（52.2）	12 072（64.7）	60 988（75.7）
生存状态	存活	4 267（23.9）	1 664（22.3）	793（17.6）	1 697（10.3）	4 006（25.7）	4 454（23.9）	16 881（21.0）
	死亡	12 891（72.3）	5 097（68.2）	3 231（71.9）	13 097（79.5）	3 850（24.7）	9 420（50.5）	47 586（59.1）
	搬迁	53（0.3）	0（0.0）	0（0.0）	1 658（10.1）	0（0.0）	26（0.1）	1 737（2.2）
	失访	619（3.5）	0（0.0）	408（9.1）	25（0.2）	675（4.3）	4 770（25.5）	6 497（8.1）
	不详	0（0.0）	710（9.5）	61（1.4）	0（0.0）	7 075（45.3）	0（0.0）	7 846（9.7）

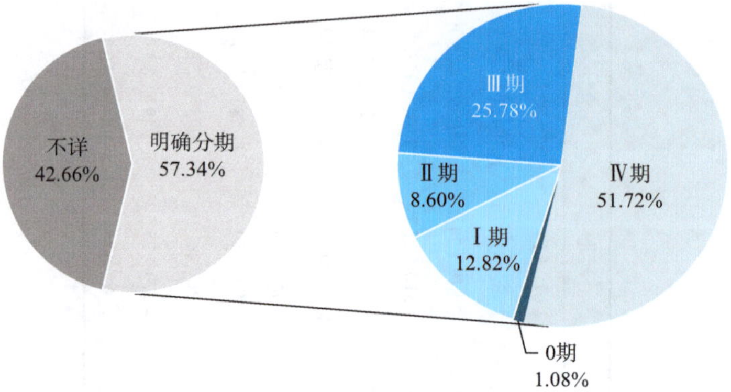

图 6-3　人群肺癌分期情况

采用被动随访和主动随访相结合的方法，完成了京津冀及周边地区“2+26”城市的肿瘤登记数据资料的随访工作，随访截止时间 2018 年 12 月 31 日，随访工作内容包括基本信息核实、生存结局随访，获得不同分期的肺癌生存数据。主要生存结果显示总体的 5 年生存率约为 28%，男性生存率相对女性较低，且分期越晚，生存率相对越低。从吸烟情况看，不吸烟患者的生存率相对较高，而吸烟患者无论是否戒烟，生存率基本相同，5 年生存率约为 23%（图 6-4）。

基于国家癌症中心的肿瘤登记数据资料，结合分地区大气污染数据建立起我国大气污染同癌症关联的地理信息数据库。在癌症大气污染地理信息数据库的基础上，采用年龄-时期-队列模型拟合，分析癌症与大气污染的关联模式，定量分析大气污染暴露量与癌症发生的暴露-反应关系。

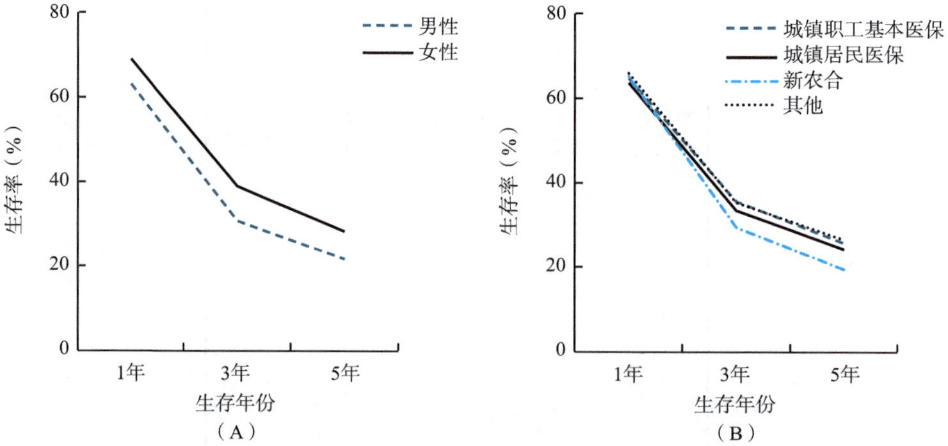

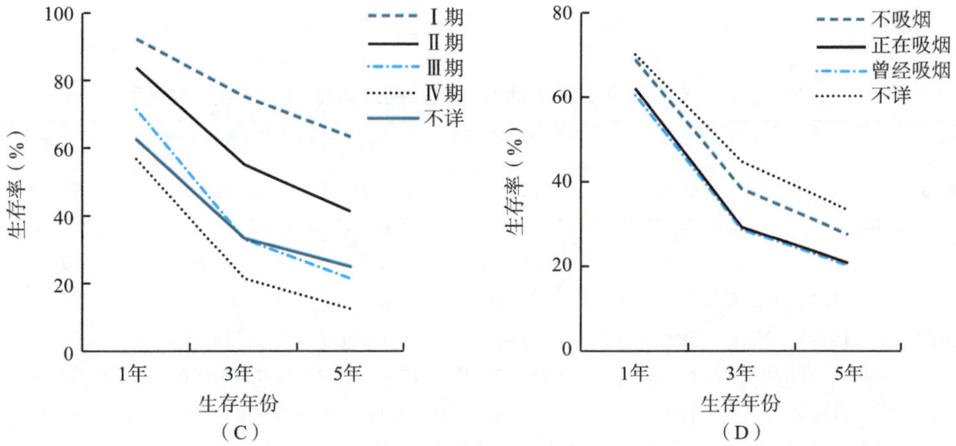

图 6-4　肺癌患者情况

（A）性别；（B）医保；（C）分期；（D）吸烟史

根据《环境空气质量标准》（GB 3095—2012），$PM_{2.5}$的年平均浓度一级限值为 15μg/m³，因此设定 15μg/m³ 为界值，并考虑大气污染对癌症发病死亡影响的滞后效应，结合数据情况，考虑时间滞后的间隔为 5 年。据此拟合年龄-时期-队列模型，控制混杂因素后，主要结果显示：整体而言，大气 $PM_{2.5}$ 每增加 10μg/m³，人群肺癌发病增加 3.863%（95%CI：3.674%～4.052%），城市地区和农村地区相比，每增加 10μg/m³，人群肺癌发病风险增加近似，城市地区略高。$PM_{2.5}$ 对肺癌死亡的影响和发病相比略高，大气 $PM_{2.5}$ 每增加 10μg/m³，人群肺癌死亡增加 4.358%（95%CI：4.148%～4.570%），且城市和农村地区相比，对城市人群肺癌死亡的影响相对较大。大气污染对其他主要癌症的相对危险度影响情况见表 6-2。

表 6-2　大气 $PM_{2.5}$ 对癌症发病或死亡的相对危险度（95%CI）

地区	性别	发病	死亡
	合计	1.0386（1.0367～1.0405）	1.0436（1.0415～1.0457）
	男性	1.0392（1.0368～1.0415）	1.0403（1.0377～1.0428）
	女性	1.0398（1.0366～1.0430）	1.0538（1.0501～1.0575）
城市	合计	1.0374（1.0347～1.0401）	1.0453（1.0423～1.0483）
	男性	1.0420（1.0387～1.0454）	1.0446（1.0409～1.0483）
	女性	1.0300（1.0256～1.0345）	1.0496（1.0444～1.0548）
农村	合计	1.0353（1.0325～1.0381）	1.0333（1.0302～1.0364）
	男性	1.0305（1.0271～1.0339）	1.0267（1.0230～1.0305）
	女性	1.0483（1.0435～1.0531）	1.0510（1.0456～1.0565）

据此，计算京津冀及周边地区肺癌归因危险度，见表 6-3 及表 6-4。

表 6-3 2008～2015 年京津冀及周边地区人群肺癌发病归因于 $PM_{2.5}$ 的比例*（%）

年份	北京	天津	河北	河南	山东	山西
2008	12.85 （12.28～13.43）	20.22 （19.35～21.08）	12.85 （12.28～13.43）	17.14 （16.39～17.88）	18.32 （17.52～19.11）	9.18 （8.76～9.60）
2009	13.45 （12.84～14.04）	21.27 （20.36～22.17）	13.81 （13.19～14.42）	17.11 （16.36～17.85）	17.30 （16.54～18.05）	9.80 （9.35～10.24）
2010	11.19 （10.68～11.69）	18.82 （18.00～19.62）	12.39 （11.83～12.94）	18.79 （17.97～19.59）	19.49 （18.65～20.32）	9.28 （8.86～9.70）
2011	13.02 （12.43～13.60）	19.15 （18.32～19.98）	12.66 （12.09～13.22）	17.70 （16.93～18.47）	17.11 （16.36～17.85）	9.56 （9.12～9.99）
2012	10.71 （10.23～11.20）	15.74 （15.05～16.43）	11.59 （11.06～12.11）	16.19 （15.48～16.90）	16.32 （15.60～17.03）	8.56 （8.16～8.95）
2013	14.04 （13.41～14.66）	22.54 （21.59～23.49）	15.14 （14.46～15.80）	20.25 （19.38～21.11）	19.52 （18.68～20.36）	10.98 （10.49～11.48）
2014	13.12 （12.53～13.70）	20.94 （20.04～21.83）	13.74 （13.13～14.35）	17.73 （16.96～18.50）	18.85 （18.03～19.66）	8.80 （8.39～9.20）
2015	12.66 （12.09～13.22）	18.76 （17.94～19.56）	13.02 （12.43～13.60）	17.48 （16.72～18.24）	18.48 （17.67～19.27）	9.04 （8.63～9.45）

*均值和 95%CI。

表 6-4 2008～2015 年京津冀及周边地区人群肺癌死亡归因于 $PM_{2.5}$ 的比例*（%）

年份	北京	天津	河北	河南	山东	山西
2008	14.35 （13.72～14.97）	22.45 （21.51～23.38）	14.35 （13.72～14.97）	19.07 （18.26～19.88）	20.37 （19.51～21.23）	10.27 （9.81～10.73）
2009	15.00 （14.35～15.66）	23.60 （22.62～24.57）	15.40 （14.73～16.07）	19.03 （18.22～19.84）	19.24 （18.42～20.06）	10.95 （10.47～11.45）
2010	12.50 （11.95～13.05）	20.91 （20.03～21.79）	13.83 （13.22～14.44）	20.88 （20.00～21.76）	21.65 （20.74～22.56）	10.38 （9.92～10.85）
2011	14.53 （13.89～15.16）	21.28 （20.39～22.17）	14.13 （13.51～14.75）	19.69 （18.85～20.52）	19.03 （18.22～19.84）	10.69 （10.21～11.17）
2012	11.97 （11.44～12.51）	17.54 （16.78～18.29）	12.95 （12.37～13.52）	18.03 （17.25～18.80）	18.17 （17.39～18.94）	9.58 （9.15～10.01）
2013	15.65 （14.97～16.33）	24.99 （23.96～26.01）	16.87 （16.14～17.59）	22.48 （21.54～23.42）	21.68 （20.78～22.59）	12.27 （11.73～12.82）

续表

年份	北京	天津	河北	河南	山东	山西
2014	14.64 (14.00～15.28)	23.24 (22.27～24.20)	15.33 (14.66～15.99)	19.72 (18.89～20.56)	20.95 (20.06～21.83)	9.85 (9.40～10.29)
2015	14.13 (13.51～14.75)	20.84 (19.97～21.72)	14.53 (13.89～15.16)	19.45 (18.62～20.27)	20.54 (19.67～21.40)	10.12 (9.66～10.57)

*，均值和 95%CI。

6.2.3　讨　　论

总体而言，本研究完成了癌症及相关大气污染多源数据库的构建，融合了监测数据、生存数据、高精度分期分级等数据及相关的大气污染数据库，为后续的深入研究奠定了工作基础。人群肺癌的发病风险有 8.6%～22.5%归因于大气 $PM_{2.5}$，而死亡风险归因于大气 $PM_{2.5}$ 的比例比发病风险略高。肺癌的住院花费占全部癌症主要花费的 20%～25%。

国际癌症研究机构已经把大气污染物列为一类致癌物。据全球疾病负担数据显示，全球分别有 28.3 万死亡和 620.9 万伤残调整生命年（disability adjusted life years，DALYs）可归因于与 $PM_{2.5}$ 相关的肺癌。我们前期已经支持并开展了多项关于大气污染与人群健康影响和风险的研究，但缺乏大气污染与癌症发生、死亡与预后风险的系统性研究，限制了对大气污染健康效应及影响因素的全面认识，难以满足精细化的以保护人群健康为目标的污染物控制需求。因此本研究以京津冀及周边地区为重点，利用基于人群的肿瘤随访登记项目数据，通过全面的大气环境综合观测网研究建立京津冀及周边地区大气颗粒物和气态污染物对当地居民长期健康影响的暴露-反应关系，评估大气污染对肺癌等主要癌症的归因风险，并可对大气污染所造成的疾病负担和经济负担进行估计和预测，系统阐明大气污染对当地居民包括肺癌在内的癌症发病、生存和死亡的相关性；癌症已成为造成我国卫生资源消耗的主要疾病，其对卫生费用、住院床日等的消耗仍在不断攀升。

6.3　大气污染长期暴露对肺癌死亡的影响

6.3.1　研 究 方 法

利用住院病案首页库数据，以 ICD-10 为疾病诊断编码，计算癌症患者 2010 年以来次均住院费用和住院费用构成；选择手术操作编码不为空的住院患者，计算 2010 年以来次均手术费用、次均放疗费用和次均化疗费用。

对于社会经济负担的计算，首先计算 2010 年以来癌症直接经济负担，包括门诊费用和住院费用。由于医院机构库的数据较为完整，住院病案首页库的数据相对不完整，为得到全国及各省的经济负担结果，拟采用医院机构库的住院总收入与住院费用在住院总费用中占比的乘积得到住院总费用，具体公式如下：

$$\text{FEE} = \sum_{i=1}^{k}\sum_{j=1}^{k} R_{ij} \times \text{Fee}_{ij}$$

其中，FEE 表示住院总费用；R_{ij} 表示在不同省份和不同医院级别下的住院费用在住院总费用中的占比，该指标采用住院病案首页库数据进行计算，其中 j 表示省份，i 表示医院级别（综合二级和三级医院、肿瘤专科医院）；Fee_{ij} 表示在不同省份和不同医院级别下医院住院总收入，该指标来源于医院机构库数据。利用医院机构库中的肿瘤专科医院的数据，计算在不同省份和不同医院级别下门诊收入与住院收入比，该比值可近似替代癌症门诊费用和住院费用比，然后用上一公式计算出的癌症住院费用与该比值相乘就可以得到不同省份不同医院级别下的癌症门诊费用。门诊费用和住院费用相加即为直接经济负担。

其次计算 2010 年以来的癌症间接经济负担，包括因病住院导致的误工损失和因病早死或伤残所造成的损失。因病住院导致的误工损失计算公式如下：

间接经济负担=地区居民人口数×住院率×次均住院天数×人均地区生产总值/365

其中，地区居民人口数采用国家统计局公布的 2010 年以来人口数；住院率采用第五次国家卫生服务调查分析报告中年恶性肿瘤的住院率乘以各癌症与总癌症发病比，次均住院天数为从住院病案首页库计算出的次均住院天数；人均地区生产总值为国家统计局公布的 2010 年以来人均地区生产总值。因病早死或伤残所造成的损失，采用人力资本法结合伤残调整生命年（DALYs）计算，此方法的关键是计算指标伤残调整生命年包括 YLL 和 YLD 两部分。YLL 表示早死所致的寿命损失年，其所表达的意思在一系列参数和相应年龄的标准期望寿命的修饰下，每个年龄死亡所产生的生命年损失。YLD 表示伤残所致的寿命损失年。计算公式如下：

间接经济负担=人均地区生产总值×DALYs×生产力权重

其中，人均地区生产总值为国家统计局公布的 2010 年以来人均地区生产总值；DALYs 为 2010 年以来 GBD 中国分省测算结果；生产力权重为 0.5。

本研究依托国家卫生健康委统计信息中心承担的全国住院病案首页库的数据资料，分析所有癌症合计及主要癌症患者相关的经济负担情况，结合归因分析，拆分出归因于大气污染的癌症患者相关的部分。

6.3.2 主要结果

根据国家卫生健康委统计信息中心管理的全国住院病案首页库数据、全国医院机构库收集的信息进行分析显示，我国癌症住院费用呈逐年上升趋势，2008～2017 年由 519.9 亿元增长至 2291.1 亿元，增长了 341%，年均增长率为 17.9%；肺癌住院费用 2008～2017 年由 81.6 亿元增长至 419.3 亿元，增长了 414%，年均增长率为 19.9%。其中肺癌住院费用占癌症总住院费用的比例由 2008 年的 15.70% 上升至 2017 年的 18.30%（图 6-5）。

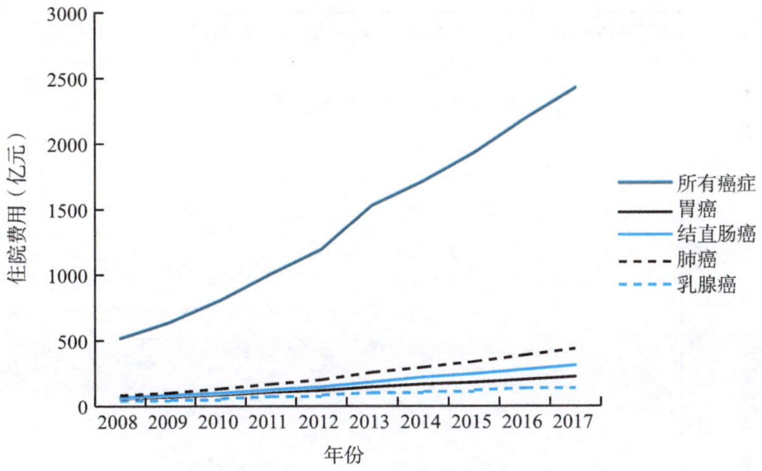

图 6-5 全国癌症合计及部分主要癌症住院费用

我国癌症住院费用和肺癌住院费用在综合二级医院、综合三级医院、肿瘤专科医院及其他医院中均呈上升趋势。其中，综合三级医院的癌症住院费用 2008 年为 283.9 亿元，占全年癌症总住院费用的 54.6%；2017 年达 1466.0 亿元，占全年癌症总住院费用的 64.0%。综合二级医院的癌症住院费用 2008 年为 97.9 亿元，占全年癌症总住院费用的 18.8%；2017 年为 207.2 亿元，占全年癌症总住院费用的 9.0%。肺癌综合三级医院的住院费用占全年肺癌总住院费用的比例由 2008 年的 44.4%增长为 2017 年的 53.7%；综合二级医院的住院费用占全年肺癌总住院费用的比例由 2008 年的 19.9%下降至 2017 年的 10.6%。肿瘤专科医院及其他医院癌症住院费用占比相对稳定。癌症患者住院治疗呈现出由综合二级医院向综合三级医院集中的趋势（图 6-6，图 6-7）。

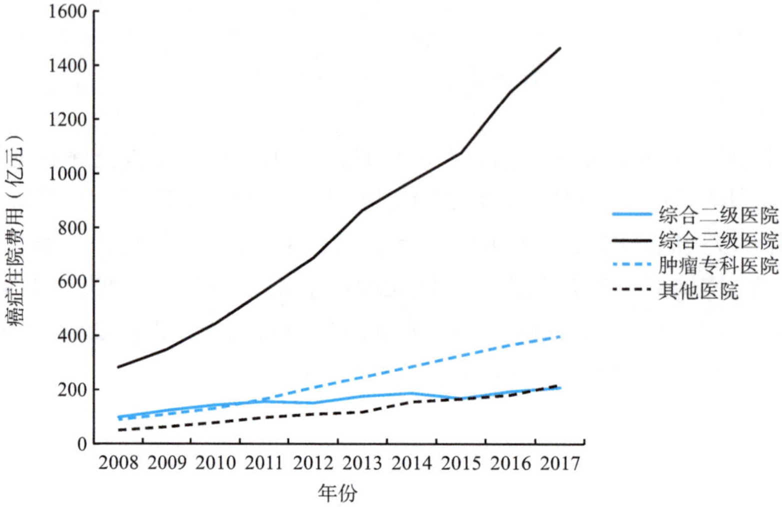

图 6-6　不同类型医院癌症住院费用

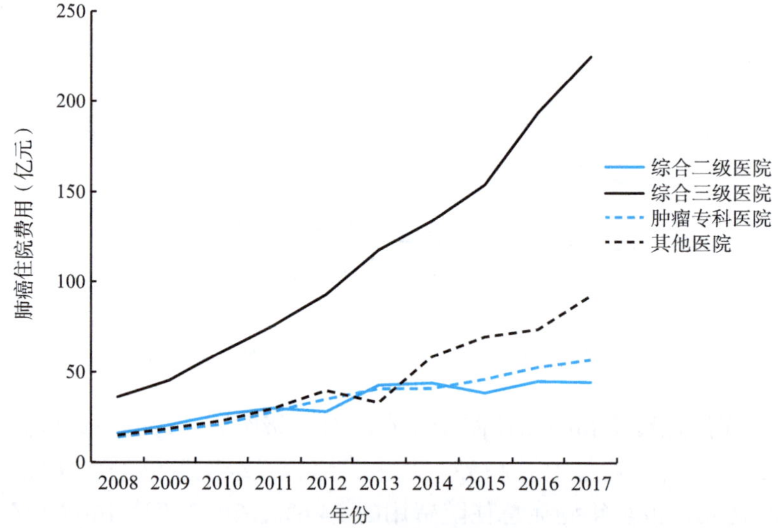

图 6-7　不同类型医院肺癌住院费用

我国北京、天津、河北、山东、河南等省市癌症及肺癌住院费用整体呈持续增长趋势，山西省癌症及肺癌住院费用 2014 年前呈上升趋势，2014 年后有所下降。河北省癌症住院费用年均增长率最高，达 23.9%，由 2008 年的 15.0 亿元增长至 2017 年的 103.3 亿元；北京市的癌症住院费用年均增长率相对较低，为 13.2%，但住院费用从 2008 年的 40.6 亿元增长至 2017 年的 123.7 亿元，绝对数增长较高；肺癌住院费用年均增长率最高的省份为河南省，山西省的增幅相对较低（图 6-8，图 6-9）。

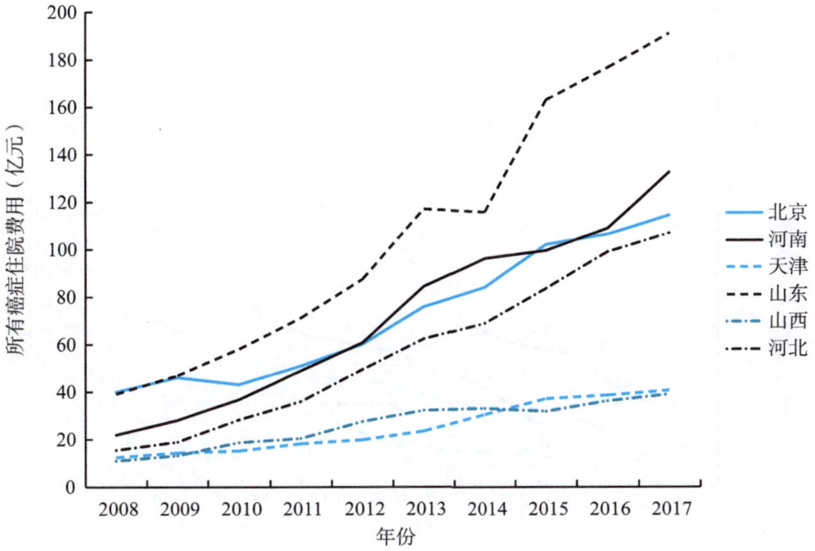

图 6-8　全部癌症住院费用变化情况

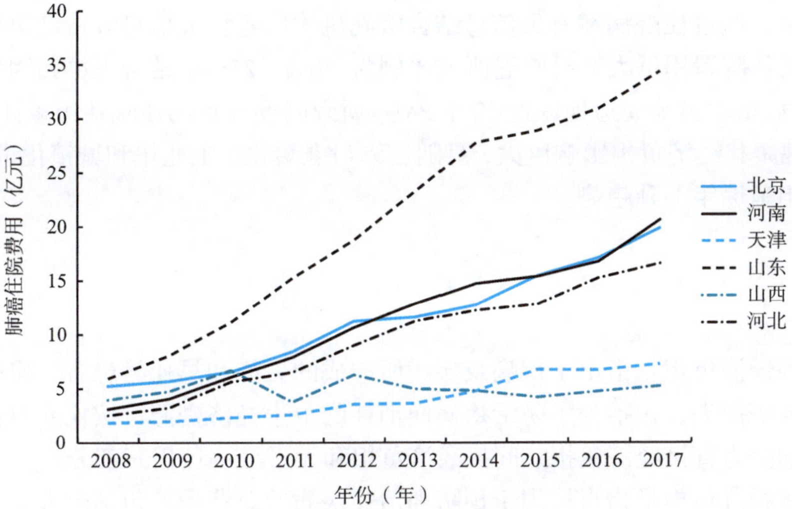

图 6-9　肺癌住院费用变化情况

结合大气归因分析结果及费用消耗情况，测算获得京津冀及周边地区六省/市 2008 年以来的住院费用。结果显示，由于大气污染所致的肺癌住院费用 2008～2017 年累计超过 100 亿元，且随着住院费用的持续增加，归因于大气污染的各省的费用情况如图 6-10 所示。

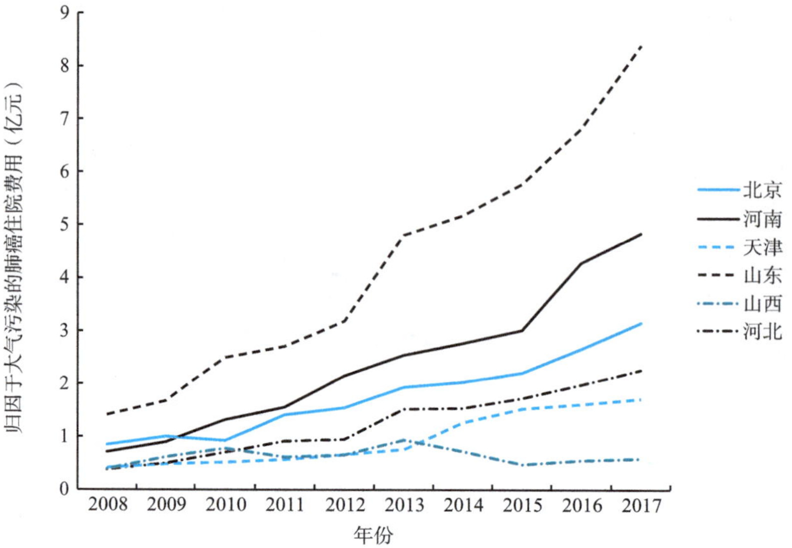

图 6-10　归因于大气污染的肺癌住院费用情况

综上，通过住院病案首页信息结合医院机构库等相关信息分析结果显示，全国癌症的住院费用巨大，且肺癌所占比例为 20%～25%。结合人群归因分析结果进行测算，京津冀及周边地区近 10 年 $PM_{2.5}$ 所致肺癌导致的住院费用累计超过 100 亿，对健康和经济负担影响巨大，且随着人口老龄化、工业化和城镇化进程加快，整体负担呈逐年上升趋势。

6.3.3　讨　　论

疾病经济负担是指由于疾病及疾病所造成的失能和早死给患者、家庭与社会带来的经济损失，包括为了防治疾病而消耗的卫生经济资源。按疾病对社会与人群的影响分为直接经济负担、间接经济负担和无形经济负担三部分。

直接经济负担是指直接用于预防和治疗疾病的总费用，包括个人、家庭和社会用于疾病和伤害预防、诊治及康复过程中直接消耗的各种费用，包括卫生机构所提供的卫生服务费用，如预防投资费、急救费、门诊诊治费、住院费、医药费、卫生技术劳务费、家庭病床治疗与护理费用等，还包括患者在接受卫生服务过程中患者及陪护人员所支付的其他费用，如营养费、交通费、差旅费及因疾病而购置的各种康复器具等非处方费用等。

间接经济负担指因疾病致使劳动力有效工作时间的减少和工作能力的降低，从而引起的社会和家庭目前价值和未来潜在价值的损失，又称间接费用。间接费用代表了社会赋予健康和生命的价值，狭义上指生产力损失，广义上包括社会生产力损失、收入损失、家务劳动损失、雇佣费用、培训费用、保险费用及管理费用等。家务劳动损失，又称非市场生产力损失，包括照看小孩、家具修理、洗衣做饭等。对于间接经济负担的计算，可以从不同角度进行。从家庭的角度讲，间接经济负担就是因为疾病而误工所导致的经济损失；从社会角度讲，间接经济负担就是疾病对社会所造成的经济负担。

无形经济负担又称无形损失，是指患者和家庭成员因疾病和伤害所遭受的痛苦、悲哀与不便及其所带来的生活质量的下降或因该疾病而引起的相关疾病所带来的其他成本花费。

本研究结果系统量化了京津冀及周边地区大气污染所致的癌症经济负担问题，为科学制订政策、评价干预的成本效益提供科学依据，以便回应党中央、国务院及社会各界关于大气污染对人群健康危害和肺癌高发及发病率上升速度快等重大热点问题，为政府制订癌症防控策略提供科学和精准施策。

6.4 小 结

空气污染与人群健康影响的研究应该持续深入，尤其与癌症的关系。污染物暴露与癌症的发生发展存在滞后效应，可能滞后 5～10 年甚至更长时间。因此，建议在京津冀及周边地区持续开展空气污染对人群癌症影响研究，重点包括健全京津冀及周边地区肿瘤监测工作，推进多部门数据交换和多源数据（如死因监测、医院门诊、住院病历、医保等）融合，从完整性、有效性等方面提高数据质量，以获取一套高质量的环境与健康数据集。同时加强跨部门合作，如生态环境部与国家卫生健康委员会的数据交换，持续开展大气污染对人群健康的影响研究，从而深入探索不同污染物暴露对人群癌症发生、发展及预后的影响。

本研究以京津冀及周边地区为重点，利用基于人群的肿瘤随访登记和临床病理诊断数据，结合生态环境部的大气监测数据，评估大气污染对肺癌及其他主要癌症的归因风险、超额死亡，以及大气污染不同组分对肺癌病理分型的影响，并对大气污染所造成的疾病负担和经济负担进行估计和预测，系统阐明大气污染对当地居民包括肺癌在内的主要癌症发病、生存和死亡的相关性，以回应社会各界关于大气污染对人群癌症高发及发病率上升速度快等重大热点问题的高度关注，为政府制订癌症防控策略提供科学依据。定量估计大气污染导致肺癌等主要癌症对社会、京津冀及周边地区居民所造成的经济负担情况，评价大气污染对癌症的影响，为制订有效的癌症防控策略提供科学依据。针对京津冀及周边地区的大气污染问题，通过覆盖全国的肿瘤随访登记项目和大气污染数据，综合卫生服务调查及社会经济数据库，综合分析我国癌症流行现况，重点评估室外大气污染对肺癌及主要癌症的负担影响及归因风险；分析大气污染不同组分对肺癌病理类型发病及预后的归因风险；通过不同程度污染天气对主要癌症的影响，计算超额死亡率；分析并评估因为大气污染所致癌症经济负担情况；预测到2030年肺癌及主要癌症的变化趋势及大气污染所致经济负担变化。系统评估分析大气污染与肺癌等主要癌症的关系、归因、疾病负担及经济负担的影响，为癌症防控政策的制订提供科学参考。本课题相关研究方法和结果可进一步推广至全国，为后续研究全国范围内大气污染与癌症相关的疾病和经济负担提供模式和方法学参考。

参 考 文 献

Bai L，Huang C，Xu ZY，et al，2021. Differences of healthcare utilization and cost between cancer inpatients with and without depression：based on national health insurance database[J]. Psycho-Oncology，30（6）：979-981.

Bai L，Wushouer H，Huang C，et al，2020. Health care utilization and costs of patients with prostate cancer in China based on national health insurance database from 2015 to 2017[J]. Frontiers in Pharmacology，11：719.

Cai Y，Chen WQ，Wang XX，et al，2021. Contemporary trends on expenditure of hospital care on total cancer and its subtypes in China during 2008-2017[J]. Chinese Journal of Cancer Research，33（5）：627-636.

Cai Y，Xue M，Chen WQ，et al，2017. Expenditure of hospital care on cancer in China，from 2011 to 2015[J]. Chinese Journal of Cancer Research，29（3）：253-262.

Chen WQ，Zheng RS，Zhang SW，et al，2017. Cancer incidence and mortality in China，2013[J]. Cancer Letters，401：63-71.

Cohen AJ，Brauer M，Burnett R，et al，2017. Estimates and 25-year trends of the global burden of disease attributable to ambient air pollution：an analysis of data from the Global Burden of Diseases Study 2015[J]. Lancet，389（10082）：1907-1918.

Deng HY，Eckel SP，Liu LH，et al，2017. Particulate matter air pollution and liver cancer survival[J]. International Journal of Cancer，141（4）：744-749.

Guo Y，Zeng H，Zheng R，et al，2016. The burden of lung cancer mortality attributable to fine particles in China[J]. Science of The Total Environment，579：1460-1466.

Guo YM，Zeng HM，Zheng RS，et al，2016. The association between lung cancer incidence and ambient air pollution in China：a spatiotemporal analysis[J]. Environmental Research，144：60-65.

Hamra GB，Guha N，Cohen A，et al，2014. Outdoor particulate matter exposure and lung cancer：a systematic review and meta-analysis[J]. Environmental Health Perspectives，122（9）：906-911.

Hamra GB，Laden F，Cohen AJ，et al，2015. Lung cancer and exposure to nitrogen dioxide and traffic：a systematic review and meta-analysis[J]. Environmental Health Perspectives，123（11）：1107-1112.

Hart JE，Bertrand KA，DuPre N，et al，2016. Long-term particulate matter exposures during adulthood and risk of breast cancer incidence in the nurses' health study Ⅱ prospective cohort[J]. Cancer Epidemiology，Biomarkers & Prevention，25（8）：1274-1276.

Hung LJ，Tsai SS，Chen PS，et al，2012. Traffic air pollution and risk of death from breast cancer in Taiwan：fine particulate matter（$PM_{2.5}$）as a proxy marker[J]. Aerosol and Air Quality Research，12（2）：275-282.

Jørgensen JT，Johansen MS，Ravnskjær L，et al，2016. Long-term exposure to ambient air pollution and incidence of brain tumours：The Danish Nurse Cohort[J]. Neurotoxicology，55：122-130.

Kan HD，Chen BH，Zhao NQ，et al，2010. Part 1. A time-series study of ambient air pollution and daily mortality in Shanghai，China[J]. Research Report（Health Effects Institute），（154）：17-78.

Pan WC，Wu CD，Chen MJ，et al. Fine particle pollution，alanine transaminase，and liver cancer：a Taiwanese prospective cohort study（REVEAL-HBV）[J]. JNCI：Journal of the National Cancer Institute，108（3）：djv341.

Raaschou-Nielsen O，Andersen ZJ，Beelen R，et al，2013. Air pollution and lung cancer incidence in 17 European cohorts：prospective analyses from the European Study of Cohorts for Air Pollution Effects（ESCAPE）[J]. The Lancet Oncology，14（9）：813-822.

Raaschou-Nielsen O，Pedersen M，Stafoggia M，et al，2017. Outdoor air pollution and risk for kidney parenchyma cancer in 14 European cohorts[J]. International Journal of Cancer，140（7）：1528-1537.

Reding KW，Young MT，Szpiro AA，et al，2015. Breast cancer risk in relation to ambient air pollution exposure at residences in the sister study cohort[J]. Cancer Epidemiology，Biomarkers & Prevention，24（12）：1907-1909.

第七章　大气污染对人群健康影响的作用机制

7.1　引　　言

伴随着我国城市化和工业化的发展，我国大气污染的情况不容乐观。2013 年 9 月，国务院发布大气污染防治十条措施。各地相继出台地方性规章及措施，发力空气污染治理。经过 10 余年的持续治理，我国空气质量得到明显好转，但污染形势依然严峻。空气污染的暴露会导致众多疾病发病率和死亡率升高，是全球疾病负担增加的重要因素。

众所周知，空气污染物是颗粒物和气体的复杂混合物，包括臭氧（O_3）、二氧化氮（NO_2）、二氧化硫（SO_2）、多环芳烃（PAHs）和挥发性有机化合物（VOCs）。空气污染对健康的影响分为急性危害和慢性危害。急性危害主要是由大气（特指室外环境空气）污染物的浓度在短期内急剧升高（如重度雾霾），人群大量吸入污染物造成的急性危害，主要表现为呼吸道和眼部刺激症状，咳嗽、胸痛、呼吸困难、咽喉痛、头痛、呕吐、心肺功能障碍，诱发慢性心脑血管系统疾病的急性发作等。慢性危害主要包括长期刺激作用导致的眼和呼吸系统慢性炎症，如结膜炎、咽喉炎、气管炎等，严重的可引起慢性阻塞性肺疾病（COPD），进而可导致肺心病；机体免疫功能下降，在大气污染严重的地区，居民唾液溶菌酶和分泌型 IgA 的含量均明显下降，其他免疫指标也有所下降；加重慢性心脑血管系统疾病，加重变态反应或过敏性疾病，大气中某些污染物如具有致敏作用，可加重哮喘、过敏性鼻炎等疾病；增加肺癌的发生风险，IARC 已经将空气污染物包括其中的颗粒物列为 A 类致癌物，国际上发表的综述性文章认为，虽然总的来说空气污染对癌症的发生风险是比较低的，但就肺癌来说，大气污染物尤其是颗粒物中常含有苯并[a]芘（BaP）、砷等致癌物，故具有较高的风险。此外，国际上的研究还发现长期的空气污染与低出生体重、早产、出生缺陷等不良出生结局有关。

因此，清晰认识污染物致病机制，才能预防和控制空气污染对人体的损害效应。目前空气污染导致机体损害的公认途径包括炎症、氧化应激、遗传和表观遗传途径。通过多组学方法，准确识别人体早期损害的效应标志物能够帮助我们明确空气污染对人类健康改变的途径，有利于对有害影响进行整体评估和系统阐述环境暴露的潜在机制。迄今为止，全球范围内已经开展了广泛的暴露组研究，包括欧洲人类早期生命暴露组（HELIX，https：//www.projecthelix.eu/）、基于大规模人口调查的健康与环境关联（HEALS，http：//www.heals-eu.eu/）、埃默里大学的赫拉克勒斯暴露研究中心（HERCULES，https：//emoryhercules.com/）。多个暴露组关联研究评估了环境因素、慢性疾病发生率和死亡率。

大量流行病学证据表明空气污染加速衰老，并增加与衰老相关疾病的风险，如呼吸系统疾病、心血管疾病、糖尿病、老年痴呆和癌症。本章针对空气污染对人群生物标志物的影响进行评估，以相对较小样本量的人群为对象，结合精细的暴露和生物标志物测量，建立污染物与健康效应之间的关联，并以标志物的生物学意义为基础揭示健康效应机制。一方面可利用暴露组学方法识别危害人体健康的关键因素，另一方面以系统生物学方法如代谢组学筛选具有早期识别效应的生物标志物，在生物信息学层面上认识环境污染暴露的健康效应机制。

本研究采用定群研究和多中心研究互为补充的方法在京津冀及周边地区选择典型地区和典型人群开展定群研究，利用定群研究的优势筛选敏感生物标志物，进而在多中心的大规模人群中进行验证，确定大气污染敏感的生物标志物，为后续开展基于生物标志物的人群健康风险评估提供依据。

7.2 大气污染对人体早期健康损害效应标志物的影响

7.2.1 研 究 方 法

1. 大气污染对普通人群生物标志物影响的多中心调查

（1）研究现场及人群：以“我国大气污染的急性健康风险研究”和“国家人体生物监测”人群调查为基础，在京津冀及周边地区中选择具有空气质量监测超级站的北京市、天津市、石家庄市、济南市、太原市、郑州市、保定市、廊坊市、秦皇岛市和雄安新区为研究地区。在每个研究地区距离空气质量监测超级站 2km 范围内选择一个社区作为研究现场。

在 10 个国家空气质量监测超级站所在区/县内，选取离其最近、常住人口数在 1 万人以上、现场可操作性强的社区。以研究社区 40～89 岁常住居民为研究对象，每个年龄段预计选择 40 人，男女性别构成比为 1∶1；每个点位选择 200 人。调查对象具体的纳入标准如下：①40～89 岁（年龄按照调查日期与出生日期计算）；②居住现住址时间≥2 年；③自愿参加并且能接受问卷调查的；④存在听觉或语言障碍者予以排除。

按照既定的纳入及排除标准确定入选研究人群，按照性别及 40～49 岁、50～59 岁、60～69 岁、70～79 岁和 80～89 岁 5 个年龄段进行分层随机抽样。另外，将“我国大气污染的急性健康风险研究”和“国家人体生物监测”调查人群中符合本研究目的、纳入标准和抽样方法的调查对象也作为最终数据分析的样本。

（2）研究内容

1）问卷调查：调查问卷分为区/县问卷、社区问卷、家户问卷和个人问卷 4 种。通过区/县问卷和社区问卷分别收集调查区/县及社区的基本情况。通过家户问卷，收集家庭基本信息和家庭居住环境相关的暴露影响因素。个人问卷主要收集调查对象个人基本信息（年龄、性别、民族、文化程度、婚姻状况等）、吸烟饮酒情况、饮食情况、体力活动、时间-活动模式、空气污染感知、社会支持和相关健康状况。

2）体格检查：现场体格检查在具备资质的专业医疗机构集中进行，内容包括身高、体重、臀围、血压、心电图和肺功能。采用统一、标准的测量工具和方法。测量方法均符合《人群健康监测人体测量方法》（WS/T 424—2013）标准要求。

3）生物样品采集、分装与运输：由具备专业资质的采血师运用项目统一的真空采血管和采血针对调查对象进行血液采集。采集空腹静脉血非抗凝血（5ml 红帽真空采血管）5ml×1 管、抗凝血（6ml EDTA 真空采血管）5ml×2 管。尿样采集采用聚丙烯瓶集尿瓶收集随机中段尿至少 50ml。

现场采集的血、尿等生物样本经冷链运输至分装场所后，在 4h 内完成样品分装。抗凝血经混匀后，按照 0.5ml 每管分装 10 管，非抗凝血经离心后，吸取上部血清，按照 0.5ml 每管分装 4～5 管，血浆按照 0.5ml 每管分装 5 管，尿样按 4.5ml 每管分装约 10 管。样本分装完毕后，选择有相应资质的冷链运输机构进行样本运输，全程−80～−60℃冷链运输。

4）实验室检测：委托有资质的专业检测公司完成血清生化检测。具体检测指标及方法如表 7-1 所示。

表 7-1　实验室检测指标及方法

序号	检测指标	血清用量	方法学
1	高密度脂蛋白	40μl	酶比色法
2	三酰甘油	40μl	比色法
3	总胆固醇	40μl	酶比色法
4	血清载脂蛋白 A1	40μl	免疫透射比浊法
5	血清载脂蛋白 B	40μl	免疫透射比浊法
6	血清脂蛋白 α	40μl	免疫透射比浊法
7	葡萄糖	40μl	己糖激酶法
8	糖化血清蛋白	40μl	高压液相色谱法
9	谷丙转氨酶	40μl	化学法

续表

序号	检测指标	血清用量	方法学
10	谷草转氨酶	40μl	化学法
11	乳酸脱氢酶	40μl	比色法
12	超敏C反应蛋白	40μl	免疫散射比浊法
13	雌二醇	40μl	电化学发光法
14	睾酮	40μl	电化学发光法
15	白蛋白	40μl	化学法
16	三碘甲状腺原氨酸（T_3）	40μl	电化学发光法
17	甲状腺素（T_4）	40μl	电化学发光法

5）暴露数据收集和暴露评估：为获取研究范围内主要大气污染物及污染物成分对普通人群生物标志物的暴露-反应关系，本研究收集了京津冀及周边地区六省/市共34个调查地区2017年1月1日至2019年3月31日空气质量监测超级站数据，以获得$PM_{2.5}$等主要污染物的数据。

（3）质量控制：在问卷调查、体格检查、血尿常规检测、生物样本采集、分装及扫码入库、样本包装和运输的过程中均实施严格的质控措施。所有问卷调查员均经过统一培训，考核合格后参与现场问卷调查工作。体格检查所用设备应采用指定型号产品，按照统一方法进行。血尿常规的检测均达到检验常规项目分析质量要求。人体生物样品的采集、处理及分析均按照《生物监测质量保证规范》（GB/T 16126—1995）的要求进行，在每批样品采集时，至少完成3套现场空白的制备。生物样本运输委托给具备相应资质的冷链运输机构全程–80～–60℃冷链运输，实时监控和记录。

（4）数据分析：多中心人群调查的数据分析主要包括人群特征、污染物及气象数据的描述性分析，以及污染物与健康效应相关性分析两部分。符合正态分布的数据采用均值和标准差表示，偏态分布的数据采用中位数和四分位数间距表示。污染物与症状和疾病的相关性分析采用多元logistic回归模型，研究的因变量为是否出现某特定症状或疾病，自变量为某特定的污染物或$PM_{2.5}$成分，调整协变量包括年龄、性别、家庭年收入、BMI、吸烟、饮酒、慢性疾病、温度和湿度；污染物与功能性指标和生物标志物相关性分析采用多元线性回归模型，研究的因变量为对数转换后的功能性指标或生化指标，自变量为某特定的污染物或$PM_{2.5}$成分，调整协变量包括年龄、性别、家庭年收入、BMI、吸烟、饮酒、慢性疾病、温度、湿度和季节；此外，本报告在血糖相关指标的分析部分额外调整了主食的摄入，在血脂相关指标的分析部分额外调整了油炸食品的摄入。以上模型均采用单污染物模型方式进行分析。

2. 大气污染对普通人群生物标志物影响的定群研究

（1）研究现场及人群

选择济南市作为定群研究现场，在研究现场超级站附近（2km 范围内）的甸柳社区选择调查对象开展本研究。

调查对象具体的纳入标准如下：①60～69 岁的健康老人；②现住址居住时间≥2 年，半年内无外出计划；③自愿参加并且能接受问卷调查；④有较好的依从性，在调查期间作息生活规律。

调查对象具体的排除标准如下：①吸烟和酗酒；②有听觉障碍或语言障碍等；③患有内分泌或代谢紊乱性疾病（糖尿病、血脂异常、脂代谢紊乱、甲状腺疾病等）、呼吸系统疾病（哮喘、气管炎、支气管炎、支气管扩张、肺炎、慢性阻塞性肺疾病、胸膜病、肺心病、肺结核、肺纤维化、睡眠呼吸暂停综合征、慢性呼吸衰竭、肺癌等）、心脑血管系统疾病（心律失常、高血压、冠心病、心脏瓣膜病、心肌疾病、高血压性心脏病、心绞痛、先天性心脏病、风湿性心脏病、甲状腺性心脏病、自主神经功能紊乱、脑卒中、脑梗死、脑出血、帕金森病、阿尔茨海默病等）、胃肠道疾病（胃炎、消化性溃疡、腹泻、胃癌、肠炎、肠癌等）、肝胰肾部疾病（肝炎、肝硬化、酒精性肝病、非酒精性脂肪性肝病、肝癌、胰腺炎等），以及癌症或肿瘤等慢性疾病；④过去 1 个月出现感冒或感染等症状；⑤过去 1 个月服用过抗生素、激素、抗炎或其他药物；⑥退休后继续被聘用从事工作（返聘、兼职等）；⑦素食者或者不规则饮食；⑧肺功能异常；⑨BMI＞ $28kg/m^2$，或者男性腰围大于 90cm，女性腰围大于 85cm。

查阅国内外相关文献，结果显示与本研究类似的定群研究的样本量基本在 50 人左右。为了保证研究的科学性，本研究的样本量为 76 人，即选择 76 名调查对象，男女各半。在开展个体暴露监测时，每批次调查对象尽量保持男女各半。

（2）研究内容

1）问卷调查

A. 社区问卷调查：采用问卷收集调查社区的基本情况信息，包括社区基本信息、社区环境、社区常住居民信息等。

所有调查员经培训合格后采用面对面访谈的方式使用平板电脑（配备网络）对调查对象开展家户问卷、个体问卷和 24h 日志问卷调查。

B. 家户问卷和个体问卷调查：调查内容包括调查对象的一般情况、居住环境、行为活动模式、急性呼吸系统和循环系统症状、疾病史、焦虑抑郁情况、认知水平、睡眠状况、服药及保健品情况等。

C. 24h 日志问卷调查：在开展 3 日个体 $PM_{2.5}$ 暴露监测的同时，每日对调查对象 24h 开关窗情况、行为活动模式、服用药物、饮食和饮茶等情况进行调查，共 3 次。

2）体格检查：在完成3日的个体暴露监测后对调查对象进行体检，测定调查对象身高、体重、腰围、血压、心电图（ECG）、心率、肺功能、FeNO 和身体成分等，并采集调查对象血液、尿液、粪便、口腔细胞和指甲样本。测量方法均符合《人群健康监测人体测量方法》（WS/T 424—2013）标准要求。

3）生物样品采集、分装与运输：在调查对象体检的同时，采集调查对象空腹静脉血3管（非抗凝1管，EDTA抗凝2管，共15ml）和随机尿液70ml。在采集尿液和血液样品的过程中，每隔10个样品设置1个空白对照，在样品采集过程中详细记录样品采集对象的编号、姓名、年龄、样品数和采集时间等。采集的血液和尿液样品尽快进行分装和扫码入库，样品分装人员佩戴手套、帽子、口罩，或喷洒酒精消毒进行血样及尿样的分装。样本分装完毕后，选择有相应资质的冷链运输机构进行样本运输，全程–80～–60℃冷链运输。

4）实验室检测

A. 调查现场实验室检测：血液和尿液样品采集完成后，在调查现场进行血常规、血糖、尿常规和尿肌酐的测定。

B. 蛋白生物标志物检测：采集的生物样品到达环境所后，尽快送往生物标志物检测实验室进行检测。采用液态芯片技术平台（xMAP®）多因子检测技术对血浆样品中CRP、白介素等多种蛋白生物标志物进行检测。

C. 血清代谢组检测：采用超高分辨率质谱如Orbitrap QE、UHPLC-QTOF 和GC-TOF 等仪器开展血清人体代谢产物检测。基于数据库及分析软件进行代谢产物的鉴定及定量等。

D. 粪便微生物组学检测：对粪便样本进行基因组DNA提取，使用Nanodrop进行DNA浓度和质量的检测。通过260nm处的吸光值和消光系数计算可以得到DNA浓度值，通过260nm和280nm处吸光值的比值来判断DNA的纯度，纯DNA的比值在1.8左右。采用PCR技术使用通用引物515F和806R扩增细菌16SrRNA基因V4区域。随后使用下一代高通量测序平台IonS5TMXL开展微生物群落16S扩增子测序，测序数据进行生物信息处理和统计分析。

（3）质量控制：在现场调查方面，严格按照方案要求执行现场调查，并在调查过程中反复确认每个环节准确无误；所有调查人员接受统一培训，采用统一调查方案和操作手册开展现场调查，整个过程严格按照操作手册执行。组织相关人员对现场调查工作进行督导，主要针对调查前准备情况、现场调查流程、问卷调查及质控、体格检查、生物样品及空白样的采集、生物样品分装、扫码和入库、纸质材料的完整度等情况进行督导。

建立完善的数据逻辑核查和数据质控体系，以确保收集数据的质量。由经过培训的督导员进行督导以保证调查进度和数据质量；问卷数据经多次复查和复核，如有漏填或逻辑错误，立即让调查员补充并反馈。

对实验室检测公司进行盲样比对，筛选我国顶级的检测公司测量相关的效应指标，并在检测过程中执行严格的质量控制措施，对所有检测结果原始数据和质控数据及相关材料均进行核查。全流程严格控制数据质量，为获得严谨的研究结果奠定了基础。

（4）数据分析：定群研究的数据分析主要包括人群特征、污染物及气象数据的描述性分析和空气污染物与生物标志物的关系。采用 R3.5.2 软件和 lme4 软件包进行数据分析。对数据进行正态性检验，经检验符合正态分布的数据使用均数和标准差表示其集中和离散的趋势，不符合正态分布的数据采用中位数和四分位数表示其集中和离散的趋势。采用线性混合效应模型在控制多种混杂因素的情况下，分析空气污染物与生物标志物之间的关系。采用线性混合效应模型，以研究对象作为随机效应，年龄、性别、BMI、教育程度、家庭年收入、家庭烹饪情况、“星期几效应”及温湿度等作为协变量，分析个体 $PM_{2.5}$ 与效应标志物肺功能、血压、FeNO、血糖及蛋白因子的关系。效应标志物呈非正态分布，因此需对其进行自然对数转换。

7.2.2 主要结果

1. 大气污染对普通人群生物标志物影响的多中心调查

基于“我国大气污染的急性健康风险研究”中获得的京津地区 612 名调查人群和“国家人体生物监测项目”已完成的京津冀及周边地区 33 个区/县 3～79 岁的 4841 名调查人群为基础，在具有空气质量监测超级站，可获得颗粒物组分水平的城市[（北京市、天津市、石家庄市、济南市、太原市、郑州市、保定市、廊坊市、秦皇岛市和雄安新区（无超级站）]选择 10 个调查区域，总计调查 2044 名调查对象。最终纳入 3 项调查中 40～89 岁的 3614 名调查对象，开展不同大气污染类型和水平、颗粒物组分暴露导致的早期健康影响的多中心分析研究。

（1）$PM_{2.5}$ 与肺功能：$PM_{2.5}$ 浓度每增加 10μg/m^3，肺功能相关指标如 FEV_1、PEF、$FEF_{25\%}$、$FEF_{75\%}$在不同的滞后时间呈下降趋势（图 7-1）。

（2）$PM_{2.5}$ 与生化指标

1）$PM_{2.5}$ 与血脂代谢：$PM_{2.5}$ 浓度每增加 10μg/m^3，血清载脂蛋白 A1（ApoA1）逐渐降低。滞后 4 日降低最明显，下降 1.33%。高密度脂蛋白（HDL-C）也逐渐降低，其中滞后 4 日降低 1.09%。血清 ApoA1 是高密度脂蛋白胆固醇的主要载脂蛋白，在胆固醇逆向转运中起重要作用。$PM_{2.5}$ 导致血清 ApoA1 和 HDL-C 水平降低，可影响血浆中胆固醇的清除效率，继而导致脂代谢失衡（图 7-2）。

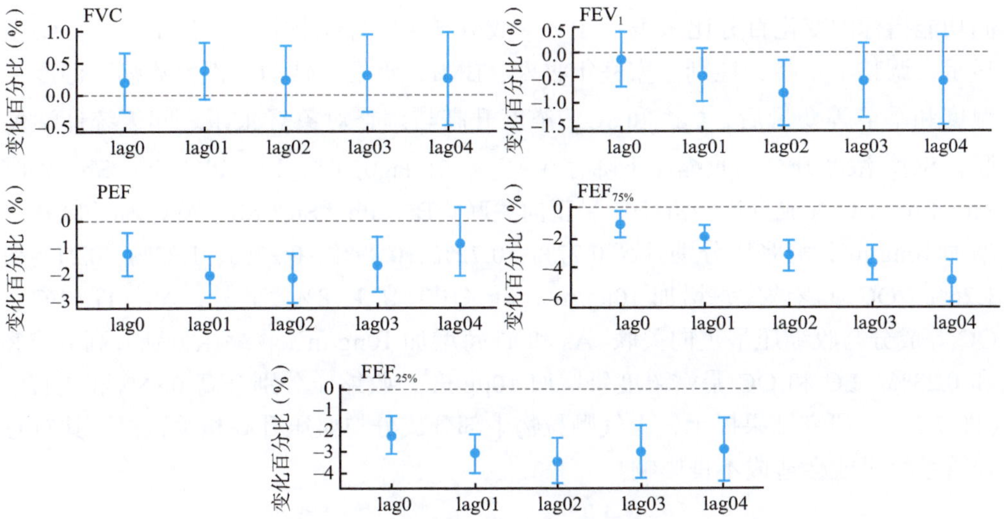

图 7-1　$PM_{2.5}$ 每增加 10μg/m³ 肺功能的变化分析

FVC. 用力肺活量；FEV_1. 第 1 秒用力呼气容积；PEF. 用力呼气流速峰值；$FEF_{75\%}$. 用力呼气 75%肺活量的呼气流量；$FEF_{25\%}$. 用力呼气 25%肺活量的呼气流量

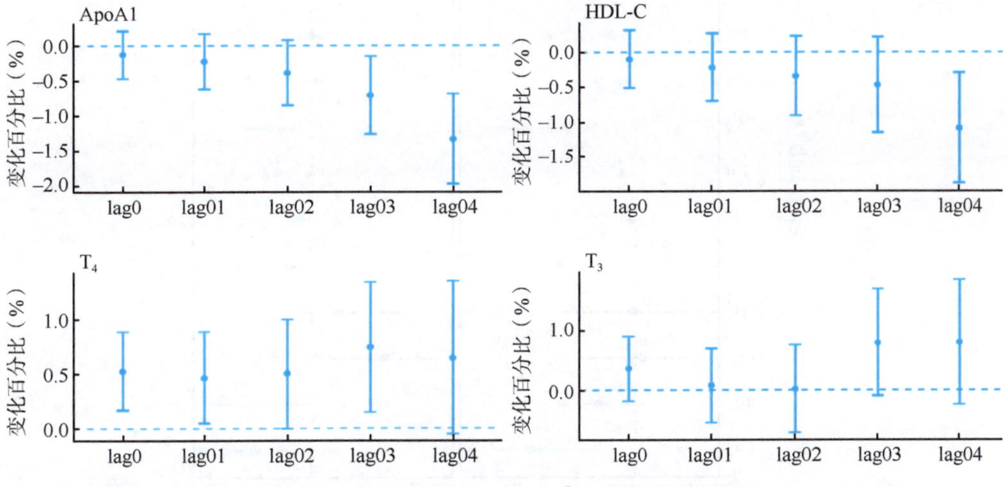

图 7-2　$PM_{2.5}$ 每增加 10μg/m³ 血脂的变化分析

ApoA1. 血清载脂蛋白 A1；HDL-C. 高密度脂蛋白胆固醇；T_4. 甲状腺素；T_3.三碘甲状腺原氨酸

2）$PM_{2.5}$ 与甲状腺素：$PM_{2.5}$ 浓度每增加 10μg/m³，T_4 在当日及滞后 3 日出现升高，其中滞后 3 日升高最明显，上升了 0.74%。甲状腺素为机体兴奋性激素，主要促进能量代谢，提高神经系统尤其是交感神经的兴奋性，提示 $PM_{2.5}$ 升高可产生情绪影响，以及出现心率增加、收缩压升高等神经兴奋性增加的表现。

（3）$PM_{2.5}$ 成分与功能性指标：本部分结果暴露滞后期采用体格检查当日和前 1 日的滑动平均值。效应值采用成分浓度每变化 10 个单位（μg/m³ 或 ng/m³）时不同功能指标的变化百分比来表示 $PM_{2.5}$ 成分与生物标志物相关程度的大小。结果显示，调整了年龄、性别、家庭年收入、BMI、吸烟、饮酒、慢性疾病、温度、湿度和季节等变量后，Ca^{2+}和 SO_4^{2-} 浓度升高与调查对象舒张压之间无统计学关联，SO_4^{2-} 浓度升高与收缩压下降存在关联。在 lag01 时，Br、Pb、Sn、Sb、As、Zn、Cd、OC 等成分均与舒张压呈正向关联。Br、Pb、Sn、Sb、As、Zn 和 Cd 每增加 $10ng/m^3$，舒张压分别升高 0.77%、0.72%、0.39%、0.23%、1.82%、0.21%和 1.26%。OC 暴露浓度每增加 $10\mu g/m^3$，舒张压升高 1.78%。此外，As、Ti、EC、OC 等成分与收缩压呈正向关联。As 和 Ti 每增加 $10ng/m^3$，收缩压分别升高 0.83% 和 0.23%。EC 和 OC 暴露浓度每增加 $10\mu g/m^3$，收缩压分别升高 0.98%和 1.12%（图 7-3）。研究结果提示，大气颗粒物中部分成分与血压升高相关，提示其对心血管系统可能会造成不良影响。

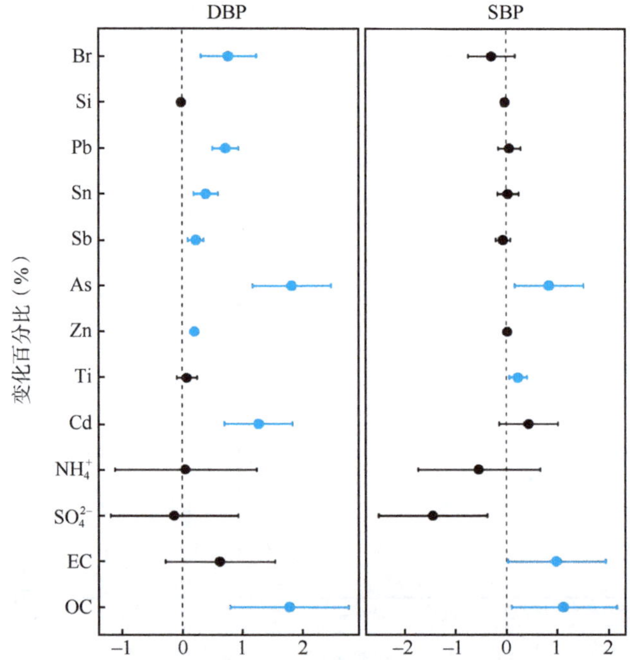

图 7-3　$PM_{2.5}$ 成分每增加 10 个单位（$\mu g/m^3$ 或 ng/m^3），收缩压、舒张压的变化分析

DBP. 舒张压；SBP. 收缩压

1）$PM_{2.5}$ 成分与肺功能：多种 $PM_{2.5}$ 成分均和肺功能指标降低显著相关，提示其对呼吸系统可能造成不良影响。OC 浓度每增加 $10\mu g/m^3$，调查对象 FEV_1 下降 11.13%；NH_4^+ 和 SO_4^{2-} 浓度每增加 $10\mu g/m^3$，调查对象 FEV_1 分别下降 10.86%和 10.45%；Zn、Ti、Sn、Si、As、Sb、Pb、Cd 和 Br 浓度每增加 $10ng/m^3$，调查对象 FEV_1 分别下降 1.20%、1.07%、2.80%、0.16%、12.86%、1.57%、4.90%、9.65%和 6.74%。

OC 浓度每增加 $10\mu g/m^3$，调查对象 FVC 下降 12.43%；NH_4^+、SO_4^{2-} 浓度每

增加 10μg/m³，调查对象 FVC 分别下降 5.16%和 9.58%；Zn、Ti、Sn、Si、As、Sb、Pb、Cd 和 Br 浓度每增加 10ng/m³，调查对象 FVC 分别下降 1.13%、1.66%、2.04%、0.16%、14.97%、1.09%、4.52%、8.66%和 5.66%。

OC 浓度每增加 10μg/m³，调查对象 PEF 下降 9.93%；NH_4^+ 和 SO_4^{2-} 浓度每增加 10μg/m³，调查对象 PEF 分别下降 20.58%和 12.54%；Zn、Ti、Sn、Si、As、Sb、Pb、Cd、Br 浓度每增加 10ng/m³，调查对象 PEF 分别下降 1.34%、1.05%、4.44%、0.16%、9.80%、2.69%、5.69%、12.46%、10.71%。

OC 浓度每增加 10μg/m³，调查对象 $FEF_{75\%}$下降 15.31%；NH_4^+ 和 SO_4^{2-} 浓度每增加 10μg/m³，调查对象 $FEF_{75\%}$分别下降 10.44%和 16.92%；Zn、Ti、Sn、Si、As、Sb、Pb、Cd、Br 浓度每增加 10ng/m³，调查对象 $FEF_{75\%}$分别下降 1.17%、0.81%、1.91%、0.07%、5.05%、0.99%、3.87%、6.86%、6.14%。

OC 浓度每增加 10μg/m³，调查对象 $FEF_{25\%}$下降 11.47%；NH_4^+ 和 SO_4^{2-} 浓度每增加 10μg/m³，调查对象 $FEF_{25\%}$分别下降 19.99%和 9.32%；Zn、Ti、Sn、Si、As、Sb、Pb、Cd、Br 浓度每增加 10ng/m³，调查对象 $FEF_{25\%}$分别下降 1.26%、0.55%、4.03%、0.22%、8.58%、2.52%、5.52%、10.98%、8.68%（图 7-4）。

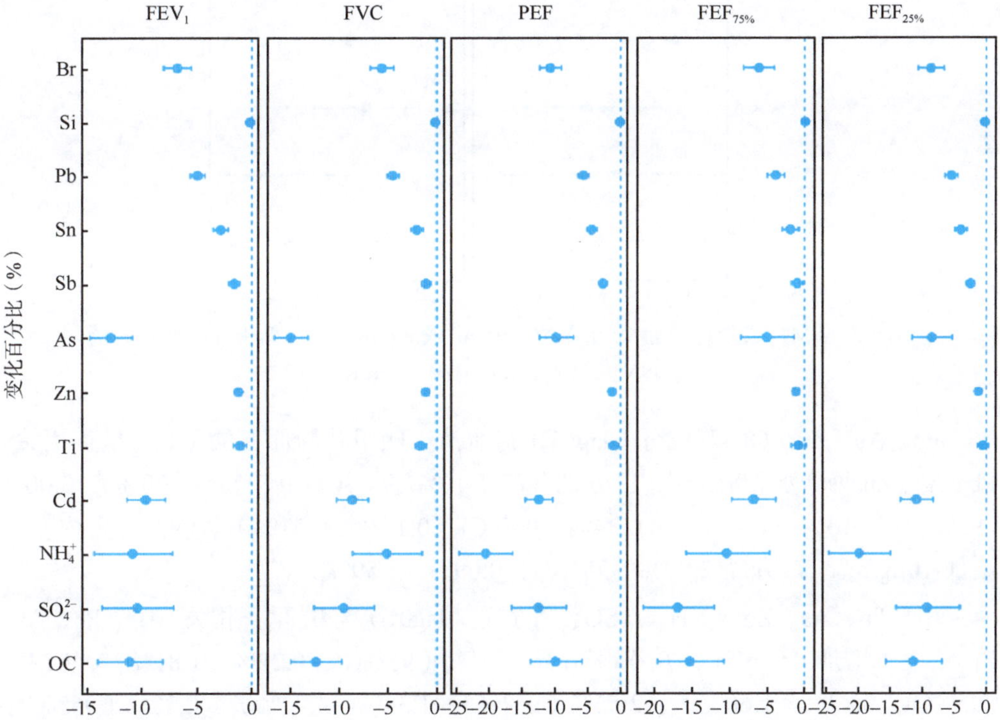

图 7-4 $PM_{2.5}$ 成分每增加 10 个单位（μg/m³ 或 ng/m³），肺功能指标的变化分析

2）$PM_{2.5}$成分与生化指标：EC、OC、Zn、Ti、Sn、Si、Sb和Pb与调查对象糖化血清蛋白、空腹血糖之间的关联均无统计学意义。As 和 Cd 浓度每增加 $10ng/m^3$，调查对象糖化血清蛋白分别升高 1.13 %（95%CI：0.06%～2.20%）和 1.22%（95%CI：0.30%～2.14%）。结果显示大气颗粒物部分成分与糖化血清蛋白升高相关，提示其对糖代谢可能造成不良影响（图 7-5）。

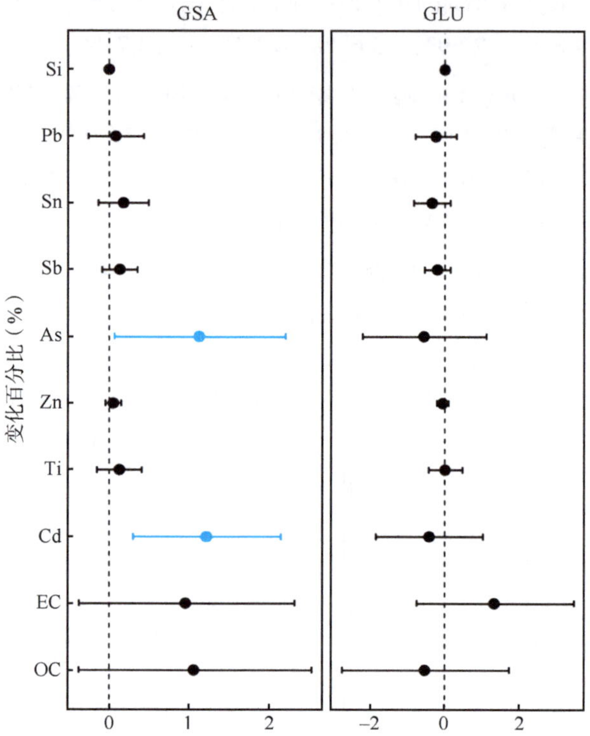

图 7-5　$PM_{2.5}$成分每增加 10 个单位（$\mu g/m^3$或 ng/m^3），血糖指标的变化分析

GSA. 糖化血清蛋白；GLU. 空腹血糖

Pb、As、Zn、OC 等成分（lag01）与血清三碘甲状腺原氨酸（T_3）呈正相关。Pb、As、Zn 每增加 $10ng/m^3$，T_3分别升高 1.40%（95%CI：0.81%～2.00%）、3.00%（95%CI：1.16%～4.87%）、0.34%（95%CI：0.17%～0.51%）。OC 暴露浓度每增加 $10\mu g/m^3$，T_3升高 2.80%（95%CI：0.09%～5.59%）。

Br、Pb、As、Zn、NH_4^+、SO_4^{2-}等成分（lag01）与T_4呈正相关。Br、Pb、As、Zn 浓度每增加 $10ng/m^3$，T_4分别升高 1.01%（95%CI：0.22%～1.81%）、1.21%（95%CI：0.82%～1.60%）、2.55%（95%CI：1.34%～3.77%）、0.32%（95%CI：0.21%～0.43%）。NH_4^+和SO_4^{2-}浓度每增加 $10\mu g/m^3$，T_4分别升高 2.56%（95%CI：0.48%～4.68%）和 2.42%（95%CI：0.53%～4.35%）（图 7-6）。大气 $PM_{2.5}$部分

成分与甲状腺激素水平改变相关，提示其可能对甲状腺功能造成影响。

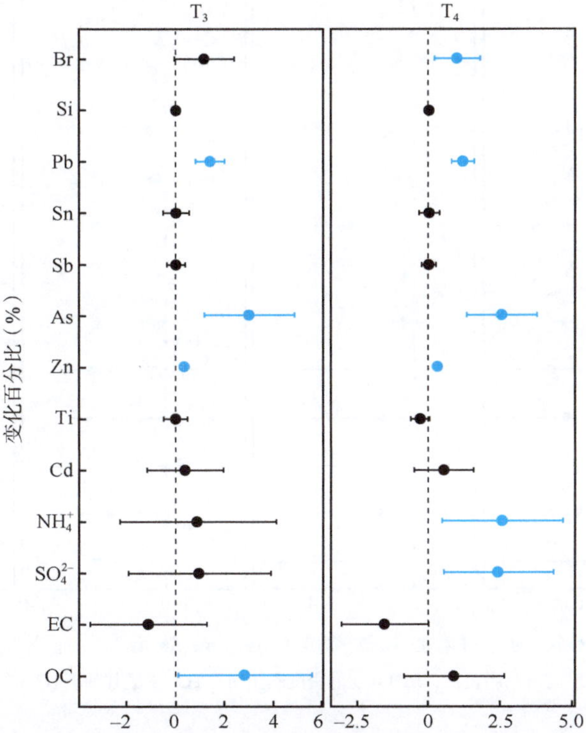

图 7-6　$PM_{2.5}$ 成分每增加 10 个单位（μg/m^3 或 ng/m^3），T_3、T_4 的变化分析

$PM_{2.5}$ 成分（lag01）与高密度脂蛋白胆固醇变化之间的关联无统计学意义；Zn、Sn、As、Sb、Pb、Cd、OC 与低密度脂蛋白胆固醇变化有关，上述成分浓度每增加 10ng/m^3，低密度脂蛋白胆固醇分别升高 0.20%（95%CI：0.03%～0.36%）、0.91%（95%CI：0.37%～1.4%）、2.43%（95%CI：0.62%～4.27%）、0.56%（95%CI：0.19%～0.94%）、0.59%（95%CI：0.00～1.18%）、3.35%（95%CI：1.79%～4.94%）和 3.10%（95%CI：0.37%～5.91%）；Ti、Sn、Si、As、Sb、Cd、OC 与总胆固醇变化之间的关联有统计学意义，每增加 10ng/m^3，总胆固醇分别升高 0.36%（95%CI：0.02%～0.71%）、0.49%（95%CI：0.11%～0.88%）、0.05%（95%CI：0.00～0.09%）、1.99%（95%CI：0.68%～3.31%）、0.30%（95%CI：0.03%～0.57%）、2.21%（95%CI：1.09%～3.35%）和 2.01%（95%CI：0.14%～3.91%）；As、EC 与三酰甘油变化之间的关联有统计学意义，浓度每增加 10μg/m^3，三酰甘油水平分别升高 2.90%（95%CI：0.29%～5.57%）和 4.59%（95%CI：0.97%～8.35%）（图 7-7）。大气 $PM_{2.5}$ 部分成分与血脂部分指标的增加相关，提示其对脂代谢可能产生不良影响。

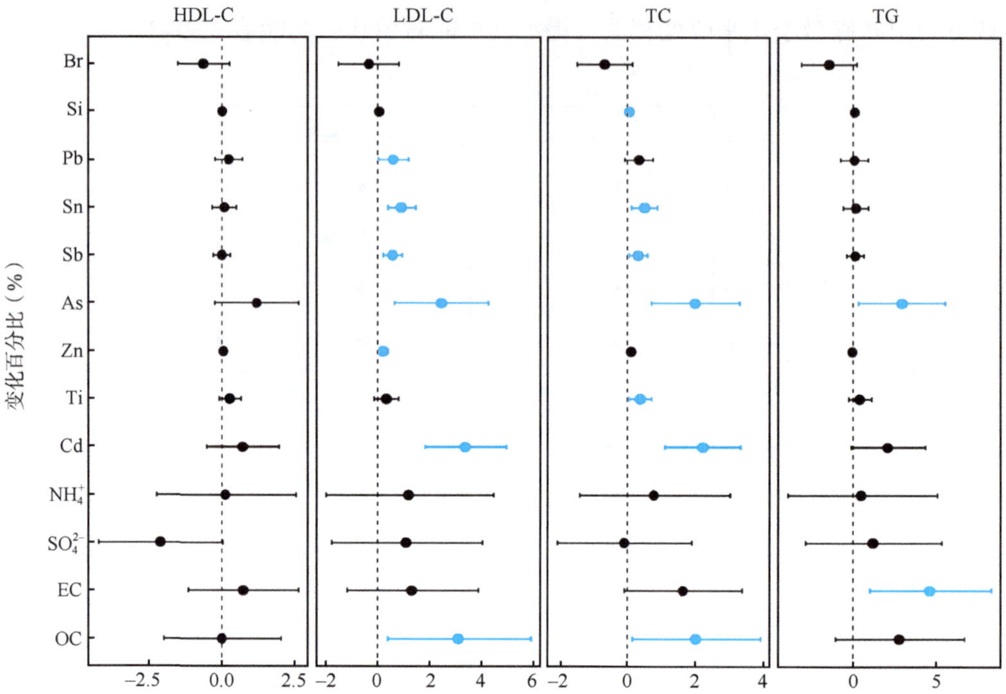

图 7-7 $PM_{2.5}$ 成分每增加 10 个单位（$\mu g/m^3$ 或 ng/m^3），血脂的变化分析

HDL-C. 高密度脂蛋白；LDL-C. 低密度脂蛋白；TG. 三酰甘油；TC. 总胆固醇

2. 大气污染对普通人群生物标志物影响的定群研究

本研究共纳入 76 名研究对象，其中男性 38 名，女性 38 名，年龄为（64.97±2.80）岁，BMI 为（25.02±2.39）kg/m^2。2018 年 9 月至 2019 年 1 月 5 次调查的人数分别为 66 人、74 人、71 人、71 人和 71 人，其中参与 5 次调查的人数为 58 人，参与 4 次调查的人数为 12 人，参与 3 次调查的人数为 3 人，参与 2 次调查的人数为 3 人。共 353 人次纳入分析（表 7-2）。

表 7-2 调查对象的基本情况

基本情况	均数±标准差	样本量（百分比）
性别		
男性		38（50.0%）
女性		38（50.0%）
年龄（岁）	64.97±2.80	
BMI（kg/m^2）	25.02±2.39	
家庭年收入		
≤3 万元		9（11.84%）

续表

基本情况	均数±标准差	样本量（百分比）
3～8 万元		29（38.16%）
8～12 万元		21（27.63%）
12 万元以上		17（22.37%）
教育程度		
小学及以下		8（10.53%）
初中		21（27.63%）
高中或高职		33（43.42%）
大学或大专		14（18.42%）
是否使用空气净化器		
是		29（38.16%）
否		47（61.84%）
家中是否有宠物		
是		4（5.26%）
否		72（94.74%）
近期家庭是否装修		
是		5（6.58%）
否		71（93.42%）

（1）$PM_{2.5}$与肺功能

1）$PM_{2.5}$ 与 FEV_1/FVC：个人 $PM_{2.5}$ 和肺功能参数之间唯一显著相关的是 FEV_1/FVC，其变化范围为–1.23%（95%CI：–2.11%～–0.35%）至–0.77%（95%CI：–1.49%～–0.04%）。在不同的滞后期（0～6h、7～12h、13～24h、25～48h、49～72h、0～24h、0～48h 和 0～72h），个人 $PM_{2.5}$暴露和 FEV_1/FVC 具有统计学意义（图 7-8）。

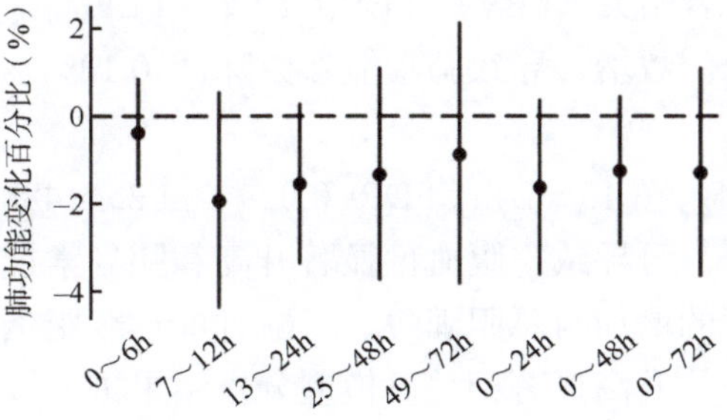

（A）$FEF_{25\%}$

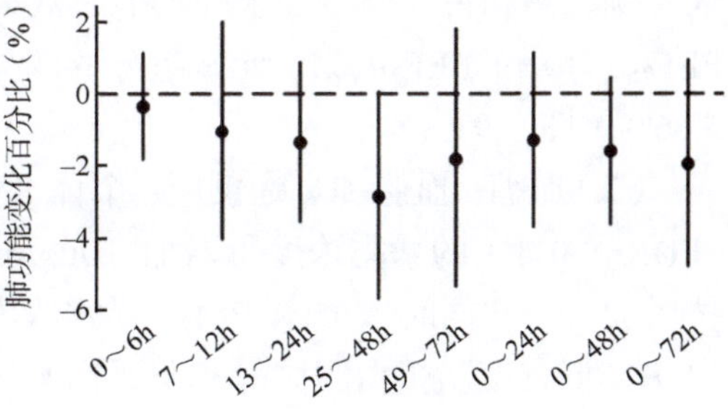

（B）$FEF_{50\%}$

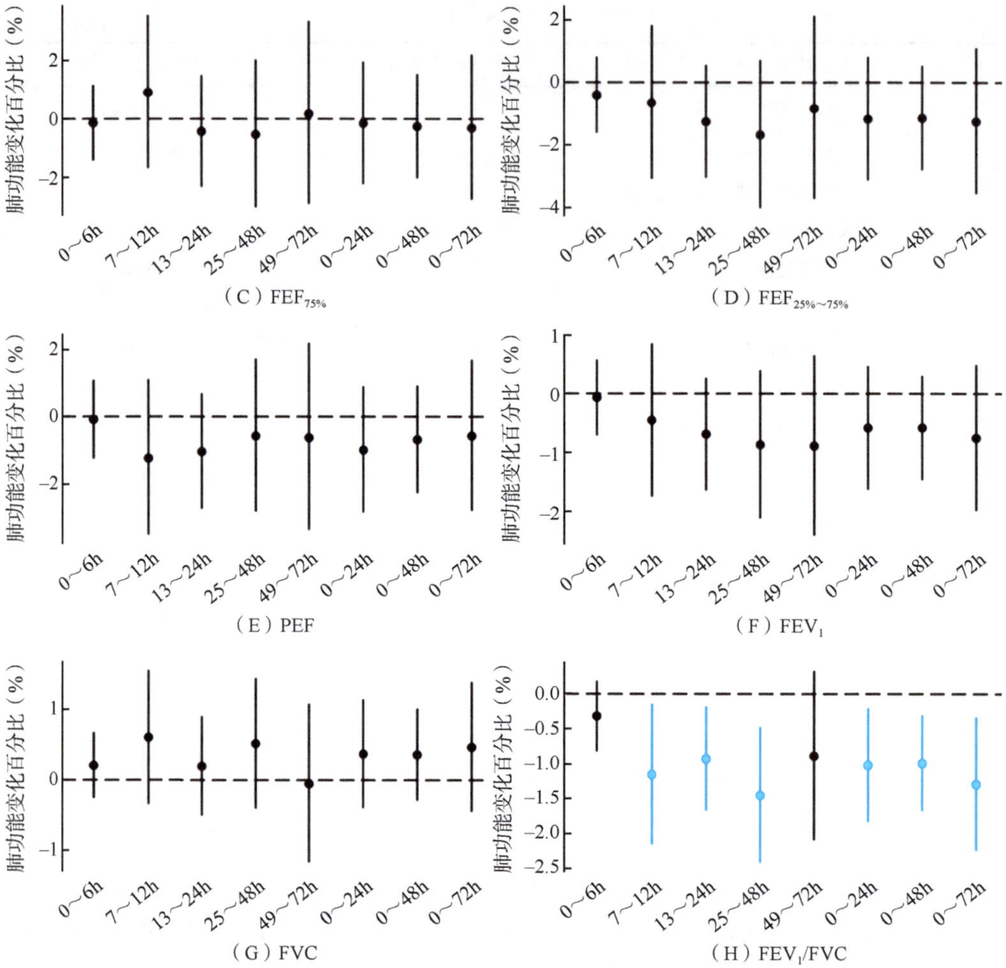

图 7-8　个体 $PM_{2.5}$ 累积暴露浓度每增加 10μg/m³，肺功能各指标的变化

2）$PM_{2.5}$ 元素组分与肺功能：对 $PM_{2.5}$ 中元素组分进行分析，结果发现砷、镍、铷、硒和钒与至少 3 个肺功能参数显著相关（FEV_1、FEV_1/ FVC、$FEF_{50\%}$、$FEF_{25\%\sim75\%}$和 $FEF_{75\%}$），元素组分的四分位数增加导致肺功能参数降低 0.12%～5.66%（图 7-9）。

（2）血糖、血脂和炎症反应：个体 $PM_{2.5}$ 在 13～24h（FDR=0.029）和 25～48h（FDR=0.011）的暴露浓度每增加 10μg/m³，可导致空腹血糖显著升高和胰岛素抵抗增加。与此同时，个体 $PM_{2.5}$ 暴露浓度的增加与总胆固醇、三酰甘油、载脂蛋白 B、低密度脂蛋白胆固醇和脂蛋白水平的升高显著相关。模型分析结果进一步显示，在 0～6h 个体 $PM_{2.5}$ 暴露浓度每增加 10μg/m³，可导致 L 凝集素、血清淀粉样蛋白 P、α_2-巨球蛋白、降脂蛋白、胎球蛋白 A 显著升高（图 7-10）。

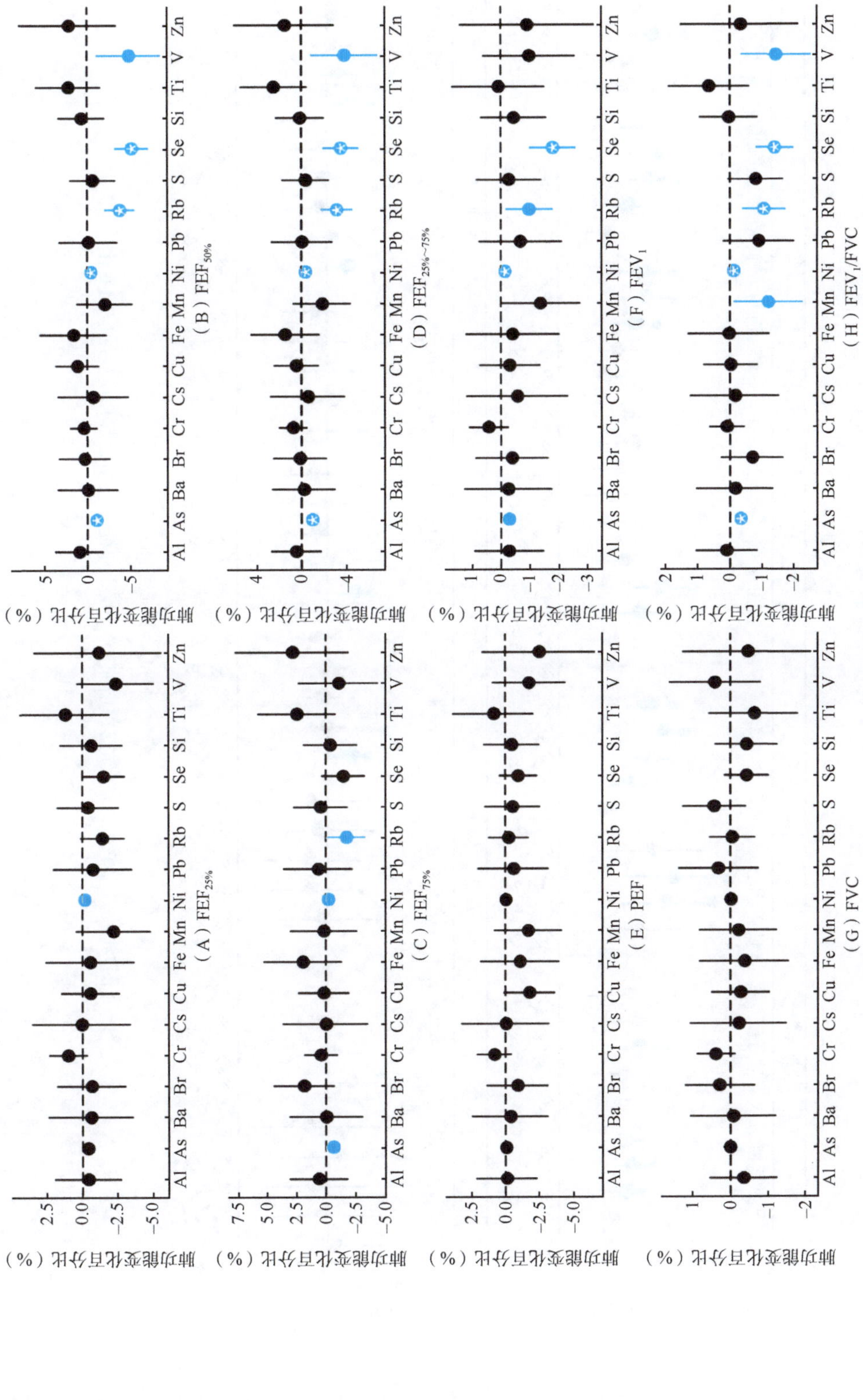

图7-9 个体$PM_{2.5}$元素组分暴露与肺功能各指标的变化

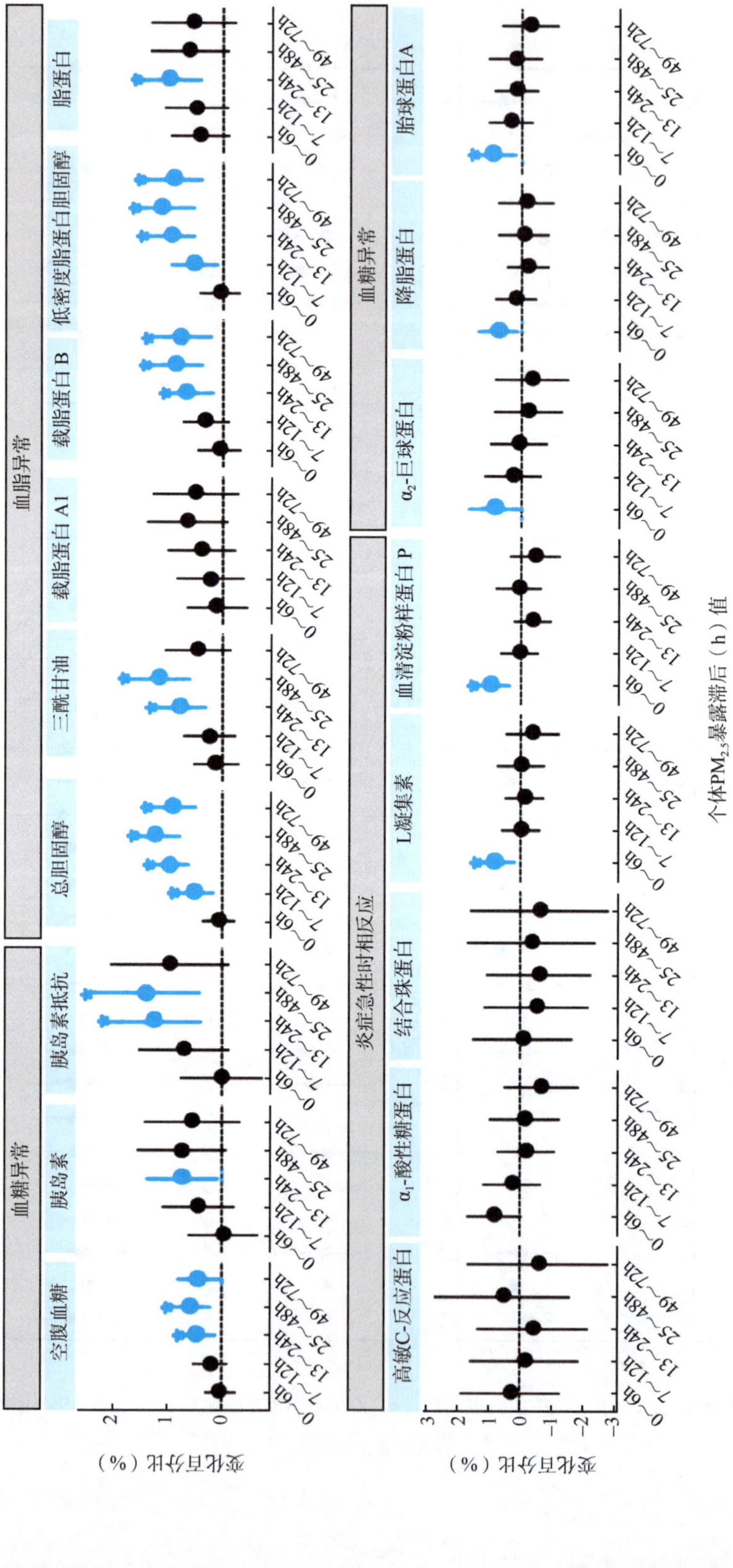

图7-10 个体$PM_{2.5}$短期暴露每增加$10\mu g/m^3$，血糖、血脂异常和炎症反应的变化

（3）$PM_{2.5}$组分与生物标志物的关系

1）$PM_{2.5}$组分与血脂谱：使用BKMR模型评价$PM_{2.5}$ 17种元素组分对血脂谱的总体影响。结果显示，暴露于$PM_{2.5}$元素组分混合物时，老年人的总胆固醇(TC)、低密度脂蛋白胆固醇（LDL-C）和非高密度脂蛋白胆固醇（non-HDL-C）水平显著升高（图7-11）。对于TC、LDL-C、HDL-C和non-HDL-C，铜和钛的后验概率高于其他组分，分别为0.76～0.90和0.74～0.94，因此金属铜和钛被认为是$PM_{2.5}$的主要组成部分，在血脂谱的变化中起重要作用（图7-12）。

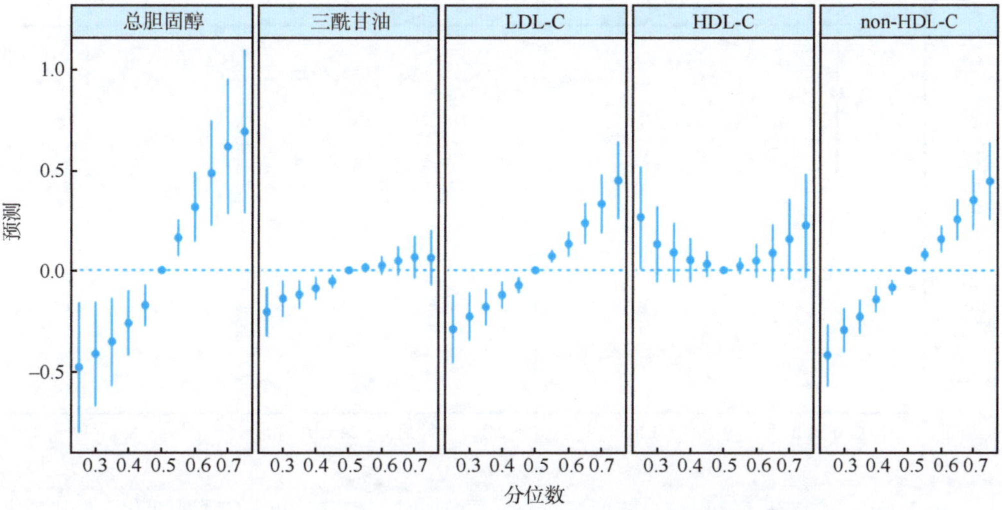

图7-11　个体$PM_{2.5}$元素组分混合物对血脂谱的总体影响

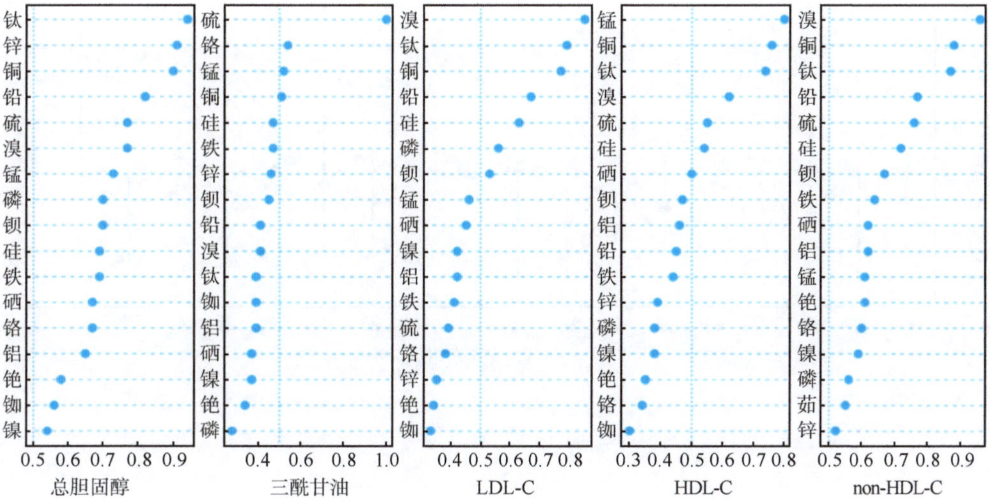

图7-12　基于BKMR模型计算血脂谱上$PM_{2.5}$元素组分的后验概率

2）$PM_{2.5}$ 组分与肾功能：使用混合线性模型，评估个体 $PM_{2.5}$ 元素组分与老年人肾功能之间的关联。结果显示，个体暴露于 $PM_{2.5}$ 与估算的肾小球滤过率（eGFR）呈负相关，在滞后 7～12h 中观察到显著的相关性，并在滞后 13～24h 中这种相关性变得更强，这种关联随着滞后时间的延长而减弱（图 7-13）。在单组分模型、组分-$PM_{2.5}$ 联合模型、组分-残差模型中，Cu、Mn 和 Ti 三种金属元素均与 eGFR 呈显著负向关联（图 7-14）。

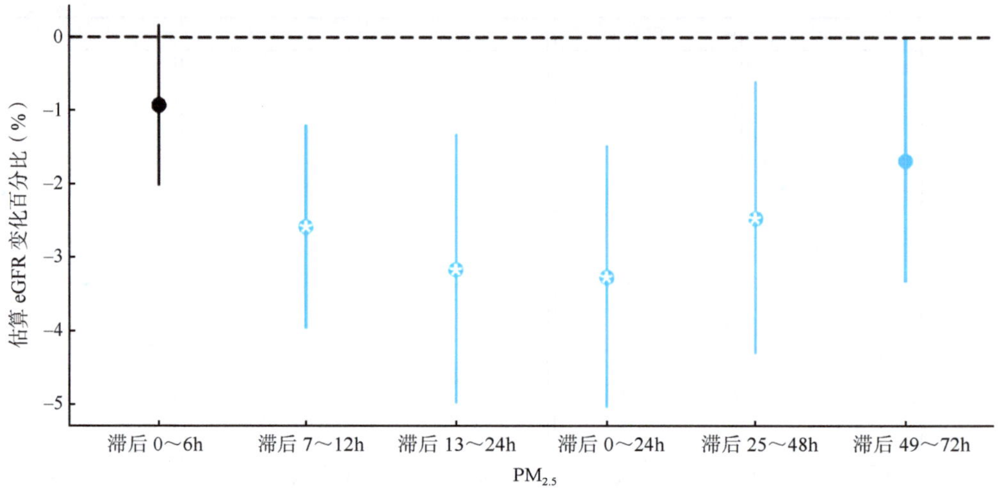

图 7-13　不同滞后时间 $PM_{2.5}$ 浓度按四分位数增加时，eGFR（95%CI）的变化百分比

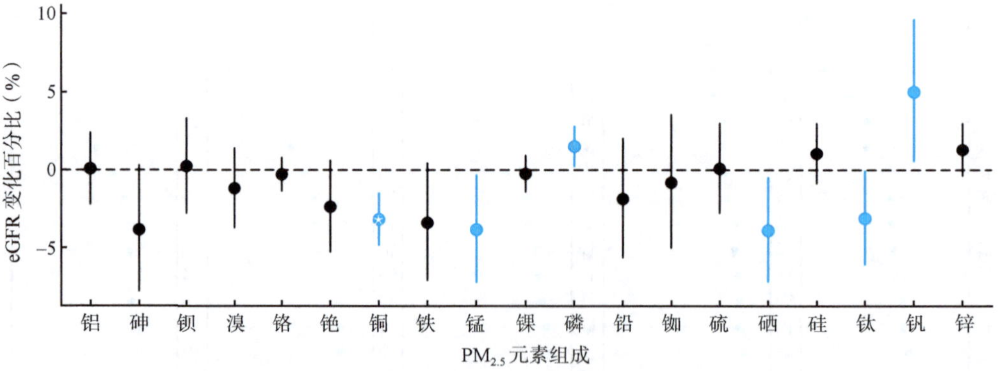

（A）

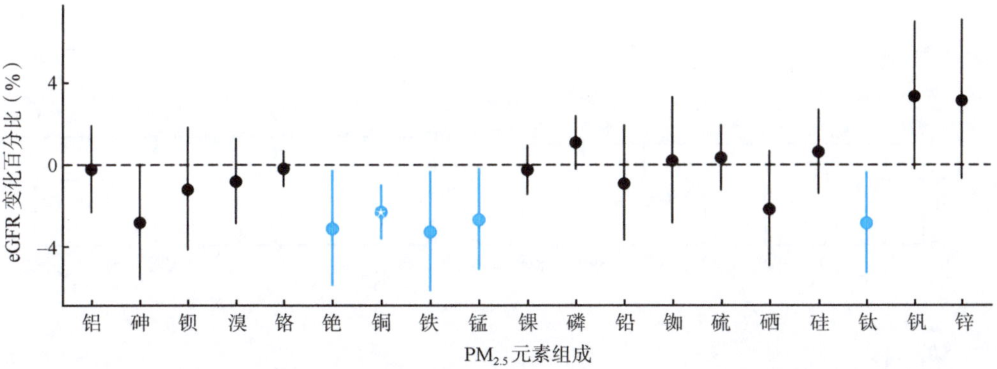

（B）

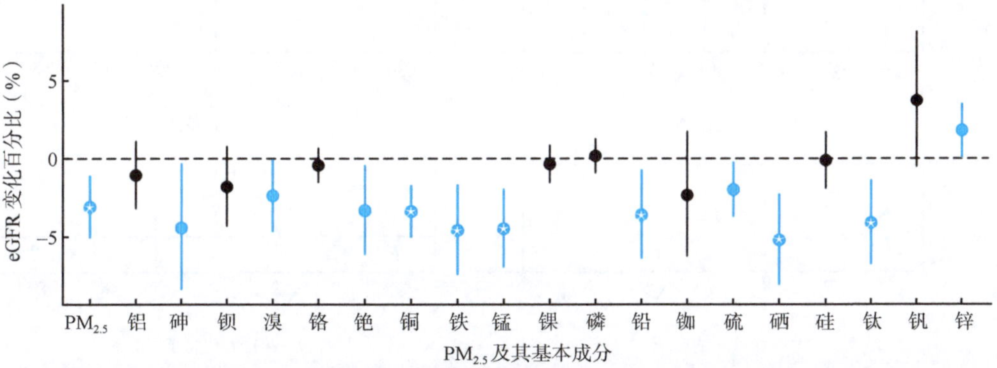

（C）

图 7-14　个体 72h $PM_{2.5}$ 元素组分浓度按四分位数增加时，eGFR（95%CI）的变化百分比

（A）单组分模型；（B）组分-$PM_{2.5}$ 联合模型；（C）组分-残差模型

使用混合线性模型，评估个体 $PM_{2.5}$ 中碳质化合物和水溶性无机离子（water-soluble inorganic ions，WSIIs）与 eGFR 之间的关联。个体 $PM_{2.5}$、OC、EC 和 8 种 WSIIs（Cl^-、NO_3^-、SO_4^{2-}、NH_4^+、Na^+、K^+、Mg^{2+}、Ca^{2+}）的增加与 eGFR 降低显著相关（图 7-15）。在单组分模型、组分-$PM_{2.5}$ 联合模型、组分-残差模型中，EC、Cl^-、Na^+和 Mg^{2+}与 eGFR 之间存在负向关联（图 7-16），短时间内暴露于 $PM_{2.5}$ 环境会导致肾功能下降。

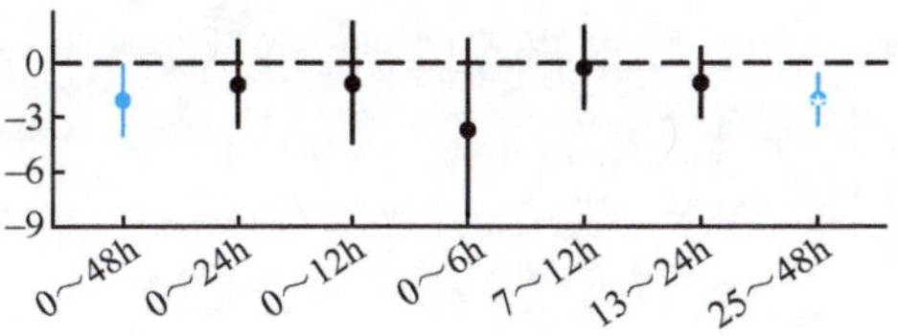

（A）$PM_{2.5}$

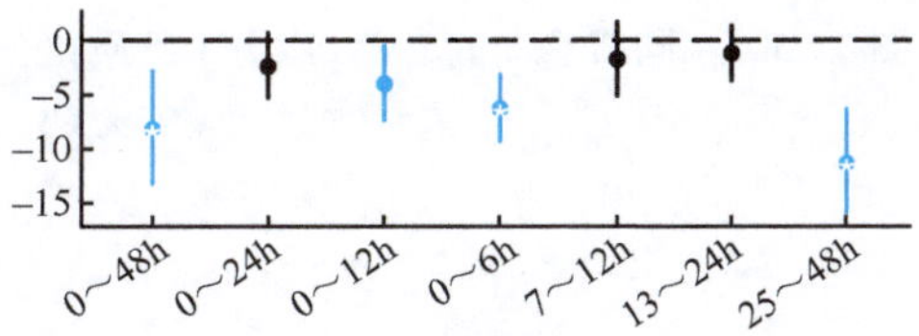

（B）有机碳

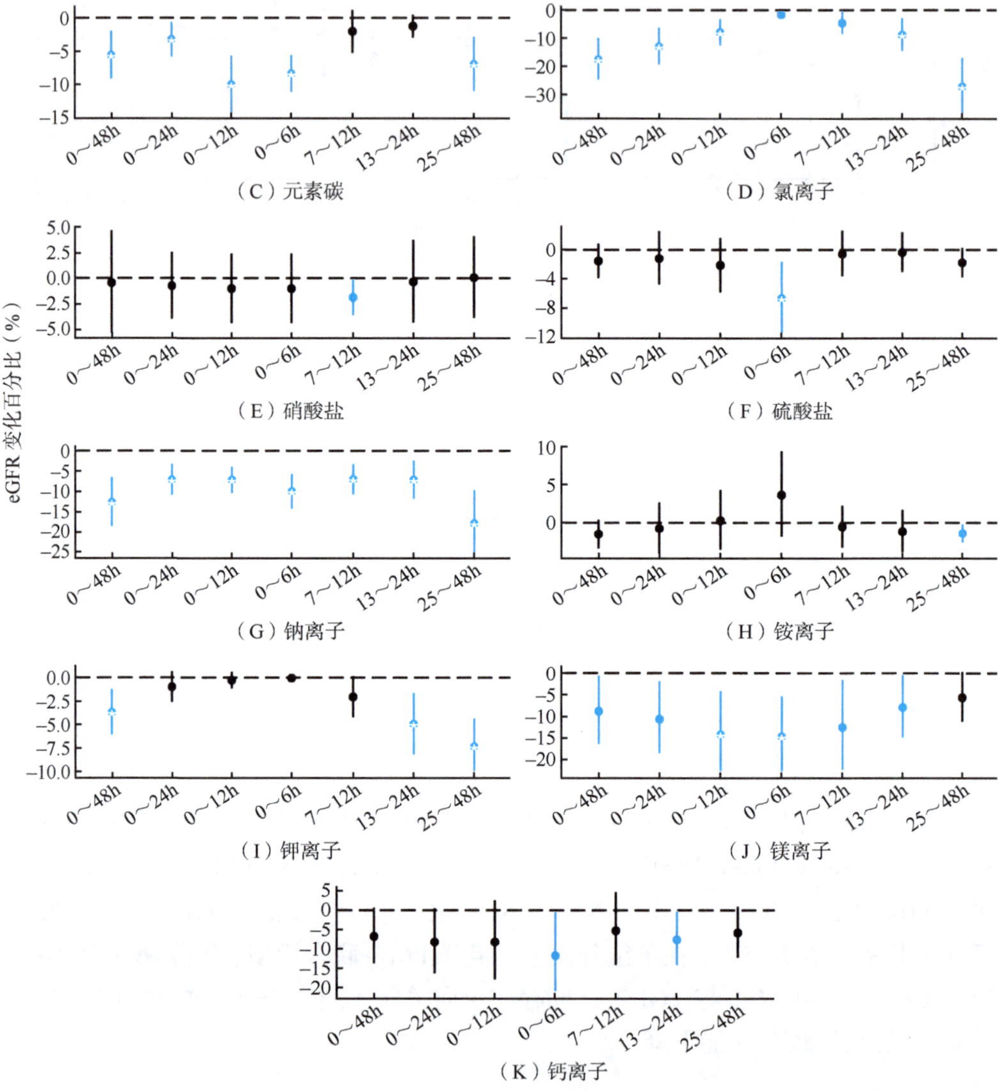

图 7-15　不同滞后期的 $PM_{2.5}$ 组分（碳质化合物和水溶性无机离子）按四分位数增加时，eGFR（95% CI）的变化百分比

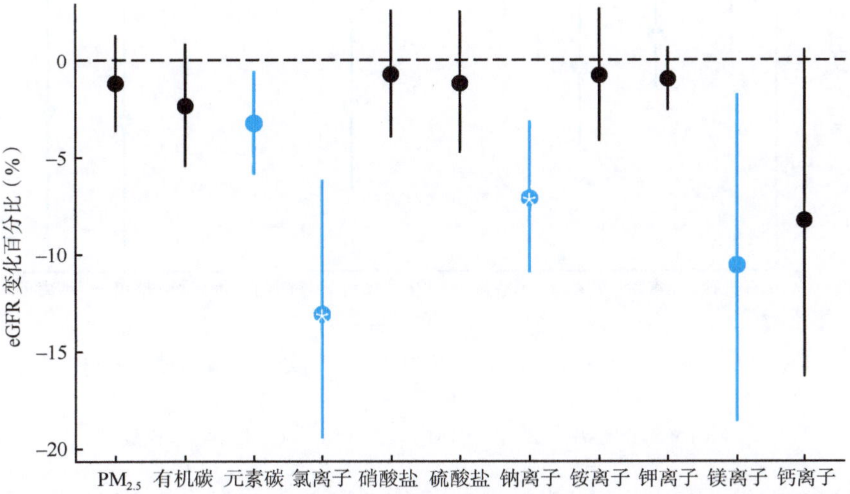

（A）$PM_{2.5}$及其成分

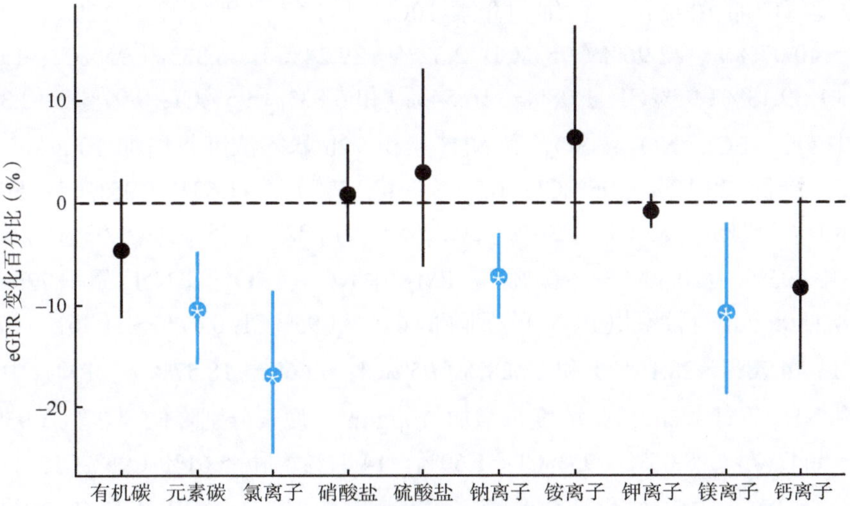

（B）$PM_{2.5}$成分

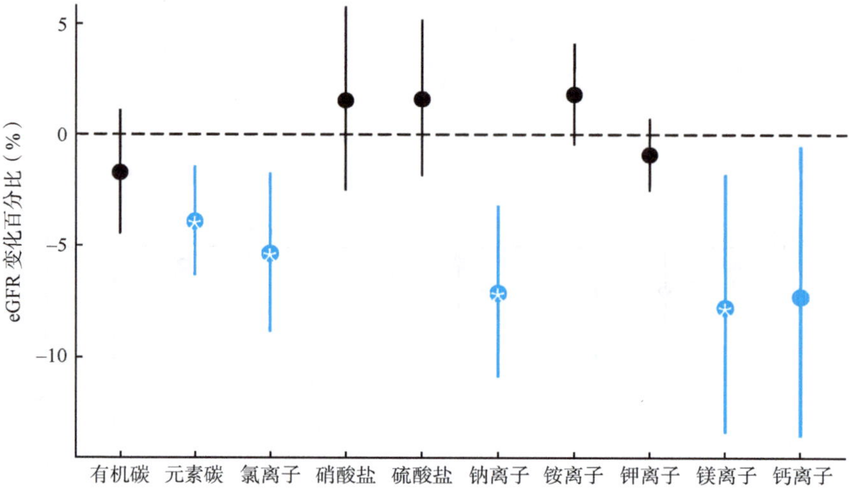

图 7-16　$PM_{2.5}$组分（碳质化合物和水溶性无机离子）按四分位数增加时，eGFR（95% CI）的变化百分比

（A）单组分模型；（B）组分-$PM_{2.5}$联合模型；（C）组分-残差模型

3）$PM_{2.5}$组分与生物标志物：$PM_{2.5}$中 OC、EC、NO_3^-、SO_4^{2-} 和 NH_4^+ 累积 72h 暴露浓度每增加 10μg/m^3，白细胞介素-10C（IL-10）分别降低 24.12%（95%CI：3.92%～40.07%）、22.96%（95%CI：2.32%～39.24%）、6.33%（95%CI：1.03%～11.35%）、9.13%（95%CI：1.08%～16.54%）和 6.83%（95%CI：0.97%～12.35%）；$PM_{2.5}$中 OC、EC、NO_3^-、SO_4^{2-} 和 NH_4^+ 累积 72h 暴露浓度每增加 10μg/m^3，胰多肽（PP）降低 28.12%（95%CI：0.36%～48.15%）、31.63%（95%CI：5.23%～50.68%）、8.55%（95%CI：1.30%～20.22%）、10.22%（95%CI：1.03%～20.22%）和 8.66%（95%CI：0.59%～16.08%）。$PM_{2.5}$中 NO_3^-、SO_4^{2-} 和 NH_4^+ 累积 72h 暴露浓度每增加 10μg/m^3，酪酪肽（PYY）分别降低 6.07%（95%CI：0.47%～11.36%）、21.77%（95%CI：14.78%～28.19%）和 13.28%（95%CI：7.66%～18.57%）。$PM_{2.5}$中 NO_3^-、SO_4^{2-} 和 NH_4^+ 累计 72h 暴露浓度每增加 10μg/m^3，瘦素分别降低 4.27%（95%CI：0.24%～8.47%）、8.05%（95%CI：1.69%～14.81%）和 5.61%（95%CI：1.10%～10.31%）。$PM_{2.5}$中 SO_4^{2-} 累计 72h 暴露浓度每增加 10μg/m^3，IL-4 和 IL-7 分别降低 12.15%（95%CI：2.71%～22.45%）和 6.41%（95%CI：0.22%～12.98%）（图 7-17）。

如图 7-18 所示，$PM_{2.5}$中 Mo 累计 72h 暴露浓度每增加 10ng/m^3，可导致 IL-7 明显升高，Zn 可引起 IL-7 降低。$PM_{2.5}$中 As、Br、Cr、Fe、Mn、Pb、Se 和 Zn 累计 72h 暴露浓度每增加 10ng/m^3，可引起 IL-10 明显降低。$PM_{2.5}$中 Cr 和 Mo 累计 72h 暴露浓度每增加 10ng/m^3，可引起 IL-6 明显升高。$PM_{2.5}$中 As、Ba、Br、Cs、Cu、Fe、Mn、Pb 和 Se 累计 72h 暴露浓度每增加 10ng/m^3，可引起 C 肽明显

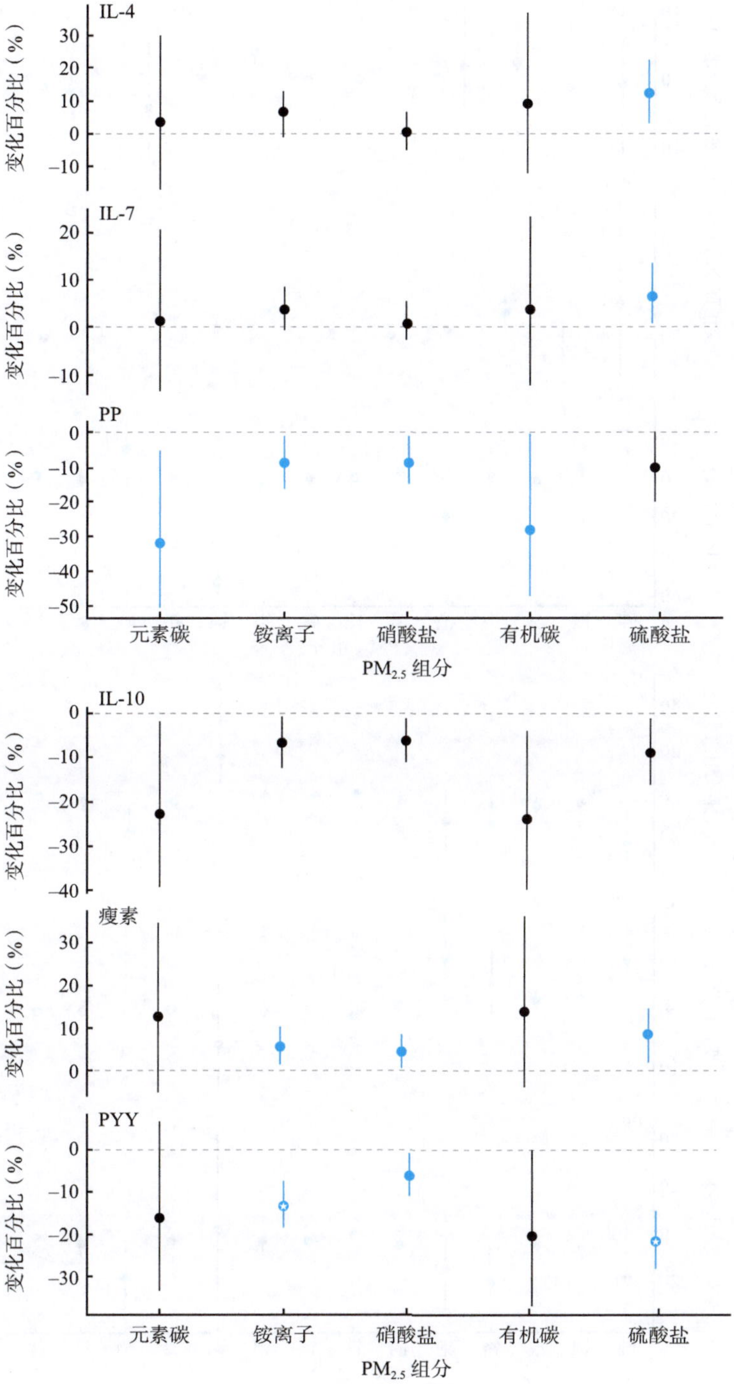

图 7-17　$PM_{2.5}$ 中 OC、EC 和离子与各生物标志物的关系

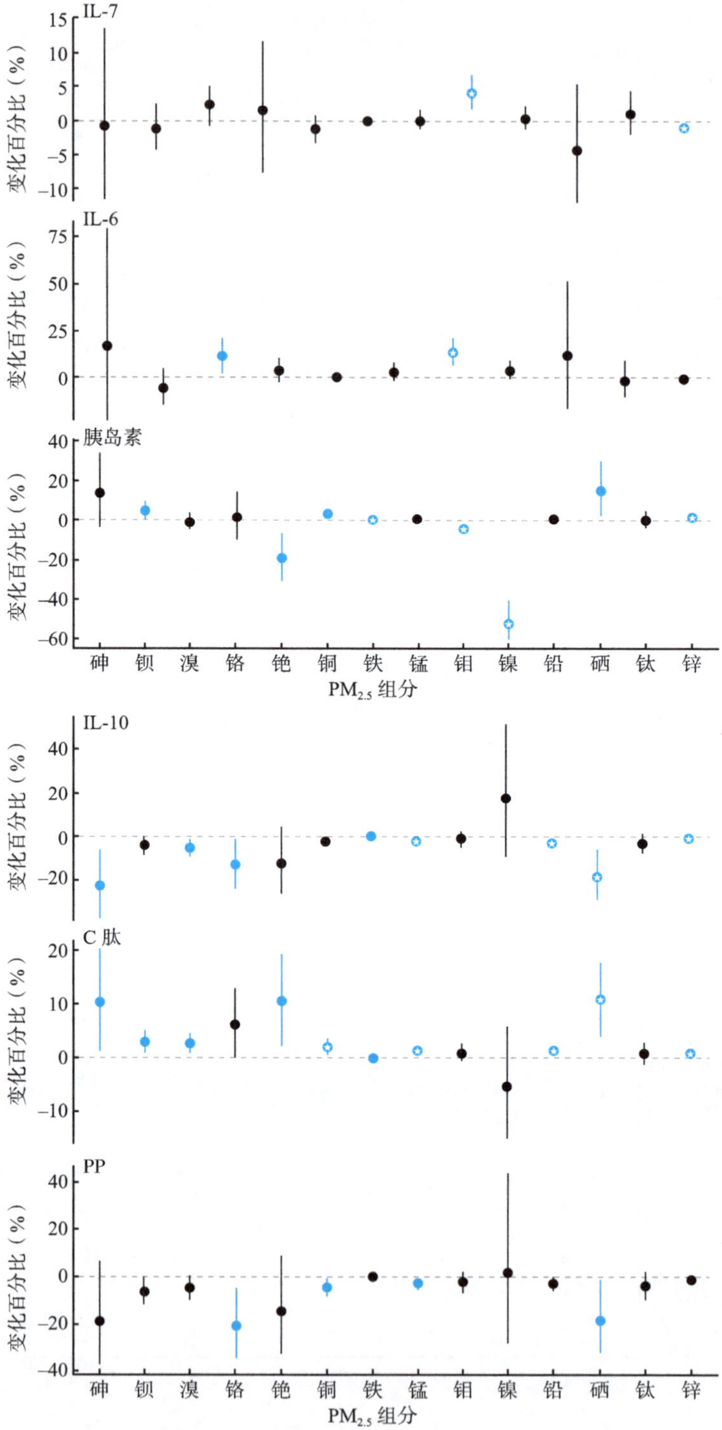

图 7-18　$PM_{2.5}$ 元素组分与各生物标志物的关系

降低。$PM_{2.5}$中As、Ba、Br、Cs、Cu、Fe、Mn、Pb和Se累计72h暴露浓度每增加10ng/m^3，可引起C肽明显降低。$PM_{2.5}$中Ba、Cu、Fe、Se和Zn累计72h暴露浓度每增加10ng/m^3，可引起胰岛素明显升高。$PM_{2.5}$中Cr、Cu、Mn、和Se累计72h暴露浓度每增加10ng/m^3，可引起胰多肽明显降低。

7.2.3　讨　　论

1. $PM_{2.5}$与功能性指标

多中心研究结果发现，$PM_{2.5}$短期暴露与不同类别肺功能指标相关，提示其对肺功能影响的复杂性。$PM_{2.5}$可显著降低成人肺功能，有哮喘或喘息病史者肺功能变化更大。

国外研究发现$PM_{2.5}$长期暴露可导致血压明显升高，增加高血压的发病风险。2001～2002年我国北京市有3823名研究对象参与的研究结果显示$PM_{2.5}$短期暴露与血压显著升高有关，但多中心研究发现$PM_{2.5}$短期暴露与收缩压和舒张压基本无统计学关联，可能的原因是$PM_{2.5}$短期暴露对血压的影响不大或者$PM_{2.5}$短期暴露对血压的影响有明显的地域差异。

2. $PM_{2.5}$与血生化指标

载脂蛋白与氧化应激和内皮细胞功能失调有关，载脂蛋白A1可以对抗动脉粥样硬化的形成，多中心研究发现$PM_{2.5}$暴露与载脂蛋白A1的降低显著相关。Wu等研究发现，$PM_{2.5}$中的Fe和Ni组分与氧化修饰的低密度脂蛋白呈正相关，在Fe和Ni每个四分位数范围内，低密度脂蛋白分别增加1.9%（95%CI：0.2%～3.7%）和1.8%（95%CI：0.2%～3.4%）。此外，对天津市112名60岁以上老人血脂检测结果和$PM_{2.5}$碳质组分个体暴露水平分析研究发现，研究对象动脉粥样硬化指数（AIP）与OC、EC浓度均呈正相关，以AIP风险分类为应变量，以低风险组作为参照组，多元logistic回归显示，高风险组的OC、EC暴露水平的OR（95%CI）值分别为1.03（95%CI：1.01～1.05）和1.12（95%CI：1.02～1.22），AIP是TG与HDL-C比值的对数转换值，可间接反映LDL颗粒直径，提示颗粒物成分对心血管疾病的风险。

比利时640名产妇研究发现，$PM_{2.5}$暴露每升高一个IQR（8.2μg/m^3），T_4/T_3下降62.7%（95%CI：–91.6%～–33.8%）。同时T_3和T_4均出现了不同程度的下降。但是多中心研究发现$PM_{2.5}$的暴露与甲状腺激素的上升相关。目前相关研究较少，且仅有的研究是关于产妇这类相对特殊人群，更多一般人群研究结果有待比较验证。

3. 定群研究

目前很少有研究探讨$PM_{2.5}$混合物的元素组分对血脂的影响。一项研究结果显示锡和铅浓度的升高与HDL-C水平的降低显著相关，而镍浓度的升高与HDL-C

水平的升高显著相关。对于暴露的不同分类原则和研究人群之间的差异可能是结果不一致的原因。

已有证据表明，短期 $PM_{2.5}$ 暴露可能导致肾功能下降。在之前的一项流行病学研究中，个体暴露于 $PM_{2.5}$ 与较低的 eGFR 显著相关。在动物研究中，短期暴露于 $PM_{2.5}$ 后，肾功能障碍生物标志物和促炎基因的表达增加。OC、EC 和水溶性离子（WSIIs）是 $PM_{2.5}$ 的主要成分，构成了 $PM_{2.5}$ 总质量的大部分，流行病学证据表明这些成分可能参与了呼吸系统和心血管疾病的进展。然而，很少有研究报道这些成分与肾功能或 CKD 之间的关系。笔者发现 OC、EC 和 WSIIs 与 eGFR 呈显著的负向关联，且不同成分对肾功能急性影响的滞后模式不同。这一现象与 $PM_{2.5}$ 中的单个元素对 eGFR 的影响，以及 $PM_{2.5}$ 中的 OC、EC 和 WSIIs 对全身性炎症和凝血生物标志物的影响类似。

对 $PM_{2.5}$ 组分与生物标志物关系的研究在国内外相对较少，我国复旦大学曾采用定群研究的方法研究了大气颗粒物组分对血液炎症指标的急性作用，发现 EC 和 NO_3^- 的 24h 均值可导致 IL-1β 升高，NH_4^+ 对其影响无统计学意义，同时此研究还发现 EC、NO_3^- 和 NH_4^+ 对纤维蛋白原（fibrinogen，FIB）和 CRP 均可产生不同程度的影响。而本研究中元素组分对以上指标均无显著影响，但对 IL-2、IL-7 和 IL-8 等生物标志物可产生显著影响。

7.3 大气污染对老年人健康影响的作用机制

7.3.1 研究方法

大气污染对普通人群生物标志物影响的定群研究，检测了纳入研究的济南市 60～69 岁人群的血清及尿液非靶向代谢组和血清脂质代谢组，结合个体暴露监测结果，筛选与个体 $PM_{2.5}$ 相关的代谢产物，通过对筛选的代谢产物进行通路分析，揭示大气污染对老年人群健康影响的作用机制。

代谢组分析方法：使用 SIMCA 软件对数据进行对数转换和 QRM 归一化处理，首先对第一主成分进行 OPLS-DA 建模分析，模型的质量用七折交叉验证进行检验；然后用交叉验证后得到的 RY（模型对分类变量 Y 的可解释性）和 Q（模型的可预测性）对模型有效性进行评判；最后通过置换检验，随机多次改变分类变量 Y 的排列顺序，得到随机 Q 值，对模型有效性做进一步的检验。

7.3.2 主要结果

1. 暴露组学与人群健康研究策略

将暴露组与组学技术相结合，开展环境暴露对衰老标志物（如端粒长度、

mDNA 拷贝数和核糖体 DNA 拷贝数）的影响，有助于揭示环境暴露影响年龄相关疾病的关键环节和内在机制。通过对关键时间窗口开展暴露组学研究，充分考虑生物反应和内源性过程，识别并对主要环境污染物进行排序。利用多组学工具（如表观遗传组、转录组、蛋白质组、代谢组和微生物组）研究这些暴露对生物过程的不利影响，从而提高对年龄相关疾病发展的理解。进一步应用统计学方法确定与年龄相关疾病暴露组的关键要素，确定暴露对生物系统的影响机制（图 7-19）。

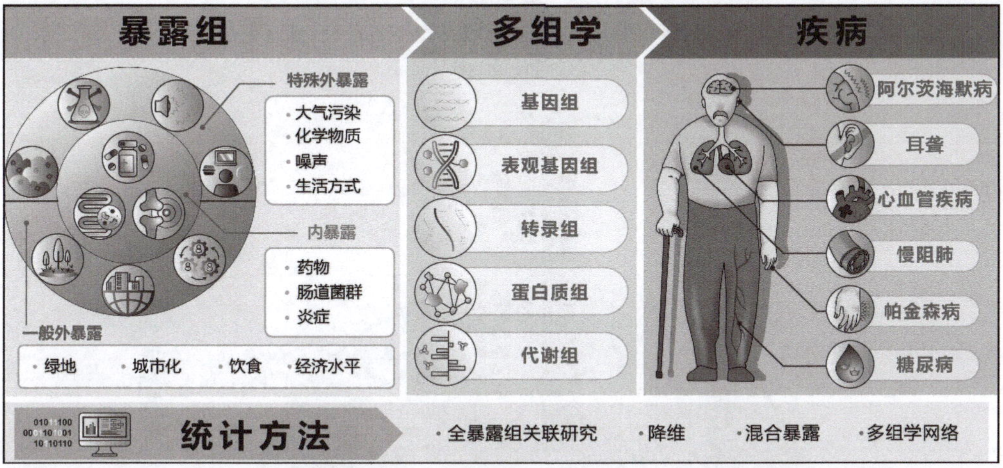

图 7-19　暴露组学分析框架连接暴露和年龄相关疾病

2. 个体 $PM_{2.5}$ 暴露通过微生物群肠-脑轴导致神经和心血管系统疾病风险增加

研究结果显示肠道微生物群、色氨酸代谢、炎症和激素生物标志物发生了与肠-脑轴激活一致的显著变化，同时与 $PM_{2.5}$ 暴露相关的神经因子、心血管生物标志物和功能因子也发生了显著变化。笔者推测 $PM_{2.5}$ 暴露可能通过影响肠道菌群、色氨酸代谢、炎症因子和下丘脑-垂体-肾上腺轴（HPA 轴）的重要激素，从而激活肠-脑轴，导致神经和心血管系统功能障碍（图 7-20）。

3. 基于表观遗传年龄评估个体 $PM_{2.5}$ 暴露对老年人心血管衰老状态的影响

生物学年龄区别于个体实际年龄，是反映个体、器官或组织的实际衰老程度的年龄，目前生物学年龄是进行衰老评估的一个重要综合性指标。同时，基于表观遗传学所兴起的 DNA 甲基化时钟，也广泛应用于衰老评估领域。表观遗传年龄的改变对个体 $PM_{2.5}$ 暴露与收缩压、舒张压和平均动脉压之间的关联具有明显的修饰作用，而基于实际年龄的研究结果则未发现明显的修饰作用（图 7-21）。

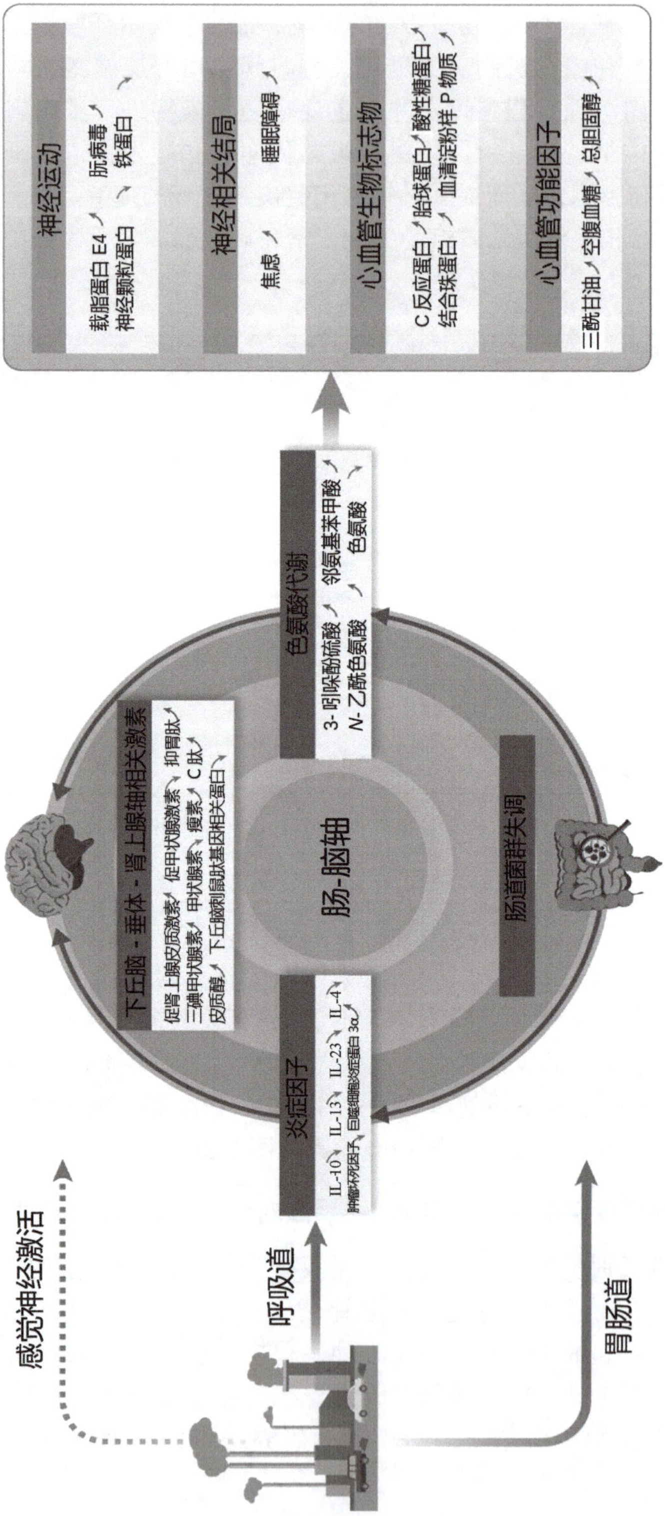

图7-20 肠-脑轴激活途径

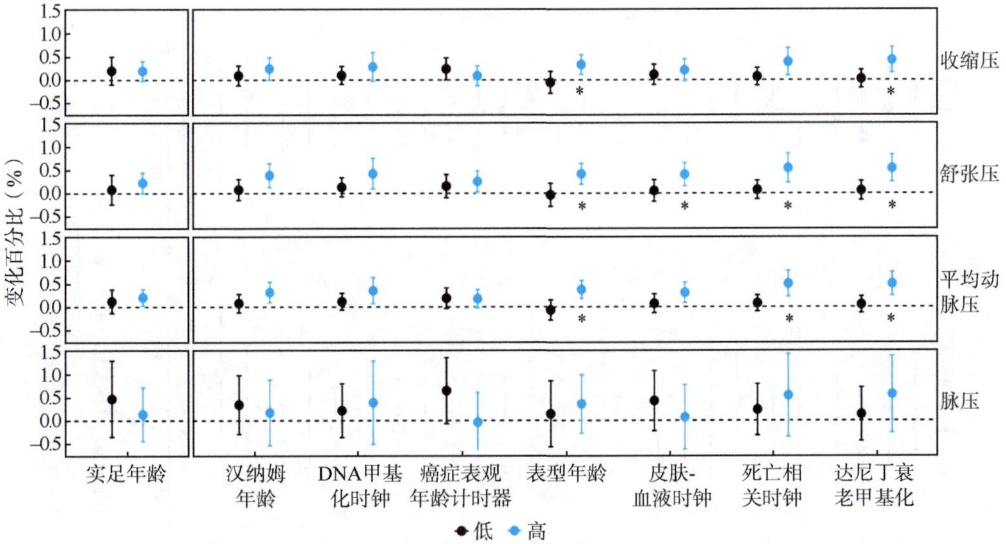

图 7-21　表观遗传年龄对个体 $PM_{2.5}$ 暴露和老年人血压关系的修饰作用

4. 气态有机污染物个体外暴露与 DNA 甲基化时钟

构成气相颗粒物和其他空气污染物的化学物质，包括挥发性有机化合物和半挥发性有机化合物，如多环芳烃、有机磷酸盐和多氯联苯，由于其在日常生活中的可及性高，对人体的毒性大，近年来引起了广泛关注。对多种气态有机污染物对健康老年人表观遗传衰老生物标志物的独立和联合效应进行探索，显示在单污染物模型中，邻苯二甲酸酯、硝基芳烃和多环芳烃的暴露水平与 DNA 甲基化时钟的升高存在显著关联（图 7-22）。气态有机污染物的混合暴露对 DNA 甲基化时钟加速具有正向的联合效应，其中邻苯二甲酸二丁酯是主要驱动因素（图 7-23）。

5. 个体 $PM_{2.5}$ 暴露对老年人健康影响的关键代谢通路

个体 $PM_{2.5}$ 暴露明显影响我国健康老年人群的代谢通路有咖啡碱、组氨酸、酪氨酸、鞘类磷脂、甘油磷脂代谢等，脂质代谢组发现甘油磷脂、鞘类磷脂、磷脂酰肌醇、磷脂酰丝氨酸等代谢通路有明显变化，其中鞘类磷脂和甘油磷脂两条通路在代谢组和脂质代谢组中均有发现（图 7-24）。

6. 血清和尿液中个体 $PM_{2.5}$ 暴露对老年人健康影响的机制通路比较

个体 $PM_{2.5}$ 暴露对老年人健康影响的通路，血清中有 32 个，尿液中有 37 个，血液和尿液中均有的通路有 23 个（图 7-25）。

7. 个体 $PM_{2.5}$ 暴露对老年人健康影响的作用机制

进一步研究发现，$PM_{2.5}$ 暴露可能通过引起全身性炎症反应和鞘磷脂代谢，导致胰岛素抵抗，造成 2 型糖尿病，肠道菌群在 $PM_{2.5}$ 和胰岛素抵抗中起到中介作用（图 7-26）。

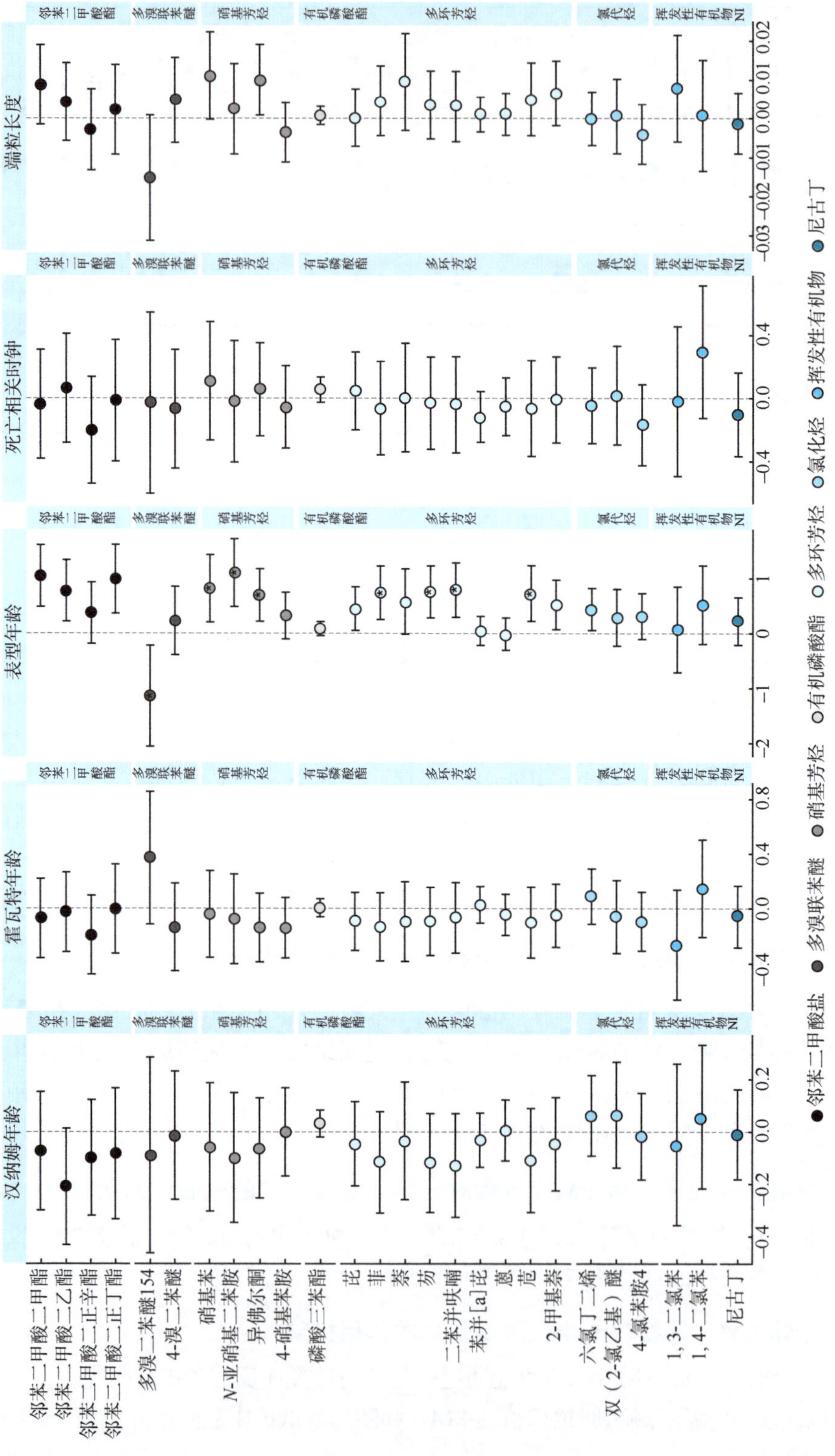

图7-22 个体暴露于空气污染物与衰老生物标志物之间的关联

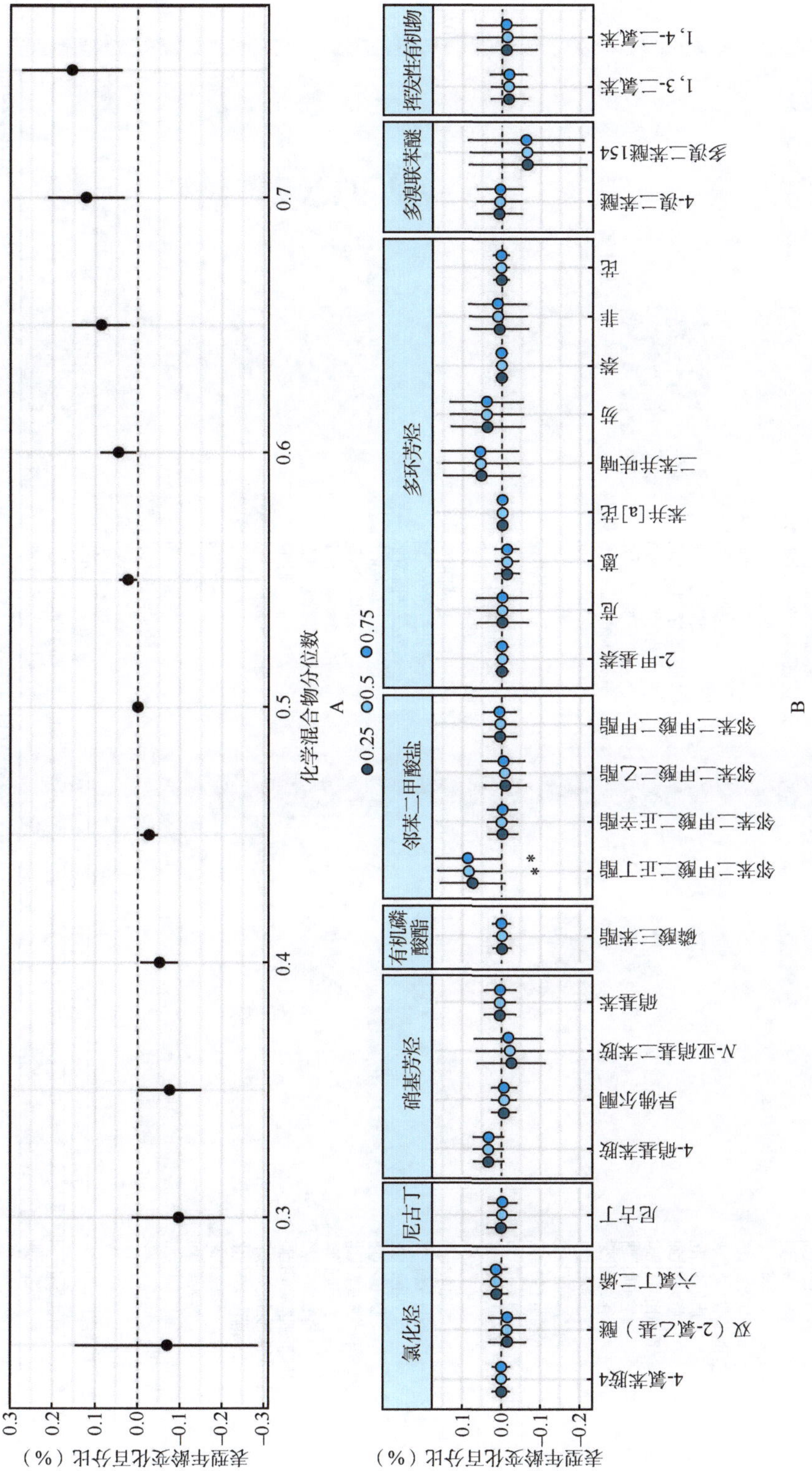

图7-23　气态有机污染物对DNA甲基化时钟的联合和独立效应

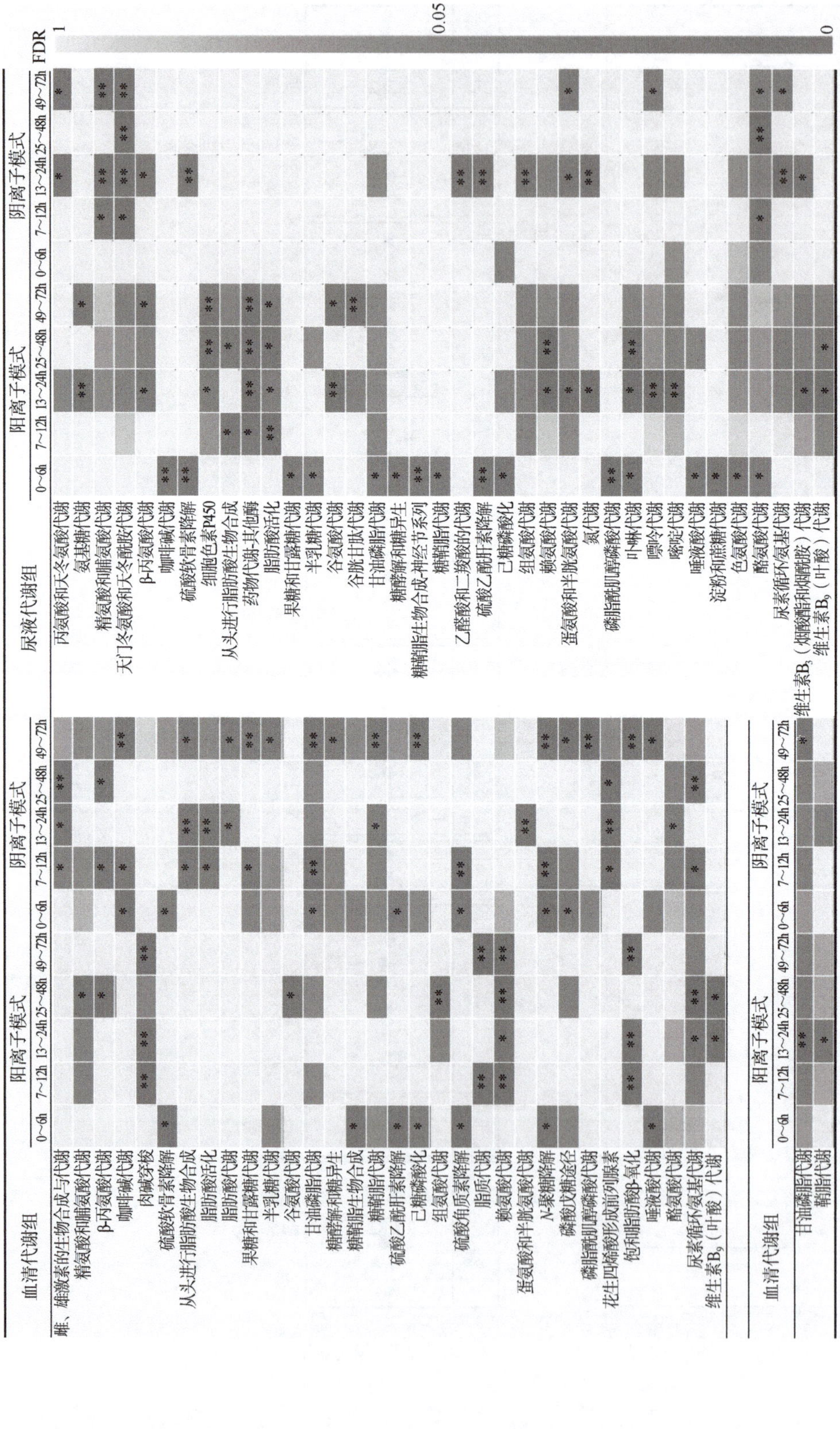

图7-24 $PM_{2.5}$暴露引起机体代谢通路变化图

FDR 为错误发现率

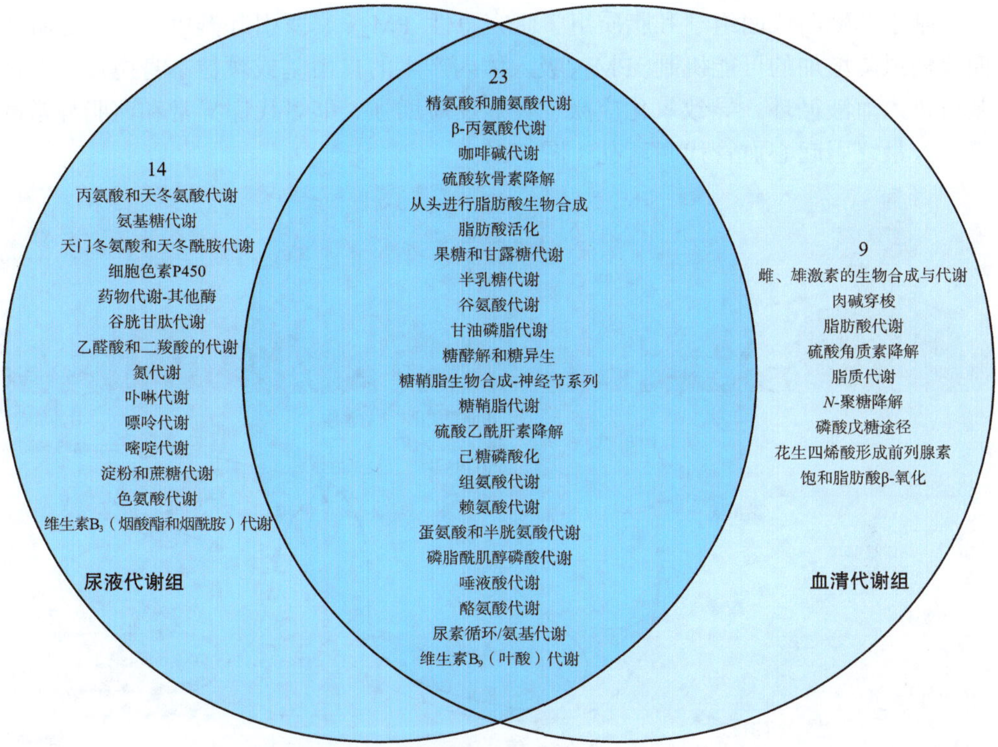

图 7-25　血清和尿中代谢通路的维恩图

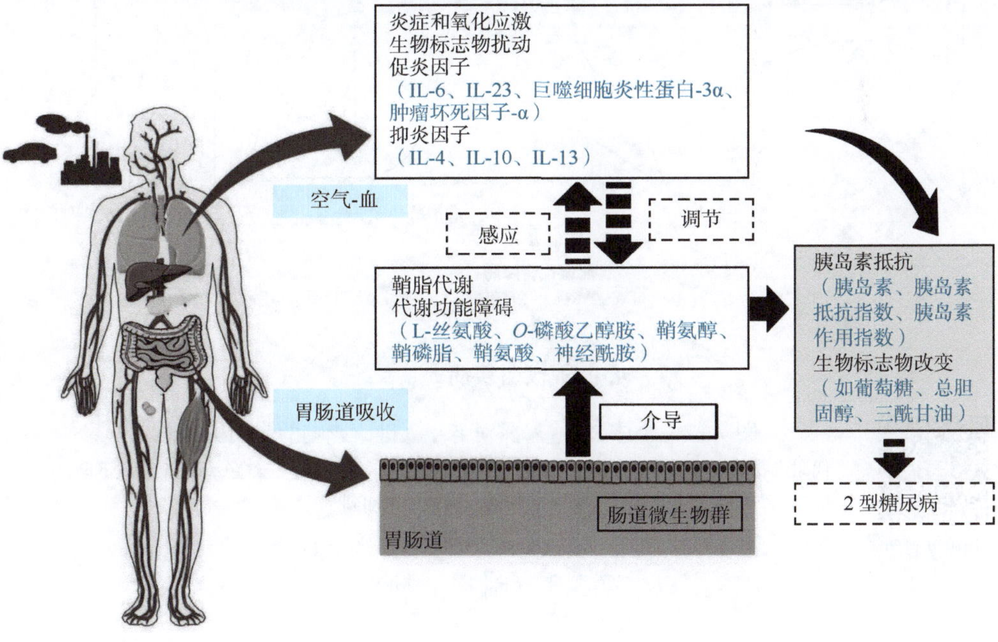

图 7-26　个体 $PM_{2.5}$ 暴露促进 2 型糖尿病的潜在生物学途径

基于非靶向代谢组学和脂质组学研究急性 $PM_{2.5}$ 暴露引起健康老年人心脏代谢疾病风险增加的可能机制。$PM_{2.5}$ 吸入体内产生的自由基或颗粒本身携带的自由基可进入血液循环，导致氧化应激、炎症反应增强、能量代谢异常和血脂异常的发生，最终引起心血管代谢紊乱（图 7-27）。

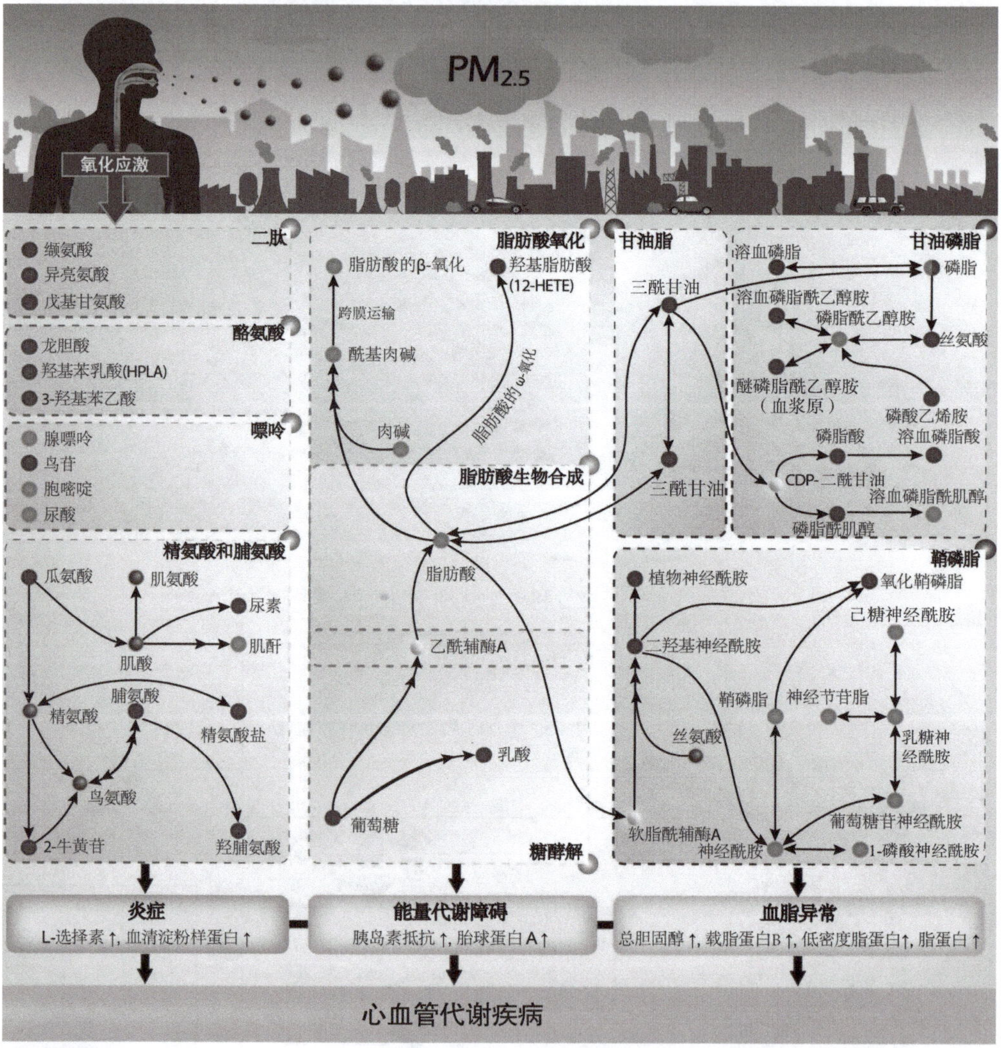

图 7-27　个体 $PM_{2.5}$ 暴露对老年人健康影响的作用机制图

代谢产物的显著变化用不同的颜色标记（红色上调，绿色下调，红色/绿色上调或下调，灰色不变，白色未检测到）

扫码见彩图

7.3.3　讨　　论

上述研究成果阐述了大气污染对老年人健康的作用机制，发现激素水平随着

$PM_{2.5}$暴露量的增加而升高，可能与 HPA 轴的激活有关。已有研究表明，短期暴露于 $PM_{2.5}$ 可诱导 HPA 轴激活。本研究首次发现 $PM_{2.5}$ 暴露与色氨酸代谢的变化显著相关，这表明潜在的肠-脑轴 C（GBA）激活。本研究还表明，肠道微生物可能通过色氨酸代谢减少微生物代谢产物的产生，进而影响中枢和肠道神经系统的功能。本研究还表明 $PM_{2.5}$ 改变了肠道微生物群的组成和功能。综上所述，可以推测 $PM_{2.5}$ 可能引起肠道微生物组失衡，导致色氨酸代谢改变并激活 GBA。此外，短期暴露于 $PM_{2.5}$ 导致血液中炎症因子显著变化，这为血清抗炎细胞因子和促炎细胞因子的显著变化提供了证据。

研究发现基于 DNA 甲基化的生物学年龄可以用来区分对环境污染物暴露敏感的人群，并且不同的生物学年龄指标可以联合使用来估计衰老过程。基于 DNA 甲基化的表观遗传年龄是环境健康研究的有力新工具，可以更深入探索环境暴露对人口老龄化的影响。将生物学年龄代替实际年龄作为环境敏感性的预测标志物具有广泛的公共卫生意义。此外，暴露于空气中化学物质的混合物对 DNA 甲基化时钟加速具有正向联合效应。这些发现有助于确定空气中有毒化学物质的成分，并有助于评估其对健康的潜在影响。

7.4　大气污染对青年人群健康影响的作用机制

7.4.1　研 究 方 法

1. 准暴露控制实验的人群设计

本研究依托美国加州大学洛杉矶分校（University of California，Los Angeles，UCLA）和我国北京大学（Peking University，PKU）理工联合研究所（Joint Research Institute，JRI）的暑期交流项目开展。每位受试者从低污染环境（洛杉矶）进入高污染环境（北京）生活约 10 周后，再次回到低污染环境（洛杉矶）。在此过程中，基于北京高污染环境实现准暴露控制的实验设计，并将传统控制暴露实验的时间窗口延长至亚急性范围，有助于进一步揭示慢性疾病的早期效应标志。该研究设计通过受试者在高低污染情境间的迁徙过程形成自身对照，有效控制个体差异及迁徙过程本身所造成的影响。研究期间共招募了 27 名受试者，其基本信息如表 7-3 所示。在受试者离开洛杉矶前 1～3 周（LA1）、抵达北京后 6～8 周（BJ）及返回洛杉矶 4～7 周后（LA2）分别采集血液和尿液样本，并储存于–80℃和–20℃环境中。其中血液样本用于代谢组学和细胞因子分析，尿液样本用于羟基多环芳烃（hydroxy polycyclic aromatic hydrocarbons，OH-PAHs）、双酚 A（bisphenol A，BPA）等内暴露标志物分析。该研究取得了所有受试者的知情同意，且符合 UCLA

和 PKU 伦理委员会的相关规定。

表 7-3 人群基本信息

	第一年	第二年	合计
受试者人数（人）	14	13	27
年龄（岁）	23.3±5.6	27.8±13.6	25.4±10.3
BMI（kg/m^2）	21.7±2.8	21.3±2.1	21.5±2.4
种族（亚裔/其他）	8/6	12/1	20/7
性别（男/女）	9/5	3/10	12/15
吸烟状况（是/否）	0/14	0/13	0/27
心血管疾病（是/否）	0/14	0/13	0/27
代谢紊乱（是/否）	0/14	0/13	0/27
高血压（是/否）	0/14	1/12	1/26
哮喘（是/否）	1/13	1/12	2/25
肾病（是/否）	0/14	0/13	0/27
凝血功能障碍（是/否）	0/14	0/13	0/27
风湿病（是/否）	0/14	0/13	0/27
慢性炎症（是/否）	0/14	0/13	0/27

2. 基于液相色谱-飞行时间质谱的代谢物分析方法

将 40μl 血清样本置于 4℃条件下解冻，加入 120μl 体积比为 1∶1 的甲醇和乙腈混合溶液，涡旋混合 3min，–20℃条件下静置 5min，随后在 4℃、14 800rpm 转速下离心 20min，去除不溶性沉淀物，取上清液进行仪器分析。为监测仪器分析系统的稳定性，从所有待测实际血清样本中取出等量混合，制备成质控（quality control，QC）样本，同样用上述方法进行前处理。在最初实际进样序列，分析 6 针 QC 样本稳定系统，此后每进 5 针实际样本，插入 1 针 QC 样本。

分析仪器使用 Agilent 公司 1290Ⅱ-6550A 型液相色谱-四级杆串联飞行时间质谱仪，色谱部分采用 Agilent Zorbax Eclipse Plus C_{18} 反相色谱柱（2.1mm×100mm，1.8μm），以含 0.1%甲酸的质谱水作为流动相 A 相，以含 0.1%甲酸的乙腈（正模式）或纯乙腈（负模式）作为流动相 B 相，进样量 1μl，流速 0.4ml/min，具体的流动相梯度为 0～1min，95% A；4.5min，50% A；8～12.5min，30% A；15.5～26min，98% A。质谱部分采用电喷雾离子源（ESI）正负模式分析。质谱峰提取、质量数和保留时间校准、同位素及加合物注释等通过 Agilent Profinder B.08.00 软件完成，并排除在 QC 样本中变异系数（coefficient of variation，CV）超过 25%的代谢物。系统性的丰度响应漂移通过基于随机森林的 SERRF 算法校正。

3. 差异代谢物的筛选与鉴定

差异代谢物筛选采用以下原则：①配对 Wilcox 检验法，并经 Benjamini-Hochberg 法进行多重检验校正，错误发现率（false discovery rate，FDR）<0.1；②正交偏最小二乘判别分析法（orthogonal partial least squares discriminant analysis，OPLS-DA），变量投影重要度（VIP）>0.6。考虑到人群回迁过程中代谢物可能存在滞后性响应的特点，优先比较 LA1 和 BJ 样本之间的差异性。

对筛选得到的显著差异代谢物进一步进行物质鉴定，根据信息量将鉴定结果的可信度分为三级：1 级，与标准品保留时间和二级质谱图匹配；2 级，与 Metlin、HMDB 等数据库或文献中二级质谱图匹配，或存在某类代谢物特征性的碎片离子（表 7-4）；3 级，精确分子质量或分子式匹配。

表 7-4 代谢物特征性碎裂情况

代谢物类型	碎裂特征
氨基酸	易中性丢失 18.0106（H_2O），iFunnel 条件下一级条件极易产生碎片和重排
带核糖和脱氧核糖基团	易中性丢失核糖和脱氧核糖
葡萄糖醛酸结合物	易中性丢失 176.0315
脂肪酸	ESI-存在间隔 14.0157 的二级碎片
脂酰肉碱	ESI+特征二级碎片 85.0284，144.1019
甘油磷脂酰胆碱	ESI+特征二级碎片 184.0733，104.1070；ESI-有脂肪酸部分碎片，能中性丢失 18.0106（H_2O）
甘油磷脂酰乙醇胺	ESI+能中性丢失 141.0193；ESI-有脂肪酸部分碎片

4. 网络及通路分析方法

对于已鉴定的代谢物，进行通路及网络分析。采用 MetaboAnalyst 中的通路分析（pathway analysis）模块功能，根据输入的差异代谢物列表与 KEGG 代谢通路数据库进行匹配，提取差异代谢物相关代谢通路，并通过通路 *P* 和 impact 值两个维度反映各条代谢通路的重要程度。其中 *P* 反映已匹配的代谢物占该通路的比例情况，占比越高，提取通路的可信度越高，*P* 越小；impact 值反映输入的代谢物在通路中的关键程度，输入代谢物越是位于通路拓扑学的节点位置，与其他代谢物或通路关联越多、交互作用越强，impact 值越大。

网络分析采用无偏稀疏偏相关算法（debiased sparse partial correlation，DSPC），该方法能够区分直接相关和间接相关，简化传统基于 pearson 或 spearman 相关网络的复杂程度，并允许样本数量小于代谢物数量，适用于组学数据分析。

7.4.2 主要结果

根据大气污染对特定人群生物标志物影响的定群研究，已经过标准品验证确认受影响的内源代谢物相关通路包括嘌呤通路、芳香族氨基酸通路、类固醇激素通路、烟酸和烟酰胺通路、胆汁酸代谢通路、糖代谢通路、谷胱甘肽通路、牛磺酸通路和脂质代谢相关的肉碱转运、甘油磷脂代谢通路等（表 7-5）。

表 7-5 在 LA1 和 BJ 间筛选出的极性差异代谢物及代谢通路

代谢物	错误发现率（FDR）	VIP	鉴定级别	代谢通路
肌苷	3.87×10^{-2}	1.97	1	嘌呤代谢
黄嘌呤	3.13×10^{-3}	1.19314	1	嘌呤代谢
尿酸	7.85×10^{-3}	0.606719	1	嘌呤代谢
色氨酸	1.23×10^{-3}	1.2304	1	色氨酸代谢
N_1-甲基-2-吡啶酮-5-甲酰胺	7.85×10^{-3}	1.42364	1	烟酸和烟酰胺代谢 色氨酸代谢
吲哚乙酸	3.29×10^{-2}	1.12	1	苯丙氨酸、色氨酸和酪氨酸合成
苯丙氨酸	1.18×10^{-3}	1.0873	1	苯丙氨酸、色氨酸和酪氨酸合成
酪氨酸	1.42×10^{-2}	0.82255	1	苯丙氨酸、色氨酸和酪氨酸合成
皮质醇	9.95×10^{-4}	1.42482	1	类固醇激素代谢
皮质酮	1.95×10^{-2}	0.862698	1	类固醇激素代谢
皮质甾酮	2.20×10^{-3}	1.79362	1	类固醇激素代谢
焦谷氨酸	6.75×10^{-2}	1.77012	1	谷胱甘肽、谷氨酰胺和谷氨酸代谢
牛磺酸	4.74×10^{-2}	1.30224	1	牛磺酸和次牛磺酸代谢
葡萄糖	3.87×10^{-2}	1.79824	1	葡萄糖代谢
乳酸	3.11×10^{-3}	2.39499	1	葡萄糖代谢
甘氨胆酸	1.06×10^{-3}	2.01459	1	胆汁酸代谢
甘氨鹅脱氧胆酸	1.81×10^{-2}	1.46463	1	胆汁酸代谢
咖啡碱	4.59×10^{-2}	1.4967	1	咖啡碱代谢
副黄嘌呤	1.41×10^{-2}	1.38406	1	咖啡碱代谢
可可碱	5.01×10^{-3}	2.47527	1	咖啡碱代谢

通过 MetaboAnalyst 网站对内源性极性代谢物进行进一步的通路分析（图 7-28），通过匹配显著性 P 和通路影响力 impact 值比较各条通路的相对重要程度。分析图提示，苯丙氨酸、酪氨酸、色氨酸等芳香族氨基酸的代谢过程发生了较为大幅度的改变，而牛磺酸代谢通路的改变可能对其他通路的调控具有较强的影响。然而，该通路分析算法主要基于输入代谢物列表与已知代谢通路数据库之间的匹配程度，因此容易因化学分析方法、物质鉴定能力和通路数据库容量等因素造成分析结果的偏倚。此外，考虑到通路间的交互作用尚未被完全认识清楚，单纯基于已知通路间拓扑学参数反映通路影响力的算法设计思路也存在一定的局限性。

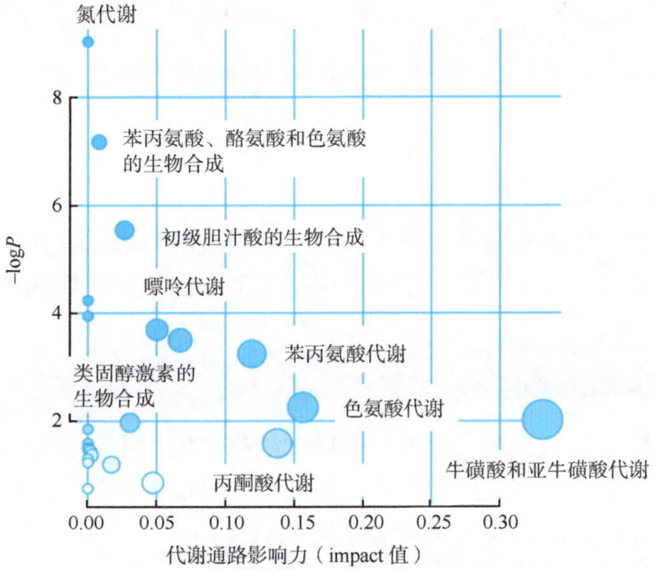

图 7-28　差异极性代谢物通路分析图

考虑到 MetaboAnalyst 基于数据库匹配的通路分析方法的固有缺陷，为了更客观地反映代谢物及相关通路之间在高暴露环境刺激下的调控机制，采用无偏稀疏偏相关算法对代谢物变化规律进行分析，并加入了相关代谢通路中已检出的其他代谢物辅助分析，包括色氨酸代谢通路中的犬尿素（kynurenine）、嘌呤代谢通路中的次黄嘌呤（hypoxanthine）和鸟苷（guanosine）等物质。以 FDR 值小于 0.1 作为相关网络的临界值（cut-off 值），得到模块化的相关网络图（图 7-29），反映了在本研究高暴露环境条件刺激下，人体内代谢物发生相关共变的情况。

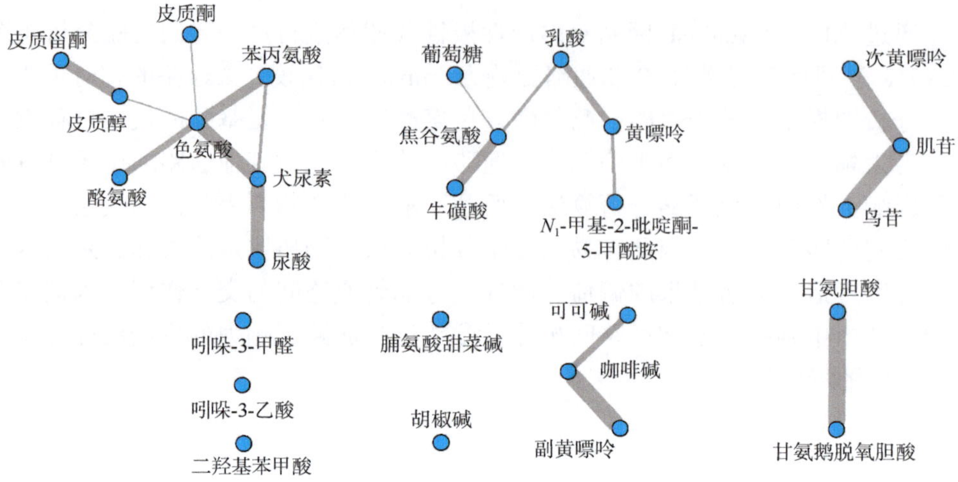

图 7-29　极性代谢物的无偏稀疏相关网络图

7.4.3　讨　　论

本研究筛选出了高暴露环境下人体内主要响应的代谢物和代谢通路，并通过网络分析初步反映了其中的交互作用，探讨了至少含 5 个代谢物的两大主要模块的机制。

1. 代谢滞后响应模块

网络分析结果显示，最大的模块（后文统称“模块Ⅰ”）涉及的代谢通路包括色氨酸、苯丙氨酸、酪氨酸等芳香族氨基酸的合成与代谢，色氨酸代谢，类固醇激素代谢等。各代谢物质谱响应信号从 LA1 到 BJ 发生显著改变，从 BJ 回到 LA2 时未完全恢复，即代谢滞后响应模式（图 7-30）。

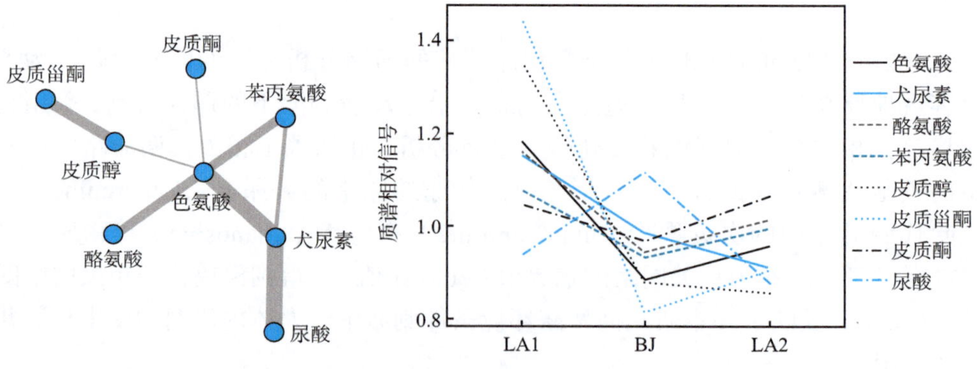

图 7-30　模块Ⅰ及其代谢物在访视期间的中位数水平

模块Ⅰ以色氨酸（tryptophan）为中心节点，表明色氨酸浓度水平变化可能与该模块中其他代谢物或通路具有广泛的交互作用，揭示了该模块代谢物变化机制的关键代谢物。利用混合线性效应模型考察内暴露标志物和色氨酸之间的关联，可以发现色氨酸与多种羟基多环芳烃，尤其是羟基菲类有较显著的负相关关系（图 7-31）。由于色氨酸和多环芳烃在人体内分别为芳烃受体（aryl hydrocarbon receptor，AhR）的内源性和外源性配体，均能被细胞色素 P450 酶系（cytochrome P450 enzyme，CYP）清除。因此推测色氨酸浓度水平变化可能是由内外源 AhR 配体代谢清除的交互作用引起的，即在高暴露环境中，污染物中外源性 AhR 配体较多，引起体内 AhR 激活和 CYP 酶系的上调，从而同时造成内源性配体如色氨酸等代谢物的加速清除。模块Ⅰ结果显示皮质醇等类固醇激素与色氨酸关联极为显著，色氨酸通路是体内神经递质的重要来源之一，因此皮质醇等神经调节相关类固醇激素的降低可能与色氨酸浓度降低所引起的神经递质缺乏密切相关。需要注意的是，模块Ⅰ中的代谢物在 BJ～LA2 的过程中浓度水平恢复较慢，提示高污染环境暴露后发生的较大规模的代谢重塑，以及相伴的神经和免疫等系统的效应具有至少 1 个月以上的持续性，因此需要加强从高污染地区返回低污染地区人群窗口期的个人健康防护。

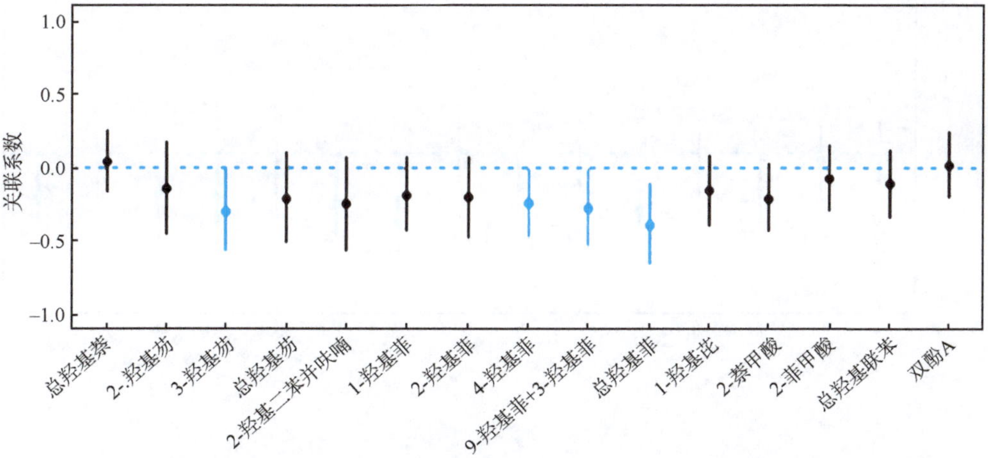

图 7-31　基于线性混合效应模型的内暴露标志物与色氨酸响应间的关联

蓝色误差线表示存在显著关联

2. 代谢快速响应模块

网络分析结果中次大的模块（后文统一称“模块Ⅱ”）中，代谢物涉及的代谢通路包括谷胱甘肽、谷氨酰胺和谷氨酸代谢通路，牛磺酸和次牛磺酸通路，葡萄糖代谢通路，嘌呤代谢通路等，这些通路与氧化应激-抗氧化稳态调节过程关系尤为密切。各代谢物质谱响应信号从 LA1 到 BJ 发生明显改变，从 BJ 回到 LA2

时基本恢复，即代谢快速响应模式（图 7-32）。

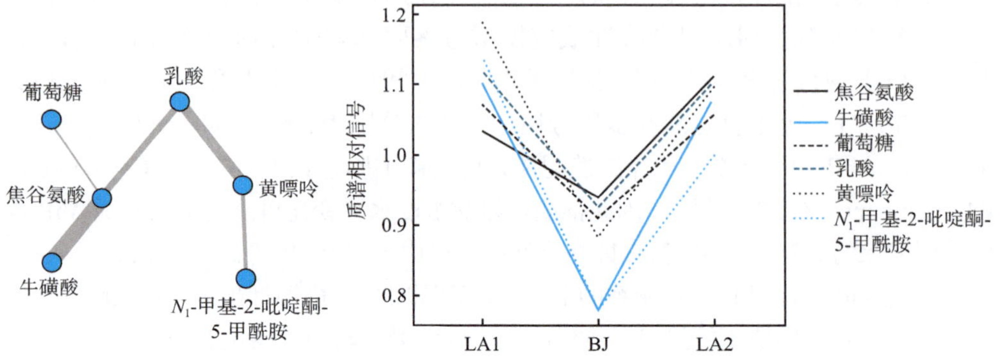

图 7-32　模块Ⅱ及其代谢物在访视期间的中位数水平

焦谷氨酸是经典的谷胱甘肽代谢通路标志物和抗氧化剂，混合线性效应模型显示其与大量的内暴露标志物如羟基二苯并呋喃、羟基菲、菲/萘甲酸、双酚 A 等均存在显著的负相关关系（图 7-33），指示高暴露环境下抗氧化剂的加速清除效应。

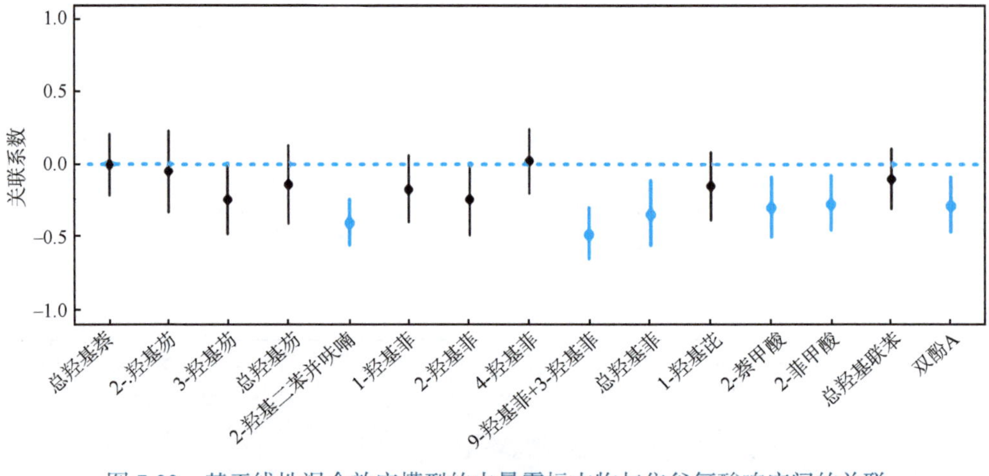

图 7-33　基于线性混合效应模型的内暴露标志物与焦谷氨酸响应间的关联

蓝色误差线表示存在显著关联

模块Ⅱ分析结果显示，焦谷氨酸还与葡萄糖、乳酸等糖代谢和能量供应相关的通路关联较强，提示该模块代谢物可能与能量供应抗氧化剂的补充生成过程有关，考虑到模块提示该过程还可能与嘌呤代谢通路相关，推测模块Ⅱ中的代谢物与转录因子 Nrf2 调控下的葡萄糖代谢支路磷酸戊糖途径（pentose phosphate pathway，PPP）增强有关。在高暴露环境下，氧化应激水平增加，体内焦谷氨酸、牛磺酸等抗氧化剂清除，激活体内 Nrf2 抗氧化信号通路，增强葡萄糖经由磷酸戊糖途径的代谢，使糖酵解或糖异生途径中的乳酸浓度下降。磷酸戊糖途径一方面能生成烟酰胺腺嘌呤二核苷酸磷酸，提供抗氧化剂生成所需的还原当量，实现对抗氧化剂的补充，另一方面能生成核糖-5-磷酸，进入嘌呤通路，补充肌苷等嘌呤通路代谢物（图 7-34）。利用混合线性模型检验葡萄糖和肌苷之间的关联，发现两者之间存在显著的正相关关系（$P = 0.0349$），验证了该机制的合理性。

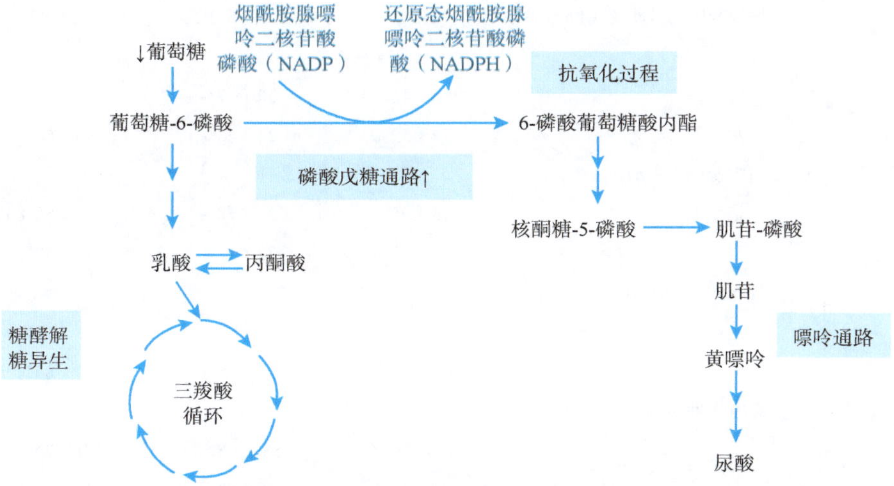

图 7-34　模块Ⅱ相关机制推断模式图

7.5　大气污染对慢性病患者健康影响的作用机制

7.5.1　研 究 方 法

1. 精细化的定群研究设计

本研究的实验人群依托于 COPDB（chronic obstructive pulmonary disease in Beijing）定群研究。研究对象为从北京市西城区什刹海社区卫生服务中心周边社区约 25 000 名中年及老年居民中筛选得到的 135 名受试者，包括 53 名经医生诊断为稳定期 COPD 患者和 82 名非 COPD 受试者。稳定期 COPD 患者的筛选标准为：①吸入支气管扩张剂后第 1 秒末用力呼气容积/用力肺活量（FEV_1/FVC）< 0.7，由医生判定符合 COPD 诊断标准，且距离最近一次重度急性发作 4 周以上的 COPD 患者；②年龄在 50～65 岁；③尽量保证 3 年内无吸烟史；④除 COPD 疾病外，尽量少患有其他疾病，以减少疾病和用药对研究结果的影响。非 COPD 受试者的筛选标准为：①经医生诊断未患有 COPD 疾病；②年龄在 50～65 岁；③尽量保证 3 年内无吸烟史；④尽量少患有其他疾病。COPDB 定群研究通过了北京大学生物医学伦理委员会的批准（批件号：IRB 00001052-15088），对 135 名受试

者开展 4 轮共计 410 次临床随访，受试者基本信息如表 7-6 所示。

表 7-6　受试者基本信息

信息来源	变量名称	所有受试者	COPD 患者	非 COPD 受试者
基线问卷	年龄（岁）	60.7±7.7	64.7±6.6	58.2±7.4
	体重指数（kg/m^2）	24.7±3.3	24.5±3.2	24.8±3.4
	住址与随访地距离（km）	2.7±3.3	2.6±3.2	2.8±3.3
	性别[*n*（%）]			
	男	56（41%）	30（57%）	26（32%）
	女	79（59%）	23（43%）	56（68%）
	高中及以上学历[*n*（%）]			
	是	78（58%）	31（58%）	47（58%）
	否	56（42%）	22（42%）	34（42%）
	月收入＞5000 元[*n*（%）]			
	是	21（16%）	8（15%）	13（16%）
	否	112（84%）	45（85%）	67（84%）
	患有慢性疾病[*n*（%）]			
	是	114（84%）	53（100%）	61（74%）
	否	21（16%）	0（0%）	21（26%）
随访问卷	被动吸烟≥30min[*n*（%）]			
	是	88（21%）	36（23%）	52（20%）
	否	322（79%）	118（77%）	204（80%）
	饮酒[*n*（%）]			
	是	59（14%）	31（20%）	28（11%）
	否	351（86%）	123（80%）	228（89%）
	急性呼吸道感染[*n*（%）]			
	是	98（24%）	40（26%）	58（23%）
	否	312（76%）	114（74%）	198（77%）
	服用 COPD 药物[*n*（%）]			
	是	91（22%）	91（59%）	0（0%）
	否	319（78%）	63（41%）	256（100%）

注：学历、收入调查均存在少量缺失。

2. 大气污染物暴露评估

对于入选定群研究的受试者，通过高时间分辨率固定站点污染物在线监测手段建立污染物暴露评价方法。具体来说，研究人员在什刹海社区卫生服务中心楼顶搭建大气污染物固定监测站（距离地面垂直高度约 12m），于临床随访前 14 日开始逐时逐日连续监测气态污染物、细颗粒物质量浓度、颗粒物数浓度、碳质组分等污染物浓度水平，主要使用的监测仪器如表 7-7 所示。在质量控制方面，每周清理多角度吸收光度计采样管路，并对仪器进行自校准；每周清洗快速电迁移粒径谱仪的电筒和放电针，对零点进行校准；使用标准曲线浓度校准大气污染物在线监测站暴露数据。

表 7-7　大气污染物在线监测仪器

污染物指标	单位	仪器名称	仪器型号	原理
NO_2	ppb	氮氧化物气体分析仪	Model 42i	化学荧光
$PM_{2.5}$	$\mu g/m^3$	β 射线颗粒物采样器	BAM-1020	β 射线吸收衰减
黑炭	$\mu g/m^3$	多角度吸收光度计	MAAP model 5012	光散射法
超细颗粒物	$10^3/cm^3$	快速电迁移粒径谱仪	FMPS model 3091	电学
温度和相对湿度	℃和%	四通道大气颗粒物采样器	TH-16A	气象参数模块

3. 全血 RNA 提取和转录组测序

临床随访时对受试者全血进行特殊收集和保存，方法如下：将 5ml Trizol 试剂加入不含 RNA 酶的 15ml 离心管中，待什刹海社区服务卫生中心专业护士采集受试者空腹静脉血后，为保护 RNA 不被降解，立即用移液枪将 0.5ml 全血转移至装有 5ml Trizol 试剂的离心管中，吹吸混匀，得到 5.5ml 全血-Trizol 混合体系。随后将混合体系置于−80℃冰箱中保存，待后续提取全血总 RNA 进行转录组学研究。经过实验探索和优化，本研究建立了针对长期冻存全血高质量总 RNA 的提取方法。受试者转录组测序平台为 HiSeq X Ten，基于边合成边测序的原理，得到双端 150 个碱基原始测序结果。

4. 统计分析方法

使用线性混合效应模型计算随访前平均 1～14 日大气污染物暴露与受试者全血基因表达水平之间的关联。对于线性混合效应模型筛选出的与大气污染物暴露显著相关的转录本集合，使用 MetaCore™数据库进行转录层面通路的富集分析。富集分析基于超几何分布计算目标转录本集合在某一通路中富集的概率，并通过费希尔精确检验计算相应的 *P*。为了避免通路富集分析结果的假阳性，使用错误发现率（FDR）对 *P* 进行多重校正。本研究认为经过多重校正后 FDR 小于 0.05 的转录层面通路具有统计学上显著性。

7.5.2　主 要 结 果

临床随访前平均 1～14 日大气污染物 NO_2、$PM_{2.5}$、黑炭（BC）、超细颗粒物（ultrafine particles，UFPs）暴露与受试者转录组水平具有显著关联（图 7-35）。从污染物暴露转录组响应的滞后效应来看，与气态污染物 NO_2 暴露显著相关的转录本数量在 1 日时间窗口达到最大，随着累积暴露时间窗口的增加，相关转录本数量整体表现为下降趋势，并在 14 日时间窗口达到最低。大气颗粒物 $PM_{2.5}$、BC、UFPs 的暴露与转录组响应之间的滞后效应表现为随着累积暴露时间窗口的增加，与大气颗粒物暴露显著相关的转录本数量先升高后降低，并分别在 7 日、7 日、10 日时间窗口达到最大值。从污染物暴露转录组响应的方向来看，与 NO_2、$PM_{2.5}$、BC 暴露显著相关的大部分转录本水平发生上调，少部分转录本水平发生下调，而与 UFPs 暴露显著相关的大部分转录本水平在平均 2～14 日时间窗口发生下调。

以 $PM_{2.5}$ 暴露与受试者基因表达水平关联为例，平均 1 日、7 日、14 日 $PM_{2.5}$ 暴露分别与 173 条、696 条、740 条生物通路显著相关。表 7-8～表 7-10 展示了与受试者平均 1 日、7 日、14 日 $PM_{2.5}$ 暴露显著相关的前 10 条生物通路。通过总结与受试者大气污染物暴露关联最显著的转录层面通路，发现这些通路主要与神经和内分泌调节、氧化应激、信号转导、趋化作用、免疫应答与炎症反应、疾病的病理过程等显著相关。

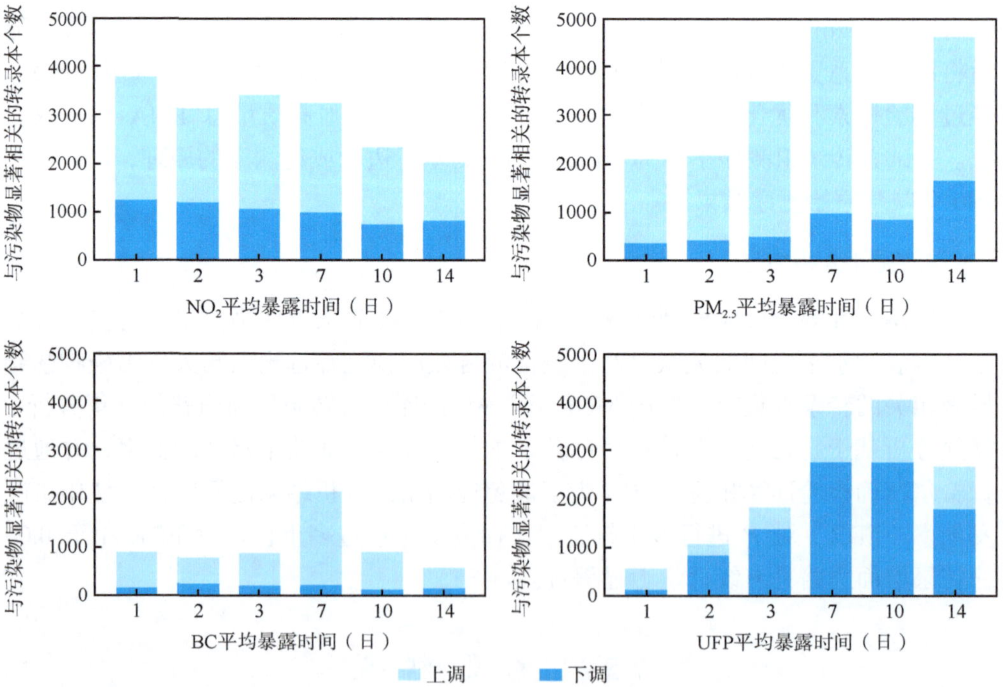

图 7-35　与 COPD 患者和健康人群平均 1～14 日大气污染物暴露显著相关的转录本个数

表 7-8　与受试者平均 1 日 $PM_{2.5}$ 暴露显著关联的前 10 条生物通路

序号	通路名称	比例	P	FDR
1	免疫应答：调节性 T 细胞介导的效应 T 细胞和自然杀伤细胞功能的调节	15/55	4.62×10^{-8}	6.38×10^{-5}
2	信号转导：钙离子介导的信号途径	16/72	3.68×10^{-7}	2.54×10^{-4}
3	肿瘤缺氧对细胞毒性 T 细胞反应的调节	13/50	6.73×10^{-7}	3.10×10^{-4}
4	趋化：通过 G 蛋白偶联受体进行溶血磷脂酸信号转导	21/129	1.50×10^{-6}	5.17×10^{-4}
5	信号转导：激活素 A 信号通路调控	10/33	2.90×10^{-6}	8.00×10^{-4}
6	发育：WNT/β-连环蛋白信号在细胞质中的正向调节	15/76	4.16×10^{-6}	9.57×10^{-4}
7	免疫应答：主要组织相容性复合体Ⅱ类抗原呈递	19/118	5.55×10^{-6}	1.01×10^{-3}
8	神经生理学过程：大脑中的毒蕈碱型乙酰胆碱受体 M1、M3、M5 信号	15/78	5.83×10^{-6}	1.01×10^{-3}
9	发育：胰岛素、胰岛素样生长因子-1、TNF-α 在棕色脂肪细胞分化中的作用	12/53	8.68×10^{-6}	1.33×10^{-3}
10	哮喘中嗜酸性粒细胞颗粒蛋白的释放	12/54	1.07×10^{-5}	1.47×10^{-3}

表 7-9　与受试者平均 7 日 $PM_{2.5}$ 暴露显著关联的前 10 条生物通路

序号	通路名称	比例	P	FDR
1	免疫应答：IL-4 信号通路	40/94	3.09×10^{-14}	4.52×10^{-11}
2	转录：缺氧和受体介导的缺氧诱导因子-1 激活	25/46	2.41×10^{-12}	1.76×10^{-9}
3	免疫应答：IL-15 信号通过 MAPK 和 PI3K 级联传递	27/56	1.32×10^{-11}	6.45×10^{-9}
4	免疫应答：IL-3 经 ERK 和 PI3K 信号转导	37/102	8.38×10^{-11}	2.46×10^{-8}
5	细胞凋亡和存活：NGF/TrkA PI3K 介导的信号通路	31/77	1.34×10^{-11}	3.27×10^{-8}
6	COPD 上皮细胞缺失	24/51	3.45×10^{-10}	7.21×10^{-8}
7	发育：WNT/β-连环蛋白信号在细胞质中的正向调节	30/76	4.72×10^{-10}	8.65×10^{-8}
8	转录：基因表达的表观遗传调控	25/57	9.53×10^{-10}	1.55×10^{-7}
9	胃癌中的酪氨酸激酶受体 2 家族和肝细胞生长因子信号转导	24/54	1.48×10^{-9}	2.17×10^{-7}

表 7-10　与受试者平均 14 日 $PM_{2.5}$ 暴露显著关联的前 10 条生物通路

序号	通路名称	比例	P	FDR
1	氧化应激：活性氧自由基诱导的细胞信号转导	40/108	2.76×10^{-12}	4.06×10^{-9}
2	免疫应答：IL-3 经 ERK 和 PI3K 信号转导	38/102	7.86×10^{-12}	5.79×10^{-9}
3	免疫应答：TLR-2 和 TLR-4 信号通路	28/69	4.42×10^{-10}	2.14×10^{-7}
4	泛醌的代谢	29/74	5.81×10^{-10}	2.14×10^{-7}

续表

序号	通路名称	比例	P	FDR
5	信号转导：胰岛素样生长因子-1 受体信号通路	25/58	8.27×10^{-10}	2.29×10^{-7}
6	发育：表皮生长因子受体信号通路	28/71	9.69×10^{-10}	2.29×10^{-7}
7	发育：ERK1/2 和 PI3K 传递血小板生成素信号	27/67	1.09×10^{-9}	2.29×10^{-7}
8	肺癌中的胰岛素样生长因子信号通路	23/51	1.32×10^{-9}	2.31×10^{-7}
9	信号转导：钙离子介导的信号途径	28/72	1.42×10^{-9}	2.31×10^{-7}
10	激素前体阿黑皮素原经翻译后处理生成多种激素	17/30	2.24×10^{-9}	3.30×10^{-7}

7.5.3 讨　论

精细化的 COPD 患者和健康人群的定群研究首次对大气污染物 NO_2、$PM_{2.5}$、BC、UFPs 暴露与人群转录组进行关联分析，发现污染物暴露与受试者全血转录组响应显著相关，表明转录组水平可以反映大气污染暴露相关的生物学过程。

总体来说，大气污染物暴露相关的转录组响应较为迅速，随着累积暴露时间窗口的增加，转录组响应幅度逐渐增加，然后下降。本研究与以往研究一致，观察到了污染物暴露对转录本水平的急性影响。英国牛津街和西班牙 TAPAS 研究观察到 2h 暴露于 NO_2、$PM_{2.5}$ 等污染物与 59 名受试者全血转录组响应有显著关联。一项在我国上海开展的随机交叉研究发现短期 $PM_{2.5}$ 暴露与 55 名大学生的炎症基因表达水平升高显著相关。

已有研究多使用微阵列技术对转录组进行测定，观察到大气污染物暴露健康效应可能的生物通路和生物学作用。本研究采用高通量测序技术对 4 万余个转录本进行了定性定量分析，并使用生信分析中专业的 MetaCore 数据库进行通路富集分析。短期大气污染物暴露富集得到的转录层面通路一部分印证了已有研究结果，如 p53 和 p73 依赖型凋亡，白介素-15 信号通过 MAPK 和 PI3K 级联传递，促红细胞生成素诱发的 MAPK 通路，NF-κB 通路激活，TLR2 和 TLR4 信号通路，TLR5、TLR7、TLR8、TLR9 信号通路等。此外，本研究还发现了众多神经和内分泌调节、趋化作用、信号转导、免疫应答与炎症反应、疾病的病理过程等相关的生物通路与污染物暴露显著相关，如激素前体阿黑皮素原经翻译后处理生成多种激素（图 7-36），疾病中的神经肽信号转导和神经内分泌分化，通过 G 蛋白偶联受体进行溶血磷脂酸信号转导，脂素对趋化因子 IL-8 和白三烯 B_4 诱导的中性粒细胞迁移的抑制作用，IL-4 信号通路，IL-6 通过 JAK/STAT 信号转导，T 细胞中 IL-2 和 IL-17 的异常产生，COPD 上皮细胞凋亡，调节性 T 细胞在 COPD 中的作用等。

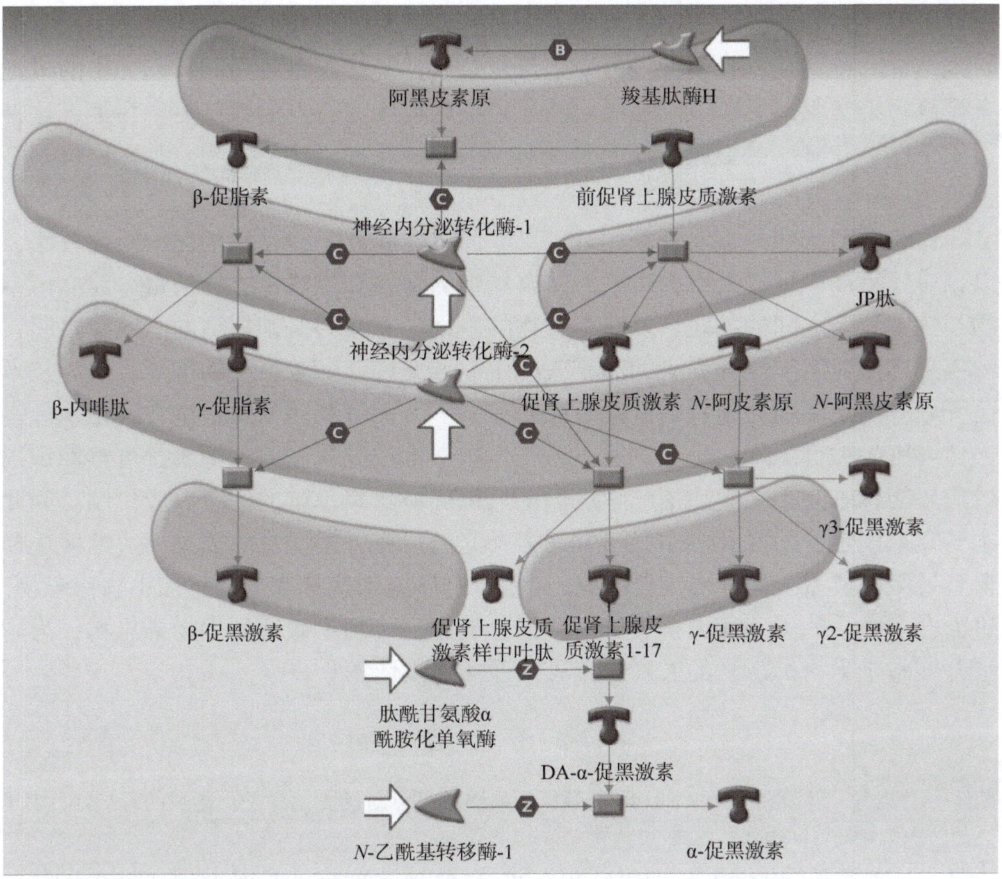

图 7-36　大气污染暴露与激素前体阿黑皮素原经翻译后处理生成多种激素显著相关

综上所述，本研究揭示了神经和内分泌调节、氧化应激、信号转导、细胞凋亡和存活、趋化作用、免疫应答与炎症反应、疾病的病理过程是大气污染物暴露健康效应的重要机制。

7.6　小　　结

大量研究表明，大气污染暴露会产生不良健康效应。基于全球 18 个团队研究成果的综述显示，$PM_{2.5}$ 每增加 10μg/m^3，肺癌发病率增加 9%。欧洲大气污染效应队列研究表明，过去十余年 $PM_{2.5}$ 每升高 5μg/m^3，突发性心脏病发生率增加 13%，较高大气污染环境中生活的人群面临着更大的心血管事件风险。尽管这些研究已证实 $PM_{2.5}$ 暴露与心肺系统疾病的关联性，但对其实质内涵及如何有效防控大气污染尚存在诸多认识空白和不确定性。此外，这一类研究多在欧美发达国家开展，而中国大气污染来源、浓度和组成上的显著差异限制了我们直接照搬西方国家的研究结果。特别是，我国大气污染来源复杂，传统燃煤型污染和日趋突出的机动车排放污染交织，形成了以强氧化性和高细颗粒物为特点的大气复合污染，这种污染条件下 $PM_{2.5}$ 的健康效应尤其是对于人群生物标志物的影响及其作用机制已引起国内外学者的高度关注。

作为大型队列的重要补充，近年兴起的定群研究是一种精细化的研究方法，以相对较小样本量的人群为对象，结合精细的暴露和生物标志物测量，建立污染物与健康效应之间的关联，并以标志物的生物学意义为基础揭示健康效应机制，近年来广泛应用于空气污染的健康效应研究。此外，随着科技的进步，组学技术已开始应用于环境污染物的健康效应研究，一方面可利用暴露组学方法识别危害人体健康的关键因素，另一方面以系统生物学方法如代谢组学筛选，可早期识别效应生物标志物，在生物信息学层面上认识环境污染暴露的健康效应机制。因此本研究采用定群研究和多中心研究互为补充的研究方法在京津冀及周边地区选择典型地区和典型人群开展定群研究，利用定群研究的优势筛选敏感性生物标志物，进而在多中心的大规模人群中进行验证，确定大气污染敏感的生物标志物，为后续开展基于生物标志物的人群健康风险评估提供依据。

参考文献

范娇，秦晓蕾，薛晓丹，等，2014. 细颗粒物的碳质组分对动脉粥样硬化指数的影响[J]. 中华预防医学杂志，48（1）：33-37.

Basu S，Duren W，Evans CR，et al，2017. Sparse network modeling and metscape-based visualization methods for the analysis of large-scale metabolomics data[J]. Bioinformatics，33（10）：1545-1553.

Brook RD，Rajagopalan S，Pope CA，et al，2010. Particulate matter air pollution and cardiovascular disease：An update to the scientific statement from the American Heart Association. [J]. Circulation：An Official Journal of the American Heart Association，（21）：121.

Cambiaghi A，Ferrario M，Masseroli M，2017. Analysis of metabolomic data：tools，current strategies and future challenges for omics data integration[J]. Briefings in Bioinformatics，18（3）：498-510.

Chen RJ，Li HC，Cai J，et al，2018. Fine particulate air pollution and the expression of microRNAs and circulating cytokines relevant to inflammation，coagulation，and vasoconstriction[J]. Environmental Health Perspectives，126（1）：017007.

Chiang TY，Yuan TH，Shie RH，et al，2016. Increased incidence of allergic rhinitis，bronchitis and asthma，in children living near a petrochemical complex with SO_2 pollution[J]. Environment International，96：1-7.

Cohen AJ，Brauer M，Burnett R，et al，2017. Estimates and 25-year trends of the global burden of disease attributable to ambient air pollution：an analysis of data from the Global Burden of Diseases

Study 2015[J]. The Lancet，389（10082）：1907-1918.

Desbonnet L，Garrett L，Clarke G，et al，2008. The probiotic Bifidobacteria infantis：an assessment of potential antidepressant properties in the rat[J]. Journal of Psychiatric Research，43（2）：164-174.

Espín-Pérez A，Krauskopf J，Chadeau-Hyam M，et al，2018. Short-term transcriptome and microRNAs responses to exposure to different air pollutants in two population studies[J]. Environmental Pollution，242：182-190.

Fan SL，Kind T，Cajka T，et al，2019. Systematic error removal using random forest for normalizing large-scale untargeted lipidomics data[J]. Analytical Chemistry，91（5）：3590-3596.

Fang JL，Tang S，Zhou JW，et al，2020. Associations between personal $PM_{2.5}$ elemental constituents and decline of kidney function in older individuals：the China BAPE study[J]. Environmental Science & Technology，54（20）：13167-13174.

Gao X，Koutrakis P，Blomberg AJ，et al，2019. Short-term ambient particle radioactivity level and renal function in older men：insight from the Normative Aging Study[J]. Environment International，131：105018.

Glencross DA，Ho TR，Camiña N，et al，2020. Air pollution and its effects on the immune system[J]. Free Radical Biology and Medicine，151：56-68.

He ZZ，Guo PY，Xu SL，et al，2021. Associations of particulate matter sizes and chemical constituents with blood lipids：a panel study in Guangzhou，China[J]. Environmental Science & Technology，55（8）：5065-5075.

Honkova K，Rossnerova A，Pavlikova J，et al，2018. Gene expression profiling in healthy newborns from diverse localities of the Czech Republic[J]. Environmental and Molecular Mutagenesis，59（5）：401-415.

Janssen BG，Saenen ND，Roels HA，et al，2017. Fetal thyroid function，birth weight，and in utero exposure to fine particle air pollution：a birth cohort study[J]. Environmental Health Perspectives，125（4）：699-705.

Kim N，Yun MS，Oh YJ，et al，2018. Mind-altering with the gut：modulation of the gut-brain axis with probiotics[J]. Journal of Microbiology，56（3）：172-182.

Korrick SA，Neas LM，Dockery DW，et al，1998. Effects of ozone and other pollutants on the pulmonary function of adult hikers[J]. Environmental Health Perspectives，106（2）：93-99.

Li H，Cai J，Chen R，et al，2017. Correction to：particulate matter exposure and stress hormone levels：a randomized，double-blind，crossover trial of air purification[J]. Circulation，136（11）：618-627.

Lin HL，Guo YF，Zheng Y，et al，2017. Long-term effects of ambient $PM_{2.5}$ on hypertension and blood pressure and attributable risk among older Chinese adults[J]. Hypertension，69（5）：806-812.

Liu C，Cai J，Qiao L P，et al，2017. The acute effects of fine particulate matter constituents on blood inflammation and coagulation[J]. Environmental Science & Technology，51（14）：8128-8137.

McGinnis DP，Brownstein JS，Patel CJ，2016. Environment-wide association study of blood pressure in the national health and nutrition examination survey（1999-2012）[J]. Scientific Reports，6：30373.

McHale CM, Zhang LP, Thomas R, et al, 2013. Analysis of the transcriptome in molecular epidemiology studies[J]. Environmental and Molecular Mutagenesis, 54（7）: 500-517.

Niu Y, Chen RJ, Xia YJ, et al, 2018. Fine particulate matter constituents and stress hormones in the hypothalamus-pituitary-adrenal axis[J]. Environment International, 119: 186-192.

Patel CJ, Bhattacharya J, Butte AJ, 2010. An environment-wide association study（EWAS）on type 2 diabetes mellitus[J]. PLoS One, 5（5）: e10746.

Patel CJ, Chen R, Kodama K, et al, 2013. Systematic identification of interaction effects between genome-and environment-wide associations in type 2 diabetes mellitus[J]. Human Genetics, 132（5）: 495-508.

Requia WJ, Adams MD, Koutrakis P, 2017. Association of $PM_{2.5}$ with diabetes, asthma, and high blood pressure incidence in Canada: a spatiotemporal analysis of the impacts of the energy generation and fuel sales[J]. Science of the Total Environment, 584/585: 1077-1083.

Schraufnagel DE, Balmes JR, Cowl CT, et al, 2019. Air pollution and noncommunicable diseases: a review by the forum of international respiratory societies' environmental committee, part 2: air pollution and organ systems[J]. Chest, 155（2）: 417-426.

Selley L, Phillips DH, Mudway I, 2019. The potential of omics approaches to elucidate mechanisms of biodiesel-induced pulmonary toxicity[J]. Particle and Fibre Toxicology, 16（1）: 4.

Shahadin MS, Ab Mutalib NS, Latif MT, et al, 2018. Challenges and future direction of molecular research in air pollution-related lung cancers[J]. Lung Cancer, 118: 69-75.

Stockinger B, Di Meglio P, Gialitakis M, et al, 2014. The aryl hydrocarbon receptor: multitasking in the immune system[J]. Annual Review of Immunology, 32: 403-432.

Thomas R, McHale CM, Lan Q, et al, 2013. Global gene expression response of a population exposed to benzene: a pilot study exploring the use of RNA-sequencing technology[J]. Environmental and Molecular Mutagenesis, 54（7）: 566-573.

Vrijens K, Winckelmans E, Tsamou M, et al, 2017. Sex-specific associations between particulate matter exposure and gene expression in independent discovery and validation cohorts of middle-aged men and women[J]. Environmental Health Perspectives, 125（4）: 660-669.

Wang S, Xu D, Qi L, et al, 2017. Exposure to high level $PM_{2.5}$ causes increased central blood pressure[J]. Circulation. 136（suppl_1）: A19823.

Waxman DJ, 1999. P450 gene induction by structurally diverse xenochemicals: central role of nuclear receptors CAR, PXR, and PPAR[J]. Archives of Biochemistry and Biophysics, 369（1）: 11-23.

Wu SW, Deng FR, Wei HY, et al, 2012. Chemical constituents of ambient particulate air pollution and biomarkers of inflammation, coagulation and homocysteine in healthy adults: a prospective panel study[J]. Particle and Fibre Toxicology, 9（1）: 49-62.

Wu SW, Yang D, Wei HY, et al, 2015. Association of chemical constituents and pollution sources of ambient fine particulate air pollution and biomarkers of oxidative stress associated with atherosclerosis: a panel study among young adults in Beijing, China[J]. Chemosphere, 135: 347-353.

Xia JG, Wishart DS, 2011. Web-based inference of biological patterns, functions and pathways from metabolomic data using MetaboAnalyst[J]. Nature Protocols，6（6）：743-760.

Xing YF，Xu YH，Shi MH，et al，2016. The impact of $PM_{2.5}$ on the human respiratory system[J]. Journal of Thoracic Disease，8（1）：E69-E74.

Yu GQ，Ao JJ，Cai J，et al，2020. Fine particular matter and its constituents in air pollution and gestational diabetes mellitus[J]. Environment International，142：105880.

Zhuang XD，Ni A，Liao LZ，et al，2018. Environment-wide association study to identify novel factors associated with peripheral arterial disease：evidence from the National Health and Nutrition Examination Survey（1999-2004）[J]. Atherosclerosis，269：172-177.

第八章　重污染天气下人群健康防护与干预

8.1 引　　言

本章主要介绍如下调查研究：①在北京市、天津市、石家庄市、太原市、济南市和郑州市采用普查和随机抽样的方式，开展了客运火车站候车室、酒店、商超等公共场所空气净化器/新风系统安装及使用现状调查，在北京市城六区（东城区、西城区、朝阳区、石景山区、丰台区和海淀区）对50间小学教室空气净化器/新风系统安装使用情况进行抽样调查，了解学校、公共场所空气净化器/新风系统的使用情况；②通过随机交叉干预实验，在北京开展了空气净化器的使用对小学生和冠心病患者的健康防护效果研究，揭示了空气净化器使用对上述特殊人群的实际防护效果；③在天津和石家庄开展了空气污染的风险感知能力及对人群心理健康调查，了解污染天气对人群心理健康的影响；④通过舆情监测，了解公众对大气污染相关知识的认知现状和需求，在此基础上开发了大气污染防护健康教育核心信息及释义，设计制作了宣传材料，引导公众科学理性认识大气污染，增强公众健康防护意识和能力。

8.2 公共场所和小学教室空气净化器/新风系统使用现状

8.2.1 公共场所空气净化器/新风系统使用现状

在北京市、天津市、石家庄市、太原市、济南市和郑州市采用普查和随机抽样的方式，开展了客运火车站、酒店、商超等公共场所空气净化器/新风系统安装及使用现状调查（表 8-1）。

调查发现，六城市 32 家火车站候车室仅有 5 家安装了对空气中 $PM_{2.5}$ 有净化能力的空气净化器/新风系统，占比 15.6%（5/32）。装备有空气净化器/新风系统的火车站 24h 运行该系统。

80 家商超中有 12 家安装了对空气中 $PM_{2.5}$ 有净化能力的空气净化器/新风系统，占比 15.0%（12/80）。41 家超市新风系统安装率为 85.4%（35/41），但安装对空气中 $PM_{2.5}$ 有净化能力的空气净化器/新风系统的只有 9 家，占比 22.0%。39 家商场新风系统安装率为 89.7%（35/39），但安装对空气中 $PM_{2.5}$ 有净化能力的空气净化器/新风系统的仅有 3 家，占比为 7.7%。

97 家酒店中安装对空气中 $PM_{2.5}$ 有净化能力的空气净化器/新风系统的占比为 44.3%（43/97）。38 家三星级酒店的空气净化器/新风系统安装率为 34.2%（13/38）；42 家四星级酒店的空气净化器/新风系统安装率为 83.3%（35/42）；17 家五星级酒店的空气净化器/新风系统安装率为 100.0%。但安装了空气净化器/新风系统的 65 家酒店中，只有 43 家的空气净化器/新风系统对空气中的 $PM_{2.5}$ 具有净化能力。

火车站、商超和酒店的新风系统在运营时段开启，商超的空气净化器通常在污染天气发生时开启，而酒店客房内的空气净化器由入住客人控制。所有场所内的新风系统通常每 1～3 个月维护一次，多数由专业人士进行维护操作。而多数酒店的空气净化器很少进行更换滤网、清洗等维护工作。

表 8-1　6 个城市公共场所空气净化器/新风系统安装情况

场所类型	调查数量（家）	对空气中 $PM_{2.5}$ 有净化能力的空气净化器/新风系统（占比）
火车站	32	5（15.6%）
商超	80	12（15.0%）
酒店	97	43（44.3%）

8.2.2　小学教室空气净化器/新风系统使用现状

对北京市 50 所小学教室空气净化器/新风系统安装使用情况进行抽样调查，在安装空气净化器的 25 所小学中，18 所小学（72.0%）教室放置的空气净化器数量为 1 个，另外 7 所小学（28.0%）教室放置的空气净化器数量为 2 个。从教室空气净化器的配置来源来看，有 9 所小学（36.0%）的空气净化器为学校统一配置，13 所小学（52.0%）的空气净化器为家长自主配置，3 所小学（12.0%）的空气净化器为学校和家长共同配置。其中，西城区的空气净化器全部由学校统一配置；石景山区、东城区的空气净化器全部由家长自主配置；海淀区的空气净化器主要由学校统一配置；朝阳区的空气净化器主要由家长自主配置。

所有配置了空气净化器/新风系统的小学在空气污染天气时均会开启空气净化器/新风系统，但开启标准不同。在教室配置了空气净化器的 25 所小学中，有 80.0%的小学（20/25）在接到教委关于"空气污染应对通知"时会开启空气净化器；92.0%的小学（23/25）在中度、中重度及重度污染时会开启空气净化器；而在轻微污染和轻度污染时选择开启空气净化器的小学数量较少，占比分别为 48.0%和 68.0%。在安装新风系统的 9 所小学里，有 8 所小学在接到教委关于"空气污染应对通知"时开启新风系统；7 所小学在中度、中重度和重度污染时会开启新风系统；轻微污染和轻度污染时选择开启新风系统的小学数量较少，分别为3所和4所。

88.0%（22/25）的小学在早上学生到校后全天开启空气净化器；8.0%（2/25）的小学仅在学生上课或自习时开启；4.0%（1/25）的小学在学生上课前、课间休息和中午休息时开启，但在上课时关闭。在安装了新风系统的9所小学中，88.9%的小学（8/9）在早上学生到校后全天开启新风系统，仅11.1%（1/9）的小学在学生上课或自习时及中午休息时开启新风系统。绝大部分小学开启空气净化器/新风系统的时间大于5h（比例分别为72.0%和77.8%）。在教室配置了空气净化器的小学中，有4所小学每日持续开启时间为1～3h；每日持续开启时间为3～5h和＞8h的小学均为2所；有1所小学每日持续开启时间≤1h。在安装了新风系统的9所小学中，22.2%（2/9）的小学每日持续开启时间为1～3h，66.7%（6/9）的小学每日持续开启时间为5～8h，11.1%（1/9）的小学每日持续开启时间＞8h。

教室空气净化器/新风系统的总体配置比例为62.0%（31/50）（表8-2）。其中，44%（22/50）的小学仅配置了空气净化器，12.0%（6/50）的小学仅配置了新风系统，6.0%（3/50）的小学同时配置了空气净化器和新风系统；另有38.0%（19/50）的小学没有配置空气净化器/新风系统，所有调查的丰台区小学均未安装空气净化器/新风系统。

在25所使用空气净化器的小学中，有6所未定期对空气净化器净化核心部位进行更换或清理。在9所安装新风系统的小学中，除1所小学从未对新风系统净化核心部位进行更换或清理外，其余8所对净化核心部位的更换或清理均达到推荐标准。

表8-2　北京市城六区小学空气净化器/新风系统配置情况

城区	空气净化器			新风系统		
	未安装	已安装	安装比例（%）	未安装	已安装	安装比例（%）
东城	0	4	100.0	4	0	0.0
朝阳	4	8	66.7	11	1	8.3
海淀	6	8	57.1	12	2	14.3
石景山	2	2	50.0	3	1	25.0
西城	4	3	42.9	2	5	71.4
丰台	9	0	0.0	9	0	0.0
合计	25	25	50.0	41	9	18.0

综合上述调查结果，北京市、天津市、石家庄市、太原市、济南市、郑州市六城市的火车站候车室、商超和酒店三类场所中新风系统安装率较高，分别为 37.5%、87.5%和 59.8%，但具备 $PM_{2.5}$ 净化能力的空气净化器/新风系统的比例较低，分别为 15.6%、15.0%和 44.3%，且不同场所空气净化器/新风系统的使用和维护管理不规范。北京市城六区 50 家小学安装空气净化器/新风系统的比例为 62.0%，但不同学校空气净化器/新风系统开启时间和净化核心材料更换或清理频率差别较大。

8.3 特殊人群空气净化器健康防护效果

8.3.1 研 究 方 法

特殊人群空气净化器健康防护效果研究包括小学生空气净化器干预研究和稳定性冠心病患者的空气净化器干预研究。

小学生空气净化器干预研究采用随机交叉干预设计在北京市 1 所全寄宿学校进行空气净化器的交叉干预研究，研究对象为 4～5 年级的全寄宿小学生。测定干预前后空气中 $PM_{2.5}$ 浓度，评价空气净化器对室内 $PM_{2.5}$ 净化效果及对小学生呼吸系统的健康防护效果。

稳定性冠心病患者的空气净化器干预研究采用随机交叉干预设计在北京市 24 名稳定性冠心病患者的住宅内开展空气净化器的干预研究。监测干预期住宅室内外 $PM_{2.5}$ 浓度水平和研究对象的 $PM_{2.5}$ 个体暴露水平，检测干预后研究对象的心血管效应指标水平，评价空气净化器对住宅室内 $PM_{2.5}$ 的净化效果，以及对稳定性冠心病患者心血管系统的健康防护效果。

8.3.2 主 要 结 果

1. 小学生空气净化器干预研究

小学生空气净化器干预研究结果表明，空气净化器在室外 $PM_{2.5}$ 浓度 115.0～150.0μg/m^3 时具有较好的净化效能，净化率中位数为 52.8%。在测试舱中进行空气净化器净化效果评价，通常颗粒物浓度越高，净化效果越好。但本研究是在正常学习和生活的教室和寝室中使用净化器，没有限制小学生开门、出入等活动，因此当室外浓度高于 150.0μg/m^3 情况下，实际测定的净化率反而有下降趋势（表 8-3）。

表 8-3　空气净化器在不同室外 $PM_{2.5}$ 浓度情况下的实际净化效果　　单位：μg/m³

室外 $PM_{2.5}$ 浓度等级	室外 $PM_{2.5}$ 浓度中位数（P_{25}，P_{75}）	干预组室内 $PM_{2.5}$ 浓度中位数（P_{25}，P_{75}）	非干预组室内 $PM_{2.5}$ 浓度中位数（P_{25}，P_{75}）	实际净化率（P_{25}，P_{75}）
＞200.0	212.0（204.0，214.0）	101.5（97.0，126.5）	157.8（156.8，164.8）	35.7%（23.5%，37.2%）
150.0～200.0	150.0（150.0，167.0）	82.5（82.5，97.0）	123.5（123.5，124.7）	33.9%（21.5%，33.9%）
75.0～115.0	91.0（84.5，100.0）	35.0（27.0，46.5）	67.5（57.0，68.8）	48.2%（32.4%，53.0%）
35.0～75.0	71.0（70.0，73.0）	23.0（23.0，27.0）	47.6（46.5，49.3）	49.6%（46.0%，51.1%）
＜35.0	8.0（3.0，8.0）	5.5（1.5，5.5）	6.8（2.3，6.8）	18.5%（18.5%，33.3%）

注：P_{25}. 下四分位数；P_{75}. 上四分位数。

干预组（使用安装高效过滤滤芯的空气净化器）小学生咳嗽、咳痰、流涕、鼻塞和咽喉肿痛发生率均低于非干预组（使用未安装高效过滤滤芯的空气净化器），两组对比仅流涕差异有统计学意义（P<0.05），其余指标差异均无统计学意义（表 8-4）；小学生呼出气一氧化氮（FeNO）和尿液中 8-羟基脱氧鸟苷（8-hydroxy-deoxyguanosine，8-OHdG）浓度均值，干预组低于非干预组，呼出气冷凝液（exhaled breath condensate，EBC）pH 和大部分肺功能指标均值，干预组高于非干预组，仅 FeNO 浓度的组间差异有统计学意义（P<0.05），其余指标未见明显差异（表 8-5）。在调整了年龄、性别和 BMI 后，用混合线性模型和混合逻辑模型分析空气净化器干预对不同效应结局的影响，结果发现，使用空气净化器后，所有呼吸系统症状指标均有下降趋势，但变化无统计学意义；所有肺功能指标均有上升趋势，但变化无统计学意义；EBC pH、FeNO 和尿 8-OHdG 均有下降趋势，但仅 FeNO 的变化有统计学意义，即与无高效过滤滤芯的空气净化器相比，使用安装高效过滤滤芯的空气净化器可使小学生 FeNO 的浓度降低 10.8%（95%CI：1.0%～19.6%）（表 8-6）。

表 8-4　干预组和非干预组呼吸道症状发生率比较

呼吸道症状	干预组（N=124）[n（%）]	非干预组（N=114）[n（%）]	P
咳嗽	12（9.7）	15（13.0）	0.657
咳痰	8（6.5）	8（6.9）	0.156
流涕	12（9.9）*	16（13.8）*	0.045

续表

呼吸道症状	干预组（N=124）[n（%）]	非干预组（N=114）[n（%）]	P
鼻塞	11（8.9）	12（10.3）	0.347
咽喉肿痛	9（7.3）	11（9.5）	0.864

*表示干预组和非干预组两组对比差异有统计学意义，P<0.05。

表 8-5　干预组与非干预组健康效应指标水平比较

效应指标	干预组（N=124）（均值±标准差）	非干预组（N=114）（均值±标准差）	P
VC（L）	2.35±0.42	2.36±0.44	0.979
FVC（L）	2.19±0.40	2.15±0.45	0.283
FEV_1（L）	1.93±0.36	1.91±0.40	0.458
FEV_1/FVC（%）	0.88±0.08	0.89±0.07	0.458
PEF（L/s）	3.45±0.99	3.36±0.81	0.871
$FEF_{25\%}$（L/s）	1.42±0.44	1.45±0.45	0.534
$FEF_{50\%}$（L/s）	2.52±0.68	2.51±0.63	0.886
$FEF_{75\%}$（L/s）	3.22±1.02	3.11±0.88	0.718
$FEF_{25\%\sim75\%}$（L/s）	2.29±0.62	2.28±0.58	0.874
EBC pH	6.84±0.40	6.82±0.32	0.686
FeNO（ppb）	11.17±6.02	12.66±6.94*	0.032
尿 8-OHdG（ng/mg）	1.65±0.73	1.92±1.10	0.076

注：VC. 肺活量；FVC. 用力肺活量；FEV_1. 第 1 秒用力呼气容积；FEV_1/FVC. 第 1 秒用力呼气容积/用力肺活量；PEF. 用力呼气流速峰值；$FEF_{25\%}$. 用力呼气 25%肺活量的呼气流量；$FEF_{50\%}$. 用力呼气 50%肺活量的呼气流量；$FEF_{75\%}$. 用力呼气 75%肺活量的呼气流量；$FEF_{25\%\sim75\%}$. 呼出气体25%～75%肺活量的平均流量；EBC pH. 呼出气冷凝液pH；FeNO. 呼出气一氧化氮；8-OHdG 8-羟基-脱氧鸟苷。

*表示干预组和非干预组两组对比差异有统计学意义，P<0.05。

表 8-6　空气净化器对小学生不同效应指标的影响

症状/指标	变化百分比（%）	症状/指标	变化百分比（%）
鼻塞	−1.3（−53.1～107.9）	VC	0.6（−2.1～3.3）
咳嗽	−1.3（−58.7～136.2）	FVC	2.5（−1.7～6.9）
咳痰	−20.6（−68.9～102.3）	FEV_1	1.6（−2.5～5.9）
流涕	−6.5（−51.9～82.0）	FEV_1/FVC	0.9（−1.1～3.0）
咽喉肿痛	−4.3（−59.5～126.3）	$FEF_{25\%}$	3.9（−2.7～10.9）
EBC pH	−0.3（−1.5～1.0）	$FEF_{50\%}$	0.1（−5.8～6.4）
FeNO	−10.8*（−19.6～−1.0）	$FEF_{75\%}$	2.8（−4.5～10.7）
尿 8-OHdG	−1.0（−9.8～8.7）	$FEF_{25\%\sim75\%}$	0.4（−5.2～6.3）
PEF	1.8（−4.5～8.5）		

*表示有统计学意义，P<0.05。

2. 稳定性冠心病患者的空气净化器干预研究

稳定性冠心病患者的空气净化器干预研究结果表明，住宅内使用净化器可以有效降低调查对象的 $PM_{2.5}$ 暴露水平。干预组（空气净化器安装高效过滤滤芯）24 名研究对象住宅室内 $PM_{2.5}$ 浓度较非干预组（空气净化器未安装高效过滤滤芯）平均降低了 48.5%[从（51.7±41.9）μg/m³ 下降至（26.6±11.0）μg/m³]；与室内浓度变化相一致，干预组 $PM_{2.5}$ 个体暴露水平平均降低了 31.5%[从（48.5±37.8）μg/m³ 下降至（33.2±13.4）μg/m³]。

研究对象心率变异性的指标，如全部窦性心搏 NN 间期标准差（standard deviation of NN interval，SDNN）和血液中促进纤维蛋白溶解的组织型纤溶酶原激活剂（tissue plasminogen activator，tPA）的水平，干预组比非干预组高，但是差异无统计学意义；血液中总胆固醇（cholesterol，CHO）、LDL-C，与血管内皮功能紊乱相关的内皮素-1（endothelin-1，ET-1），与血小板聚集和黏附相关的 P 选择素（cluster of differentiation 62 platelet，CD62P）、CD40 配体（cluster of differentiation 40 platelet，CD40L）、细胞间黏附分子-1（intercellular adhesion molecule-1，ICAM-1）、纤溶酶原激活物抑制物-1（plasminogen activator inhibitor-1，PAI-1），以及与斑块失稳有关的基质金属蛋白酶-9（matrix metalloproteinase-9，MMP-9）的水平，干预组比非干预组要低，但是差异无统计学意义（表 8-7）。

采用线性混合效应模型，在控制了年龄、性别、BMI、试验批次和干预前后顺序的影响后（临床指标还控制了服用他汀类和 β 抑制剂类药物的影响），发现当研究对象的 $PM_{2.5}$ 72h 个体暴露水平在（38.0±22.6）μg/m³ 范围时，随着 $PM_{2.5}$ 浓度的降低，SDNN、HDL-C 和 tPA 水平有升高的趋势，但变化无统计学意义；炎症相关因子，如 C 反应蛋白（CRP）、白介素-1β（IL-1β）、肿瘤坏死因子-α（TNF-α），与血小板聚集和黏附相关的 ET-1、CD62P、ICAM-1 和纤维蛋白原（fibrinogen，FIB），与斑块失稳有关的 MMP-9、三酰甘油（TG）的水平均有降低趋势，但变化无统计学意义（表 8-8）。

表 8-7 干预组和非干预组各项生理生化健康指标的差异

指标	干预组（均值±标准差）	非干预组（均值±标准差）	*P*
SDNN（ms）	121.8±32.6	120.35±36.07	0.89
rMSSD（ms）	31.36±13.93	31.39±15.21	>0.99
CHO（mmol/L）	4.24±0.98	4.4±1.3	0.64
TG（mmol/L）	1.49±1.08	1.41±0.75	0.78
HDL-C（mmol/L）	1.39±0.43	1.41±0.42	0.91
LDL-C（mmol/L）	2.35±0.68	2.49±0.86	0.55

续表

指标	干预组（均值±标准差）	非干预组（均值±标准差）	*P*
FeNO（ppb）	18.77±6.75	16.77±7.05	0.34
CRP（ng/ml）	1202.38±1457.79	1179.62±1645.67	0.96
IL-1β（pg/ml）	0.55±0.41	0.51±0.34	0.75
IL-6（pg/ml）	3.59±3.54	2.85±2.71	0.45
TNF-α（pg/ml）	13.15±5.88	13.08±5.71	0.97
ET-1（pg/ml）	4.95±2.99	5.31±2.88	0.69
CD62P（ng/ml）	31.5±8.34	32.25±7.64	0.76
CD40L（ng/ml）	7.63±2.4	7.64±2.59	＞0.99
ICAM-1（ng/ml）	547.78±287.07	551.47±309.23	0.97
FIB（mg/ml）	4.43±1.09	4.09±0.95	0.28
tPA（ng/ml）	2.32±1.08	2.24±0.86	0.79
PAI-1（ng/ml）	3.38±2.18	2.7±1.63	0.25
MMP-9（ng/ml）	306.09±116.7	286.97±151.12	0.64

注：SDNN. 全部窦性心搏 NN 间期标准差；rMSSD. 相邻 NN 间期差值的均方根；CHO. 总胆固醇；TG. 三酰甘油；HDL-C. 高密度脂蛋白胆固醇；LDL-C. 低密度脂蛋白胆固醇；FeNO. 呼出气一氧化氮；CRP. C 反应蛋白；IL-1β. 白介素-1β；IL-6. 白介素-6；TNF-α. 肿瘤坏死因子-α；ET-1. 内皮素-1；CD62P. P 选择素；ICAM-1. 细胞间黏附分子-1；FIB. 纤维蛋白原；tPA. 组织型纤溶酶原激活剂；PAI-1. 纤溶酶原激活物抑制物-1；MMP-9. 基质金属蛋白酶-9。

表 8-8　$PM_{2.5}$ 个体暴露水平对冠心病患者不同效应指标的影响

指标	*β* 值	*P*	指标	*β* 值	*P*
SDNN（ms）	–0.204	0.24	TNF-α（pg/ml）	0.027	0.18
rMSSD（ms）	0.126	0.23	ET-1（pg/ml）	0.006	0.59
CHO（mmol/L）	–0.003	0.66	CD62P（ng/ml）	0.014	0.73
TG（mmol/L）	0.004	0.50	CD40L（ng/ml）	–0.013	0.51
HDL-C（mmol/L）	–0.002	0.24	ICAM-1（ng/ml）	0.431	0.40
LDL-C（mmol/L）	–0.002	0.68	FIB（mg/ml）	0.002	0.78
FeNO（ppb）	–0.003	0.95	tPA（ng/ml）	–0.005	0.37
CRP（ng/mL）	23.050	0.10	PAI-1（ng/ml）	–0.024	0.07
IL-1β（pg/mL）	0.003	0.25	MMP-9（ng/ml）	0.006	0.99
IL-6（pg/mL）	–0.017	0.43	—	—	—

8.3.3 讨　论

1. 小学生空气净化器干预研究

近年来我国空气污染形势严峻，尽管政府采取了强有力的措施，但空气污染尤其是 $PM_{2.5}$ 的污染现状并不乐观。据了解，2018 年北京地区 $PM_{2.5}$ 年平均浓度为 52μg/m³，污染浓度高于 100μg/m³ 的天数有 110 天，占全年的 1/3，其中冬季由于气温低、空气流通少、采暖等因素影响，污染天数较其他季节高。$PM_{2.5}$ 对呼吸系统具有不利影响，儿童的免疫系统和呼吸系统尚未发育完善，受到的健康危害相比于成年人更大。WHO 指出 2018 年有 60 万名儿童死于因空气污染引起的急性下呼吸道感染。有研究发现，$PM_{2.5}$ 能阻碍儿童肺功能发育，引起儿童肺功能缺陷，$PM_{2.5}$ 质量浓度与学生肺功能指标 FVC、FEV_1、$FEF_{25\%\sim75\%}$（亦称 MMEF）呈显著的负相关关系，相关系数分别为–0.839、–0.828 和–0.847（$P<0.05$）。针对武汉市大学生的研究发现，$PM_{2.5}$ 对 FEV_1 的影响仅在秋季明显。不仅如此，$PM_{2.5}$ 还与儿童久咳、哮喘、支气管肺炎及肺囊性纤维化等均有不同程度的相关性。

室外颗粒物可以穿透进入室内，除大气污染外，室内空气也是空气污染物暴露的主要来源。时间-活动模式调查结果表明，儿童一日中有 80%以上的时间是在家庭（学校宿舍）、学校教室等室内环境中度过，因此采取有效的干预措施以降低室内空气污染，对于保护儿童这类敏感人群健康具有重要的公共卫生意义。

空气净化器操作简便，具有良好的颗粒物去除效率，是最常用的降低室内污染物浓度的防护措施。目前，部分研究关注了空气净化器的净化效果，发现空气净化器的使用可以影响室内颗粒物浓度及分布，但鲜有研究探讨正常生活起居情况下空气净化器对室内颗粒物污染损害人体健康的防护研究，经常使用空气净化器能否具备保护作用及可能存在哪些混杂因素还远未阐述清楚，尤其是空气净化器在儿童呼吸系统健康防护方面的探索非常缺乏。

现有空气净化器干预健康防护研究存在以下几方面的问题。在指标选择方面，主要涉及心肺系统的健康效应指标，包括血压、心率、反应性充血指数（reactive hyperaemia index，RHI）、肺功能、FeNO、TNF-α、IL-8、CRP、MCP-1、IL-6、IL-1β、丙二醛（malondialdehyde，MDA）、8-OHdG、ICAM-1、可溶性 CD40L、胰岛素、血糖、胰岛素抵抗指数（homeostatic model assessment of insulin resistance，HOMA-IR）、克拉拉细胞肺蛋白 16（Clara cell pneumoprotein 16，CC16）、单核细胞、淋巴细胞等一系列反应炎症、氧化应激和心血管疾病的指标，以及利用代谢组学技术探索血液和尿液中的差异代谢物的指标。目前仅发现一项在儿童中开展的空气净化器交叉干预研究，但该研究仅涉及 44 名 11～14 岁儿童，倾向于分析空气净化器干预对儿童血压、心率等心血管系统的影响，涉及呼吸系统的指标仅 FEV_1、FeNO 和 EBC MDA，故急需开展空气净化器对儿童健康防护的敏感指标筛查，建立较全面的空气净化器短期干预健康防护效果评价体系。在混杂因素控制方面，以往研究往往通过问卷调查的方式了解家庭装修情况、有无过敏原、有无吸烟、有无空调、有无空气净化器、有无加湿器、有无暖气、上下学情况、饮食差异等混杂因素，而本次研究选择全寄宿学校的学生，所有学生上课期间均在校内，统一作息时间和饮食，避免上下学交通、家庭环境、饮食差异等的干扰，严格控制混杂因素。

本次研究采用随机交叉干预设计方案，选择一所全寄宿学校 4～5 年级学生，根据时间-活动模式估算个体暴露水平，选择呼吸系统症状、肺功能、呼吸系统炎症和氧化应激指标，评价空气净化器对 $PM_{2.5}$ 净化效果及对儿童的健康防护效果，为我国儿童室内呼吸系统健康防护提供科学依据和技术支持。本研究发现，空气净化器的使用可以降低室内 $PM_{2.5}$ 浓度及个体暴露水平，对小学生健康有保护作用。当教室和宿舍室外的 $PM_{2.5}$ 浓度为 115.0～150.0μg/m^3 时，空气净化器有较好的净化效果，净化效率中位数为 52.8%。而且在教室和宿舍使用安装高效过滤滤芯的空气净化器，与使用未安装高效过滤滤芯的空气净化器相比，小学生呼出气 FeNO 的浓度明显降低，提示 $PM_{2.5}$ 所致小学生呼吸系统的炎症反应可能得到缓解。

2. 稳定性冠心病患者的空气净化器干预研究

冠心病是指冠状动脉粥样硬化使管腔狭窄或阻塞，或/和发生痉挛，导致心肌缺血、缺氧或坏死，从而引起的心脏病。据《中国卫生和计划生育统计年鉴（2016 年）》统计，2015 年我国城市居民和农村居民的冠心病死亡率分别为 110.67/10 万和 110.91/10 万，从 2002 年的 39.56/10 万和 27.57/10 万开始，总体呈现逐年上升的趋势。可见，控制冠心病的发生和发展急不可待。

冠心病发病机制目前尚未完全明确，但已明确冠心病的发生和发展与 $PM_{2.5}$ 浓度升高有病因学的关联。也有研究证实 $PM_{2.5}$ 及其成分的暴露可引起循环系统脂质代谢指标，与炎症、血小板活化、凝血和血管内斑块稳定性相关的因子，以及心率变异性等心血管疾病相关指标的变化。吴少伟等的研究发现空气污染较重的季节与空气污染较轻的季节相比较，北京出租车司机的 TG 水平较高，HDL-C 和 LDL-C 水平较低；美国一项多民族研究发现 HDL-C 水平与空气污染程度呈负相关；一项小鼠研究显示，间歇性地暴露于较高浓度的 $PM_{2.5}$，小鼠血清中 CHO 和 HDL-C 同时升高。Ruckerl 等对老年冠心病患者的定群研究发现，在 $PM_{2.5}$ 日均浓度为（20±15）μg/m^3 的水平下，对应暴露 24～47h CRP 升高的 OR 值为 1.5（95%CI：0.9～2.5）。Calderon-Garciduenas 等对墨西哥 52 名 8 岁左右的儿童开展的队列研究发现，高污染地区儿童血液中的 CRP、TNF-α 和 IL-1β 水平显著高于低污染地区。Riediker 对 9 名高速巡逻官进行了 4 次重复测量，发现暴露于 $PM_{2.5}$ 10～15h Cr 的暴露水平与 IL-6 呈显著正相关。在 Calderon-Garciduenas 等的研究中，也发现高污染地区儿童血液中的 ET-1 水平显著高于低污染地区。Delfino 等对洛杉矶 29 名老年冠心病患者开展的队列研究发现，表征血小板活化的 sCD62P 与室外 $PM_{0.25\sim2.5}$ 当日的浓度和 4 日的平均浓度呈显著正相关。Ruckerl 等对冠心病患者的队列研究显示，另一种血小板活化标志物 sCD40L 与环境中 $PM_{0.01\sim0.1}$ 和 $PM_{0.1\sim1.0}$ 的计数浓度均呈显著正相关。他们的另一项研究也发现冠心病患者 ICAM-1 表达上调主要与采血前 48～71h 的 $PM_{2.5}$ 暴露有关。Ta-Chen Su 等针对冠心病患者和有其他多种心血管危险因素的患者的定群研究显示，$PM_{2.5}$ 日均暴露浓度水平 53.2～63.0μg/m^3 与 21.4～22.8μg/m^3 相比较，所有患者血浆中 FIB 显著升高 0.71μmol/ml，PAI-1 显著升高 11.3ng/ml，冠心病患者血浆中 PAI-1 水平显著升高 12.8ng/ml。Mill 等在对健康人群和冠心病患者的两项研究中均发现吸入颗粒物浓度达 300μg/m^3 的柴油尾气会减少 tPA 的释放。Xu 等对 73 名健康成年人开展的研究发现，虽然没有统计学意义，但血清中 MMP-9 的浓度具有随前 3 日平均 $PM_{2.5}$ 暴露水平的升高而升高的趋势。Liao 对 25 名 65～89 岁的老年人（其中 18 名患有心血管疾病）开展的定群研究发现，家庭室外的 $PM_{2.5}$ 浓度每上升 10μg/m^3，老年人 SDNN 显著降低 8.8%；Luttmann-Gibson 等对 32 名 50～90 岁的老年人（其中 27 名患有心血管疾病）开展的定群研究显示，$PM_{2.5}$ 浓度每上升 10μg/m^3，老年人 SDNN 显著降低 2.15%，相邻 NN 间期差值的均方根（rMSSD）显著降低 5.5%；Xu 等对 42 名心血管疾病患者开展的研究显示，$PM_{2.5}$ 浓度每上升 10μg/m^3，患者 SDNN 降低 0.69%，rMSSD 降低 1.49%；Lipsett 等对 19 名冠心病患者的定群研究显示，$PM_{2.5}$ 浓度每上升 10μg/m^3，患者 SDNN 降低 1.62%。所以，与冠心病的发生发展有关的部分健康和亚健康指标的水平，如血液中 CHO、TG、LDL-C、CRP、IL-1β、IL-6、TNF-α、ET-1、CD62P、CD40L、ICAM-1、FIB、PAI-1 和 MMP-9 等指标，与 $PM_{2.5}$ 的暴露呈正相关；部分健康和亚健康指标（如 HDL-C 和 tPA）的水平，与 $PM_{2.5}$ 的暴露呈负相关。鉴于冠心病患者是 $PM_{2.5}$ 的敏感人群，有必要对其采取有效的防护措施来抵御环境污染带来的危害。

目前最常用的室内 $PM_{2.5}$ 防护措施就是使用空气净化器。以往研究表明空气净化器能大幅度降低室内 $PM_{2.5}$ 的浓度，也有少量干预研究发现空气净化器的使用与健康成年人或老年人心血管疾病相关的一些生物标志物水平的降低或微血管功能的维持显著相关。例如，Chen 等对健康大学生开展的干预研究结果显示，空气净化器干预组室内 $PM_{2.5}$ 的平均浓度较对照组低 56%，空气净化器的使用与部分心血管炎症和栓塞相关的生物标志物，如单核细胞趋化因子、IL-1β、髓过氧化物酶和 sCD40L 水平降低显著相关。Chuang 等对我国台北地区家庭妇女开展的干预试验显示，干预组与对照组的室内 $PM_{2.5}$ 平均浓度分别为 12.5μg/m^3 和 22.0μg/m^3，干预组的收缩压、舒张压和超敏 C 反应蛋白较对照组降低 2.89%～5.22%。BRAUNER 等和 DORINA 等对老年人开展的干预研究中也发现空气净化器对干预组表征血管内皮细胞功能的微血管功能指标在短期内（24～48h）有保护作用。而针对冠心病患者这一敏感人群的空气净化器干预研究目前还少有报道，所以开展空气净化器使用对冠心病患者的健康防护效果的研究具有较强的实用价值。本研究发现，在住宅内使用净化器可以有效降低稳定性冠心病患者的 $PM_{2.5}$ 暴露水平，但暂未发现对其心血管指标有具有统计学意义的防护效果。

8.4　污染天气下人群心理健康状况

8.4.1　研 究 方 法

本研究选择天津和石家庄作为典型空气污染城市，在每座城市中各选择 5 个社区，每个社区 350 人（18～60 岁）作为调查对象。本次研究采用先典型性抽样，再分层随机抽样的方法进行调查，主要包含两个方面的内容。①人群对污染天气的风险感知分析：本研究对每座城市的 1800 例左右的研究对象开展空气污染状况下城市居民人群心理健康现况调查。从生理影响、熟悉度和信念三个维度出发，设计风险感知因子调查问卷，通过入户采访或网络调查的方式对目标人群进行采访，对不同地区、季节、污染天气下的风险感知因子进行比较分析。根据成年人对污染天气的风险感知情况，筛选对风险感知敏感的人群。②空气污染对人群心理健康影响的评估：本研究采用 SCL-90 精神症状自评量表、焦虑水平调查表（self-rating anxiety scale，SAS）和流调用抑郁自评量表（CES-D self-report depression scale），对风险感知敏感人群进行心理健康水平调查，比较不同地区目标人群在不同季节（或不同污染程度下）的心理健康测评得分，揭示污染天气对人群心理健康的影响。同时，将目标人群根据年龄、教育程度、收入、性别等因素进行分组，比较不同特征人群的心理健康对污染天气的响应。

本研究于 2018 年 5 月对 10 个社区 5172 名成年人进行初筛，最终选取了 3902 名成年人作为调查对象，于 2018 年 6 月对其进行风险感知能力和心理健康状况的第一次问卷调查。之后在 2019 年 1 月，对其中 2 个社区共 700 名调查对象进行第二次问卷调查。

8.4.2 主要结果

空气污染不仅存在生理健康损害，还涉及心理、情绪等方面的消极影响，体现在认知功能、情绪、行为等方面。2018 年 5～7 月，在天津市和石家庄市开展了空气污染风险感知能力及人群心理健康调查，并于 2019 年 1～2 月进行了第二次人群心理健康调查（图 8-1）。

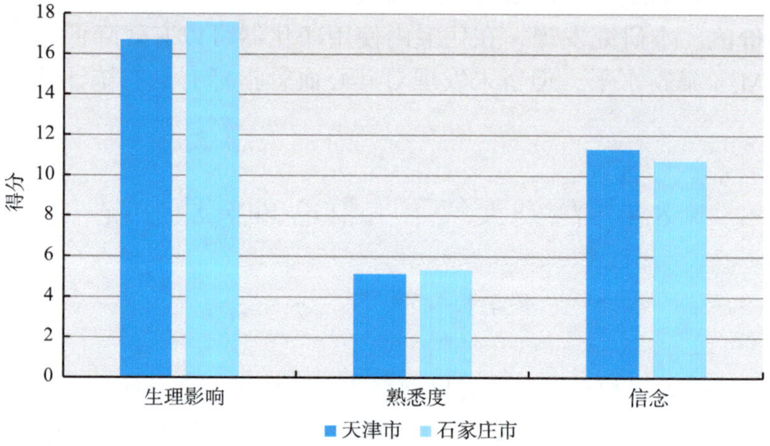

图 8-1　天津市和石家庄市调查对象风险感知能力对比

与天津市相比，石家庄市的空气污染状况更严重，两次调查期间，$PM_{2.5}$ 平均浓度，天津市分别为（44.4±16.6）μg/m^3 和（56.8±32.6）μg/m^3，石家庄市分别为（44.5±15.5）μg/m^3 和（106.5±69.0）μg/m^3。石家庄市调查对象的 $PM_{2.5}$ 日暴露量也同样高于天津市，其中天津市分别为（8.5±1.9）μg/（kg·d）和（8.4±1.7）μg/（kg·d），石家庄市分别为（8.6±1.6）μg/（kg·d）和（10.7±2.5）μg/（kg·d）。天津市与石家庄市调查对象的风险感知能力差别较大。空气污染相对严重的石家庄市，调查对象在生理影响和熟悉度两个维度要明显高于天津市，而在信念维度，天津市调查对象对政府的信任度略高于石家庄市。此外，公众的空气污染风险感知能力可能受多种因素影响，包括性别、教育程度、收入水平等，而且与 $PM_{2.5}$ 日暴露量存在很强关联性。石家庄市公众戴口罩、减少户外活动、改变出行方式等方面的意愿均高于天津市（图 8-2）。天津市的公众，对于政府越信任、对空气污染风险越熟悉、年龄越小的人群，面对空气污染时越愿意采取措施。石家庄市的公众，家庭收入水平越高、年龄越小的人群，面对空气污染时越愿意采取措施。关于佩戴口罩这项防护措施，天津市的公众，受到空气污染生理影响越大、对于政府越信任、对空气污染风险越熟悉、教育程度越高的人群，在面对空气污染时选择佩戴口罩进行防护的可能性越大。而石家庄的公众对于是否佩戴口罩则只与性别与教育程度有关。

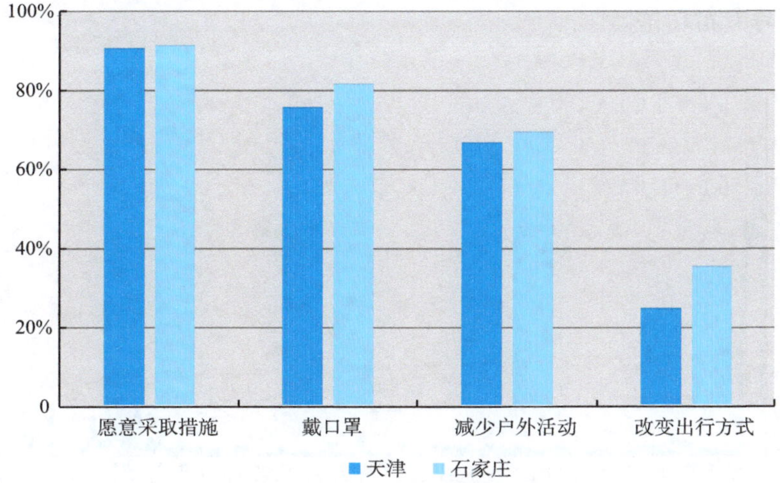

图 8-2　天津市和石家庄市公众针对空气污染所采取的防护措施的比例

石家庄市调查对象的焦虑和抑郁水平均明显高于天津市，其中轻度、中度、重度焦虑及轻、重度抑郁水平均明显高于天津市。

8.4.3　讨　　论

综上，空气污染会影响人群的生理和心理健康，空气污染越严重，调查对象的焦虑和抑郁水平越高。本研究结果可以帮助政策制订者了解公众对空气污染可接受的风险水平与政府所制订相关标准之间的差距，从而更有效地向公众传播大气污染治理措施的相关信息。同时，政府相关部门需加强公众环境与健康风险的沟通，提升公众的风险感知能力与应对意愿。

8.5　大气污染公众健康教育

互联网大气污染公众舆情监测（图 8-3）结果显示，公众关注的大气污染相关健康话题主要有五方面，分别是健康危害、个人防护、污染成因、污染现状、政府措施，故由此编制了 25 期大气污染与健康舆情分析报告。对互联网上涉及大气污染防护的谣言信息进行热度值排行，通过大气污染健康防护谣言信息分析研究，了解公众对大气污染与健康相关问题的认知状况和健康知识的需求，掌握媒体关注的热点内容，整理出传播范围广泛的谣言信息，分析热门谣言产生和传播的主要因素。研究显示，涉及空气污染和健康的相关谣言主要有“雾霾”与疾病、“雾霾”与预防、“雾霾”成分构成等。谣言信息主要在微信平台养生健康类、商业营销类账号发布和传播。

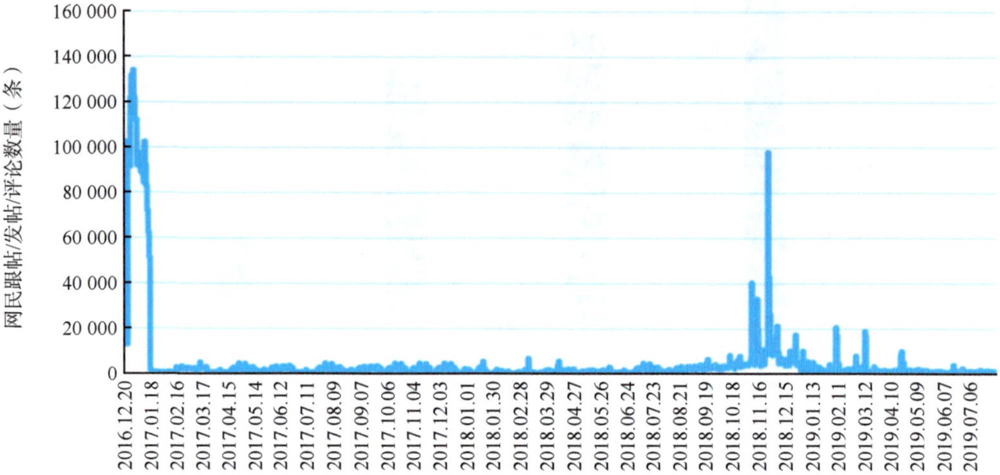

图 8-3　网民对大气污染的关注走势

基于本课题的舆情监测分析和文献检索，协助国家卫生健康委员会疾病预防控制局组织公共卫生、环境科学、新闻传播和艺术设计等领域的专家，研发了针对普通公众的《以 $PM_{2.5}$ 为首要污染物的重污染天气健康教育核心信息》及释义（表 8-9），并于 2018 年 11 月 14 日通过国家卫生健康委员会、中国健康教育中心的官方网站和微信公众号发布。

表 8-9　重污染天气健康教育核心信息及传播目的

序号	核心信息	目标人群关注点/需求	传播目的	理论依据
第 1 条	以 $PM_{2.5}$ 为首要污染物的重污染天气危害健康	何为重污染天气、“雾霾”，$PM_{2.5}$ 及其来源	提高公众对重污染天气及相关概念的基本认知	社会认知理论
第 2 条	重污染天气对健康的危害包括急性和慢性两种	重污染天气对健康的危害	让公众感知到严重性和易感性威胁	健康信念模式
第 3 条	出现重污染天气时，要做好个人防护	重污染天气下如何做好个人防护	帮助克服公众感知到的障碍并提出解决办法	健康信念模式、理性与计划行为理论
第 4 条	正确选择和佩戴口罩可减轻 $PM_{2.5}$ 对人体健康的影响	如何选择和佩戴口罩	帮助克服公众感知到的障碍并提出解决办法	健康信念模式、理性与计划行为理论

续表

序号	核心信息	目标人群关注点/需求	传播目的	理论依据
第 5 条	正确使用空气净化设备有利于降低室内 $PM_{2.5}$ 的浓度	如何选购空气净化器及其使用时的注意事项	帮助克服公众感知到的障碍并提出解决办法	健康信念模式、理性与计划行为理论
第 6 条	每个人都应该从自身做起，节约能源，爱护环境，减少 $PM_{2.5}$ 排放	引导公众理性对待重污染天气，提高公众的社会责任意识和参与意识，倡导绿色生活	帮助公众建立自我效能感（包括理解行动的好处、建立信心）	健康信念模式、社会认知理论、自我效能理论、社会规范理论、行为的阶段改变模型、理性与计划行为理论

本课题组与中央电视台《健康之路》等栏目合作制作了 5 期防护 $PM_{2.5}$ 污染科普电视节目，内容包括 $PM_{2.5}$ 污染物的构成、如何选择和使用防护 $PM_{2.5}$ 污染的口罩及空气净化器等普遍关注的问题，面向公众宣传 $PM_{2.5}$ 污染天气的健康防护常识。同时围绕大气污染防护健康教育核心信息及释义，根据宣传材料的形式和特点，制作了海报、挂图和折页三类平面宣传材料（表 8-10），为各地开展大气污染防护健康教育提供工具。

表 8-10　重污染天气健康教育宣传材料

序号	传播目的	宣传要点	设计思路	创意元素
海报 1	传递大气污染科学防护的基本理念，引起受众关注	绿色出行，低碳减排，使用清洁能源，防止大气污染，共同营造清洁、舒适、优美的环境	保护大气、拒绝污染、倡导绿色的生活方式	绿色地球、绿色出行、绿色能源、低碳生活
海报 2	传递大气污染科学防护的基本理念，引起受众关注	口罩——安全比时尚更重要。符合标准的口罩，防护性能良好，能有效滤除或阻隔 $PM_{2.5}$	传播口罩的保护作用及如何正确选择口罩	对比色、人形轮廓、口罩线型图
挂图 1	科普解读大气污染的健康危害和科学防护的基本知识	以 $PM_{2.5}$ 为首要污染物的重污染天气危害健康。列举相关危害	图解雾霾天气时，我们应该怎样做好应对和防护	母性、关爱
挂图 2	科普解读大气污染的健康危害和科学防护的基本知识	出现重污染天气时，要做好个人防护。列举个人防护的基本举措	系统传播雾霾危害知识	卡通人物、拟人化
折页 1	结合公众日常生活场景，宣传普及大气污染科学防护的基本技能和方法	口罩讲坛之口罩与雾霾。阐述口罩的基本作用和标准	传播口罩的保护作用及如何正确选择口罩	卡通人物

续表

序号	传播目的	宣传要点	设计思路	创意元素
折页 2	结合公众日常生活场景，宣传普及大气污染科学防护的基本技能和方法	口罩讲坛之雾霾天怎样做好防护。阐述雾霾天气个人防护措施	传播防护技能	卡通人物

综上，通过舆情监测明确了公众对大气污染相关问题的认知现状、误区和健康知识需求，发现了公众关注的大气污染相关健康话题，话题内容主要包括健康危害、个人防护、污染成因、污染现状、政府措施五方面。在此基础上协助国家卫生健康委员会疾病预防控制局编写发布了针对普通公众的《以 $PM_{2.5}$ 为首要污染物的重污染天气健康教育核心信息》及释义，参与制作了 5 期科普电视节目，以及设计制作了海报、挂图和折页三类平面传播材料，采用多种载体发挥协同效应，面向公众宣传重污染天气的健康防护科学知识。

8.6 小　　结

调查发现，京津冀及周边地区主要城市的火车站、酒店和商超三类公共场所中新风系统安装率较高，但大多只配置初、中效过滤器，对空气中 $PM_{2.5}$ 没有净化能力；新风系统通常由专业人士定期维护，但多数酒店内的空气净化器在运营中缺乏维护管理。北京市城六区大部分小学已安装空气净化器，少数安装了新风系统；空气污染时，已安装的学校均会开启，但开启时间有差别；大部分小学会定期对净化核心部位进行更换或清洗，但周期不一致，有部分小学从未进行过更换或清洗。

通过对空气净化器干预研究发现，在教室和寝室使用空气净化器可以降低小学生 $PM_{2.5}$ 的暴露水平，有效降低小学生流涕、鼻塞、咽喉肿痛等上呼吸道症状的发生及气道炎症反应指标 FeNO 的浓度。在住宅内使用空气净化器，可以减少冠心病患者 $PM_{2.5}$ 的暴露水平。

调查表明，重污染天气可影响生理和心理健康，空气污染状况越严重，调查对象的焦虑和抑郁水平越高。有必要开展有效的风险沟通和防护知识宣传，提升公众的风险感知能力与应对意愿。

参 考 文 献

林宗伟，于彦杰，吴根容，等，2014. 广州市春季小学教学环境细颗粒物对学生呼吸系统影响的研究[J]. 实用预防医学，3：281-284.

吴少伟，邓芙蓉，郭新彪，2009. 北京市空气污染水平对出租车司机心血管系统相关血液指标的影响[J]. 环境与健康杂志，9：755-757.

张云权，马露，冯仁杰，等，2015. 武汉市春秋季室外不同粒径颗粒物暴露对大学生 1 秒用力呼气量的急性影响[J]. 环境与健康杂志，32（3）：214-217.

Barraza-Villarreal A, Sunyer J, Hernandez-Cadena L, et al, 2008. Air pollution, airway inflammation, and lung function in a cohort study of Mexico city schoolchildren[J]. Environmental Health Perspectives，116（6）：832-838.

Batterman S，Du LL，Parker E，et al，2013. Use of free-standing filters in an asthma intervention study[J]. Air Quality，Atmosphere & Health，6（4）：759-767.

Bell G，Mora S，Greenland P，et al，2017. Association of air pollution exposures with high-density lipoprotein cholesterol and particle number[J]. Arteriosclerosis，Thrombosis，and Vascular Biology，37（5）：976-982.

Bräuner EV，Forchhammer L，Møller P，et al，2008. Indoor particles affect vascular function in the aged[J]. American Journal of Respiratory and Critical Care Medicine，177（4）：419-425.

Calder ó n-Garcidueñas L，Villarreal-Calderon R，Valencia-Salazar G，et al，2008. Systemic inflammation，endothelial dysfunction，and activation in clinically healthy children exposed to air pollutants[J]. Inhalation Toxicology，20（5）：499-506.

Chen C，Li HC，Niu Y，et al，2019. Impact of short-term exposure to fine particulate matter air pollution on urinary metabolome：a randomized，double-blind，crossover trial[J]. Environment International，130：104878.

Chen RJ, Meng X, Zhao A, et al, 2016. DNA hypomethylation and its mediation in the effects of fine particulate air pollution on cardiovascular biomarkers：a randomized crossover trial[J]. Environment International，94：614-619.

Chen RJ，Zhao A，Chen HL，et al，2015. Cardiopulmonary benefits of reducing indoor particles of outdoor origin[J]. Journal of the American College of Cardiology，65（21）：2279-2287.

Chuang HC，Ho KF，Lin LY，et al，2017. Long-term indoor air conditioner filtration and cardiovascular health：a randomized crossover intervention study[J]. Environment International，106：91-96.

Cui XX，Li F，Xiang JB，et al，2018. Cardiopulmonary effects of overnight indoor air filtration in healthy non-smoking adults：a double-blind randomized crossover study[J]. Environment International，114：27-36.

Delfino RJ，Staimer N，Tjoa T，et al，2008. Circulating biomarkers of inflammation，antioxidant activity，and platelet activation are associated with primary combustion aerosols in subjects with coronary artery disease[J]. Environmental Health Perspectives，116（7）：898-906.

Dong W，Liu S，Chu MT，et al，2019. Different cardiorespiratory effects of indoor air pollution intervention with ionization air purifier：findings from a randomized，double-blind crossover study among school children in Beijing[J]. Environmental Pollution，254：113054.

Esposito S，Tenconi R，Lelii M，et al，2014. Possible molecular mechanisms linking air pollution and asthma in children[J]. BMC Pulmonary Medicine，14（1）：31.

Ghozikali MG，Ansarin K，Naddafi K，et al，2018. Short-term effects of particle size fractions on lung function of late adolescents[J]. Environmental Science and Pollution Research，25（22）：21822-21832.

Idavain J，Julge K，Rebane T，et al，2019. Respiratory symptoms，asthma and levels of fractional exhaled nitric oxide in schoolchildren in the industrial areas of Estonia[J]. Science of the Total Environment，650：65-72.

Kajbafzadeh M，Brauer M，Karlen B，et al，2015. The impacts of traffic-related and woodsmoke particulate matter on measures of cardiovascular health：a HEPA filter intervention study[J]. Occupational and Environmental Medicine，72（6）：394-400.

Karottki DG，Spilak M，Frederiksen M，et al，2013. An indoor air filtration study in homes of elderly：cardiovascular and respiratory effects of exposure to particulate matter[J]. Environmental Health，12：116.

Li H，Cai J，Chen R，et al，2017. Correction to：particulate matter exposure and stress hormone levels：a randomized，double-blind，crossover trial of air purification[J]. Circulation，136（11）：618-627.

Liao D，Creason J，Shy C，et al，1999. Daily variation of particulate air pollution and poor cardiac autonomic control in the elderly[J]. Environmental Health Perspectives，107（7）：521-525.

Lipsett MJ，Tsai FC，Roger L，et al，2006. Coarse particles and heart rate variability among older adults with CoronaryArtery disease in the Coachella valley，California[J]. Environmental Health Perspectives，114（8）：1215-1220.

Luttmann-Gibson H，Suh HH，Coull BA，et al，2006. Short-term effects of air pollution on heart rate variability in senior adults in steubenville，Ohio[J]. Journal of Occupational and Environmental Medicine，48（8）：780-788.

Mei XM，Ping JY，Xing LG，et al，2013. Relationship between ambient fine particles and ventricular repolarization changes and heart rate variability of elderly people with heart disease in Beijing，China[J]. Biomedical and Environmental Sciences，26（8）：629-637.

Mills NL，Törnqvist H，Gonzalez MC，et al，2007. Ischemic and thrombotic effects of dilute diesel-exhaust inhalation in men with coronary heart disease[J]. New England Journal of Medicine，357（11）：1075-1082.

Mills NL，Törnqvist H，Robinson SD，et al，2005. Diesel exhaust inhalation causes vascular dysfunction and impaired endogenous fibrinolysis[J]. Circulation，112（25）：3930-3936.

O'Toole TE，Hellmann J，Wheat L，et al，2010. Episodic exposure to fine particulate air pollution decreases circulating levels of endothelial progenitor cells[J]. Circulation Research，107（2）：200-203.

Pope CA III，Burnett RT，Thurston GD，et al，2004. Cardiovascular mortality and long-term exposure to particulate air pollution[J]. Circulation，109（1）：71-77.

Riediker M，2007. Cardiovascular effects of fine particulate matter components in highway patrol officers[J]. Inhalation Toxicology，19（suppl 1）：99-105.

Rückerl R，Ibald-Mulli A，Koenig W，et al，2006. Air pollution and markers of inflammation and coagulation in patients with coronary heart disease[J]. American Journal of Respiratory and Critical Care Medicine，173（4）：432-441.

Rückerl R，Phipps RP，Schneider A，et al，2007. Ultrafine particles and platelet activation in patients with coronary heart disease: results from a prospective panel study[J]. Particle and Fibre Toxicology, 4: 1.

Su TC, Chan CC, Liau CS, et al, 2006. Urban air pollution increases plasma fibrinogen and plasminogen activator inhibitor-1 levels in susceptible patients[J]. European Journal of Cardiovascular Prevention & Rehabilitation, 13 (5): 849-852.

Watanabe M, Noma H, Kurai J, et al, 2017. A panel study of airborne particulate matter composition versus concentration: potential for inflammatory response and impaired pulmonary function in children[J]. Allergology International, 66 (1): 52-58.

Xu HB, Wang T, Liu SC, et al, 2019. Extreme levels of air pollution associated with changes in biomarkers of atherosclerotic plaque vulnerability and thrombogenicity in healthy adults[J]. Circulation Research, 124 (5): e30-e43.

第九章　环境空气质量改善对人群的健康效益

9.1　引　　言

减缓大气污染及其对人群健康的不良影响是我国实现“健康中国 2030”战略目标的重要任务之一。而不同大气污染水平下人群健康风险的量化评估可综合考虑环境污染、人口现状、社会发展等因素，刻画大气污染导致的不同时期的人群疾病负担及不同治理策略和卫生政策下的健康效益，可为科学有效地制订不同时期大气污染治理目标与人群健康防护策略提供切实依据。

京津冀及周边地区是我国大气污染最严重的地区之一，大气污染以 $PM_{2.5}$ 为主要污染物，《“健康中国 2030”规划纲要》《大气污染防治行动计划》《打赢蓝天保卫战三年行动计划》等多项文件都十分关注京津冀地区大气 $PM_{2.5}$ 污染状况及其健康影响。研究结果显示，在京津冀及周边地区，$PM_{2.5}$ 污染与该区域内的人群不良健康效应存在显著关联。因此，亟须对我国京津冀地区大气 $PM_{2.5}$ 相关的健康风险开展综合定量评估。

诸多环境流行病学研究表明，短期和长期暴露于大气 $PM_{2.5}$ 污染均会增加人群不良健康结局的风险。因此，本章将分别针对 $PM_{2.5}$ 暴露人群急性健康风险和慢性健康风险开展评估，一方面在逐日尺度上定量评估 $PM_{2.5}$ 短期暴露所产生的急性健康风险水平，另一方面基于 $PM_{2.5}$ 年均浓度评估其长期暴露所产生的慢性健康风险，从而了解该地区以 $PM_{2.5}$ 为特征污染物的大气污染相关健康风险的历史与现状；同时，基于京津冀地区 $PM_{2.5}$ 大气环境治理目标要求，开展京津冀地区 $PM_{2.5}$ 健康风险评估及未来空气质量改善情景下降低 $PM_{2.5}$ 健康风险预估研究，为未来的环境保护政策和公共卫生政策措施等的制订提供科学依据。

此外，为了更好地支撑科学研究和政策制订，本研究开发了环境健康风险评估可视化平台，对上述研究中的大气污染健康风险评估结果进行整合，并通过多维度、多尺度的动态时空可视化展现，从而更好地支撑相关研究和决策。

9.2　京津冀及周边地区环境空气质量变化趋势及特征

9.2.1　京津冀及周边地区环境空气质量变化

随着经济快速发展与城镇化水平不断提高，我国区域性大气复合污染问题日益突出。其中京津冀及周边地区是我国大气污染最严重的区域之一，$PM_{2.5}$污染严重，尤其是自2013年以来，已发生多次区域性大气污染事件，成为公众关注度最高的环境污染地区。近年来，随着《大气污染防治行动计划》和《打赢蓝天保卫战三年行动计划》等国家战略的印发实施，我国大气污染防治工作成效显著。作为大气污染重点防治区域，京津冀及周边地区大气污染治理从各自为政的模式逐步转向联防联控模式，环境空气质量逐年改善，重污染天数显著减少。2019年京津冀及周边地区$PM_{2.5}$、PM_{10}、SO_2、CO和NO_2年均浓度分别为57μg/m^3、100μg/m^3、15μg/m^3、2.0mg/m^{3}和40μg/m^3，与2013年相比分别下降47%、38%、77%、49%和11%，平均重污染天数由75日减至20日。其中，北京市改善幅度更明显，$PM_{2.5}$、PM_{10}、SO_2、CO和NO_2年均浓度分别为42μg/m^3、68μg/m^3、4μg/m^3、1.4mg/m^{3}和37μg/m^3，与2013年相比分别下降51%、35%、83%、55%和27%，重污染天数由53日减至4日。

9.2.2　京津冀及周边地区秋冬季大气污染变化趋势及特征

国家大气重污染成因与治理攻关项目团队研究结果显示，2016～2019年秋冬季（11月至次年3月），京津冀及周边地区$PM_{2.5}$、PM_{10}、SO_2、NO_2和CO浓度均显著下降，O_3略有上升。2018～2019年秋冬季区域$PM_{2.5}$、PM_{10}、SO_2、NO_2平均浓度和CO平均浓度第95百分位数分别为87μg/m^3、141μg/m^3、22μg/m^3、51μg/m^{3}和2mg/m^3，与2016～2017年秋冬季相比分别下降了23%、18%、55%、9%和50%；O_3（8h）最大浓度第90百分位数为111μg/m^3，与2016～2017年秋冬季相比上升了22%（图9-1）。

区域尺度上，京津冀及周边地区2016～2019年秋冬季$PM_{2.5}$主要组分浓度明显下降，其中占比较大的有机物、硫酸根离子浓度大幅下降，表明区域内燃煤治理取得显著成效。硝酸根离子作为最主要的二次无机组分，体现了NO_x管控的重要性和紧迫性。铵根离子在$PM_{2.5}$中的占比为10%左右，随着SO_2、NO_x等酸性气体的减排，铵根离子浓度同步降低。有机物来自一次排放（占50%～70%）和挥发性有机物的二次转化（占30%～50%），硝酸根离子、硫酸根离子和铵根离子主要来自气态污染物的二次化学转化，元素碳、地壳物质和微量元素主要来自一

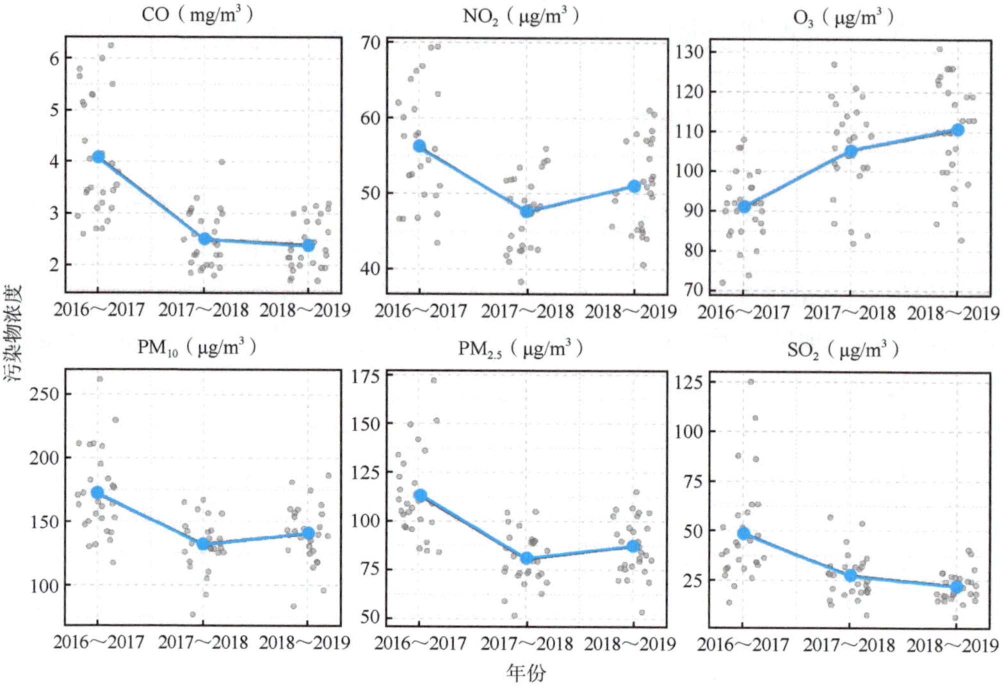

图 9-1　2016～2019 年秋冬季“2+26”城市主要污染物浓度变化

（来源：攻关项目研究总报告）

次排放。2018～2019 年秋冬季，区域内 $PM_{2.5}$ 中有机物、硝酸根离子、硫酸根离子和铵根离子的占比分别为 27.2%、20.1%、11.6%和 10.4%，其浓度同比 2016～2017 年秋冬季分别下降了 31.3%、10.8%、41.6%和 22.4%。北京 $PM_{2.5}$ 中有机物、硝酸根离子、硫酸根离子和铵根离子的占比分别为 28.1%、18.6%、8.9%和 8.6%，其浓度同比 2016～2017 年秋冬季分别下降了 47.7%、27.0%、45.4%和 40.7%（图 9-2）。

2016～2019 年，京津冀及周边地区 $PM_{2.5}$、PM_{10}、SO_2、NO_2 和 CO 年均浓度均明显下降，重污染天数显著减少，但区域优良天数占比因 O_3 污染天数增加而略有下降。O_3 日 8h 最大浓度第 90 百分位数逐年上升，且对轻、中度污染天数贡献逐年上升；重度及以上污染仍以颗粒物（PM_{10} 和 $PM_{2.5}$）污染为主，主要分布在秋冬季。从颗粒物组分特征来看，$PM_{2.5}$ 中主要组分浓度明显下降，其中占比较大的有机物、硫酸根离子浓度降幅显著，表明区域内燃煤治理取得显著成效；硝酸根离子成为最主要的二次无机组分，体现了 NO_x 管控的重要性和紧迫性。总体上看，目前京津冀及周边地区大气 $PM_{2.5}$ 浓度仍居高位，相比于 WHO 过渡期第 1 阶段目标值（年均 35μg/m³），区域 $PM_{2.5}$ 年均浓度尚未达标，而且重污染过程时有发生，对人群健康的影响不容忽视。

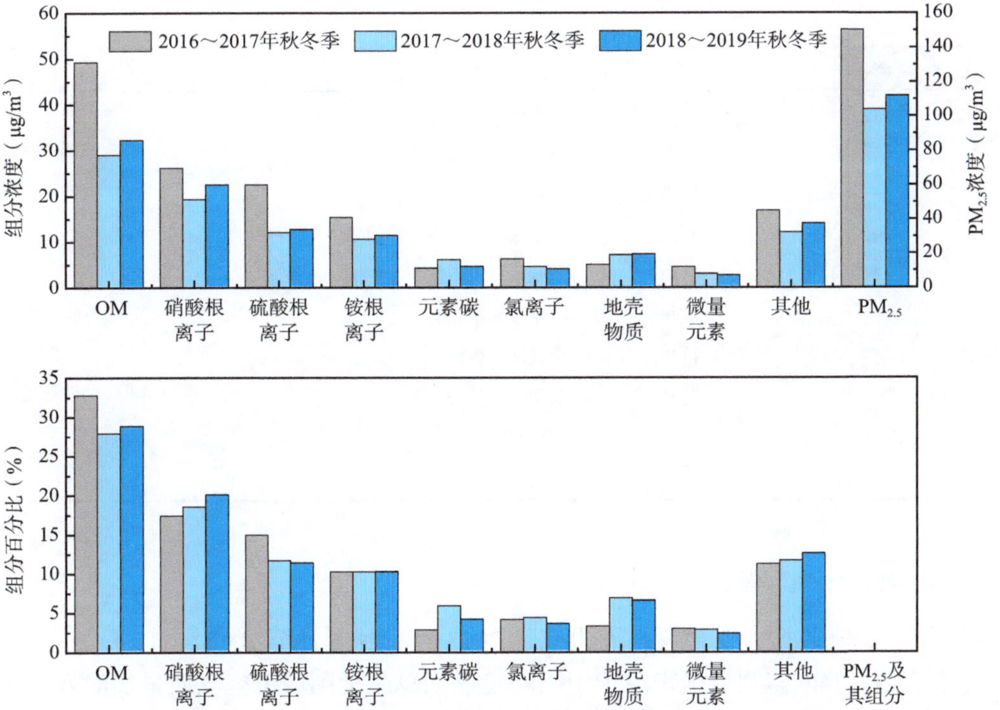

图 9-2 2016～2018 年 3 个秋冬季区域 $PM_{2.5}$ 组分变化特征

9.3 环境空气质量改善相关的健康收益

9.3.1 研究方法

1. 研究范围

以京津冀及周边地区为目标研究区域，纳入我国死因监测点、同时具备大气污染数据及同期气象数据的区/县（表 9-1）。基于具有代表性且高质量的死因数据，共选择 30 个区/县作为本次研究的区域范围。

表 9-1 京津冀及周边地区 30 个区/县分布情况

省（直辖市）	市	区/县
北京	北京	朝阳区、东城区、门头沟区、密云区、西城区、延庆区
天津	天津	河西区、红桥区
河北	石家庄	桥西区、辛集市、新华区、长安区

续表

省（直辖市）	市	区/县
	邢台	桥东区
	保定	望都县
	廊坊	香河县
河南	郑州	二七区、金水区、中原区
山东	济南	历城区、历下区、市中区、天桥区
	滨州	滨城区、沾化县
	德州	德城区、陵城区
	菏泽	定陶区、牡丹区
山西	太原	杏花岭区
	阳泉	平定县

2. 数据收集和预处理

（1）暴露数据：京津冀及周边地区 2013 年 1 月 1 日至 2018 年 12 月 31 日的大气 $PM_{2.5}$ 24h 监测数据来源于中国环境监测总站全国城市空气质量实时发布平台。地域范围覆盖京津冀及周边地区（河南省、山东省、山西省）13 个城市，共 30 个区/县。日均值缺失共计 8406 个，占日均值总数的 12.8%（8406/65 730）。京津冀及周边地区 30 个区/县 2013～2018 年 $PM_{2.5}$ 浓度基本情况见表 9-2，其中缺失率较高的区/县为菏泽市定陶区和牡丹区、德州市陵城区和德城区、滨州市滨城区和沾化县及阳泉市平定县，日均值缺失率均高于 20%。

表 9-2　京津冀及周边地区 30 个区/县 2013～2018 年 $PM_{2.5}$ 浓度基本情况

市	区/县	均值（μg/m³）	标准差（μg/m³）	P_{25}（μg/m³）	P_{50}（μg/m³）	P_{75}（μg/m³）	缺失天数（%）
石家庄市	辛集市	97.5	78.6	46.3	74.0	120.9	257（11.7）
石家庄市	长安区	96.3	73.3	47.6	74.1	120.6	248（11.3）
石家庄市	新华区	95.5	77.8	43.2	72.9	120.2	248（11.3）
保定市	望都县	94.4	74.5	45.4	72.8	119.5	285（13.0）
邢台市	桥东区	93.9	69.8	47.9	73.3	118.1	292（13.3）
石家庄市	桥西区	93.0	78.1	42.3	69.5	119.3	264（12.0）
菏泽市	牡丹区	82.0	53.2	46.4	67.0	102.8	448（20.4）
郑州市	金水区	81.4	55.7	43.7	65.1	100.9	242（11.0）
郑州市	中原区	80.4	55.1	43.1	65.3	102.2	244（11.1）
菏泽市	定陶区	80.1	52.5	45.2	66.2	100.5	448（20.4）
济南市	历城区	79.4	52.6	44.7	66.5	99.0	300（13.7）

续表

市	区/县	均值（μg/m³）	标准差（μg/m³）	P_{25}（μg/m³）	P_{50}（μg/m³）	P_{75}（μg/m³）	缺失天数（%）
济南市	历下区	77.6	46.3	46.1	68.6	97.6	313（14.3）
北京市	东城区	77.1	61.5	34.9	60.6	99.5	66（3.0）
北京市	朝阳区	76.1	60.3	35.0	60.3	98.0	53（2.4）
郑州市	二七区	76.0	54.0	40.2	60.0	93.9	274（12.5）
济南市	天桥区	75.6	54.2	40.8	62.3	94.6	296（13. 5）
北京市	西城区	74.6	58.3	34.4	59.4	97.4	62（2.8）
北京市	门头沟区	71.8	56.8	32.7	57.1	92.3	270（12.3）
天津市	红桥区	71.6	48.9	38.8	58.5	89.4	281（12.8）
济南市	市中区	71.4	44.7	42.1	61.1	87.4	259（11.8）
滨州市	滨城区	70.5	41.7	41.1	60.3	88.4	448（20.4）
天津市	河西区	69.6	47.2	38.4	56.5	86.7	293（13.4）
滨州市	沾化县	68.4	44.6	38.1	58.3	86.5	448（20.4）
廊坊市	香河县	68.2	55.5	31.4	54.1	86.7	298（13.6）
德州市	德城区	66.9	51.8	33.8	51.4	82.7	448（20.4）
德州市	陵城区	64.1	62.6	20.5	49.9	89.0	448（20.4）
阳泉市	平定县	63.4	43.9	37.2	54.7	80.7	448（20.4）
北京市	密云区	62.5	51.7	26.1	47.5	82.5	71（3.2）
太原市	杏花岭区	61.2	44.5	33.0	51.7	77.3	285（13.0）
北京市	延庆区	59.5	52.4	22.4	44.3	78.9	68（3.1）

统计分析结果表明，2013～2018年河北省的辛集市、长安区、新华区、望都县、桥东区、桥西区6个区/县$PM_{2.5}$浓度较高，均超过90μg/m³；北京市延庆区和密云区以及太原市杏花岭区$PM_{2.5}$浓度较低。总体而言，2013～2018年京津冀及其周边地区$PM_{2.5}$的年平均浓度有逐年降低的趋势：2013～2018年$PM_{2.5}$逐年平均浓度分别为（98.8±72.2）μg/m³、（90.0±65.0）μg/m³、（81.1±60.4）μg/m³、（76.1±59.5）μg/m³、（66.4±47.1）μg/m³、（56.6±40.4）μg/m³，分别为《环境空气质量标准》（GB 3095—2012）二级标准（年平均浓度标准为35μg/m³）的2.82倍、2.57倍、2.32倍、2.18倍、1.90倍及1.62倍，2014～2018年$PM_{2.5}$年平均浓度分别为2013年的0.91倍、0.82倍、0.77倍、0.67倍及0.57倍；按照《环境空气质量标准》（GB 3095—2012）二级标准（24h平均浓度标准为75μg/m³），30个区/县累计超标天数达21 864日，占所有观察天数的33.3%（21 864/65 730）。

（2）人口数据：本研究所用京津冀及周边地区 30 个区/县的人口数据来源于《2010 年第六次全国人口普查》，其中石家庄市长安区未能匹配，查找《石家庄市统计年鉴（2011）》获取相关人口数据（表 9-3）。

表 9-3 京津冀及周边地区 30 个区/县人口数据

区/县	常住人口数（人）	区/县	常住人口数（人）	区/县	常住人口数（人）
北京市朝阳区	3 545 137	北京市东城区	573 180	北京市门头沟区	290 476
北京市密云区	467 680	北京市西城区	674 531	北京市延庆区	317 426
天津市河西区	870 632	天津市红桥区	531 526	邢台市桥东区	269 603
石家庄市桥西区	596 164	石家庄市辛集市	615 919	石家庄市新华区	625 119
石家庄市长安区	480 333	保定市望都县	250 014	廊坊市香河县	343 372
郑州市二七区	712 646	郑州市金水区	1 588 716	郑州市中原区	905 491
济南市历城区	1 124 306	济南市历下区	754 136	济南市市中区	713 581
济南市天桥区	688 415	滨州市滨城区	682 717	滨州市沾化县	351 672
德州市德城区	679 535	德州市陵城区	569 007	菏泽市定陶区	565 793
菏泽市牡丹区	1 346 717	太原市杏花岭区	643 584	阳泉市平定县	335 265

（3）基线死亡率：根据京津冀及周边地区 30 个区/县 2013～2017 年每年总死亡人数和常住人口数，计算区/县基线死亡率。公式如下：

$$年基线死亡率=年总死亡人数/常住人口数\times1000‰$$

2013～2017 年，京津冀及周边地区 30 个区/县中大部分区/县基线死亡率均呈下降趋势；2014～2016 年保定市望都县基线死亡率逐年上升，2016 年年死亡率达 6.7‰；廊坊市香河县和滨州市沾化县 5 年间基线死亡率有所波动，2017 年年死亡率最高，分别为 6.5‰和 6.8‰。

（4）暴露-反应关系：考虑到 2013～2015 年及 2016～2018 年两个时期的污染情况不同，暴露-反应关系可能存在差异，因此根据本书第二章和第三章大气污染对人群死亡和因病就诊的急性暴露-反应关系结果，获取两个时间阶段的暴露-反应关系系数，包括分结局暴露-反应关系、分年龄组暴露-反应关系、分性别暴露-反应关系。

1）分结局暴露-反应关系：基于 2013～2015 年结果发现，$PM_{2.5}$ 暴露浓度增加对非意外疾病总死亡风险及心脑血管系统疾病死亡风险或呼吸系统疾病死亡风险具有显著正向效应，即急性 $PM_{2.5}$ 暴露浓度每增加 10μg/m^3，对应人群非意外疾病总死亡风险可增加 0.18%（95%CI：0.09%～0.28%），心脑血管系统疾病死亡风险增加 0.20%（95%CI：0.03%～0.37%），呼吸系统疾病死亡风险增加 0.28%（95%CI：0.02%～0.55%）。2016～2018 年结果效应有所降低。

2）分年龄组暴露-反应关系：2013～2015 年 $PM_{2.5}$ 浓度增加对 65～74 岁和 75 岁及以上人群的非意外疾病总死亡风险具有正向显著效应，即急性 $PM_{2.5}$ 暴露浓度每增加 10μg/m^3，对应年龄段人群的非意外疾病总死亡风险分别增加 0.29%（95%CI：0.08%～0.51%）和 0.21%（95%CI：0.07%～0.35%），该效应在 2016～2018 年降低，表现为非显著影响。急性 $PM_{2.5}$ 暴露对 0～64 岁人群的非意外疾病总死亡风险的影响在 2013～2015 年表现为非显著正效应，为 0.08%（95%CI：−0.19%～0.35%），该效应在 2016～2018 年有所降低。

3）分性别暴露-反应关系：2013～2015 年 $PM_{2.5}$ 对女性人群的非意外疾病总死亡风险影响表现为显著正效应，即急性 $PM_{2.5}$ 暴露浓度每升高 10μg/m^3，对应女性人群的非意外疾病总死亡风险可显著增加 0.26%（95%CI：0.12%～0.40%），对男性人群的效应影响为 0.16%（95%CI：0.008%～0.31%）。2016～2018 年 $PM_{2.5}$ 暴露对不同性别人群的非意外疾病总死亡风险的影响差异无统计学意义。

3. 评估模型

基于已获得的暴露-反应关系系数及京津冀地区 $PM_{2.5}$ 浓度数据，同时结合 2010 年全国人口普查的数据，进一步估算京津冀及周边地区 $PM_{2.5}$ 污染造成的超额死亡人数，如以下公式所示，该公式为本章使用的健康风险模型形式，此处健康风险以超额死亡人数表示。

$$\Delta\text{cases}=\text{POP}\times I_{\text{ref}}\times[\exp(\beta\times\Delta C)-1]$$

其中，Δcases 为每日超额死亡人数；POP 为评估地区的人口总数，来源于 2010 年全国人口普查数据；I_{ref} 为评估地区人口基线死亡率；β 为暴露反应关系系数；ΔC 为评估地区 $PM_{2.5}$ 日均浓度值相较于参考浓度的变化（每 10μg/m^3）。

本研究以 WHO 2005 年版的 $PM_{2.5}$ 24h 均值标准 25μg/m^3 作为参考浓度；基于上述公式，计算每日超额死亡人数，进而统计年度及分地区超额死亡人数。

4. 标化方法

在研究期间，各区/县日暴露数据存在缺失，因此在计算区/县超额死亡风险时对有效数据天数进行校正，即校正 $PM_{2.5}$ 日暴露有效数据天数，并标化为 365 日，比较超额死亡人数年际变化情况。进一步考虑到讨论不同区/县的超额死亡人数时，各区/县的常住人口数不同，可能对结果比对产生影响。因此，为去除各区/县人口基数不同对各区超额死亡人数的影响，采用各区/县常住人口数对超额死亡人数进行标化，并统一为每 100 万人对应超额死亡人数，进行逐年比较。

5. 风险定级

根据上述步骤计算得到的各区/县人口标化超额死亡人数（D_i），按照如下公式，计算各区/县 $PM_{2.5}$ 超额死亡风险得分（R_i），根据得分，将风险划分为极高风险（10.1 分及以上）、高风险（7.1～10.0 分）、中风险（4.0～6.9 分）、低风险（0～3.9 分）四个等级。D_{max} 为人口标化超额死亡人数最高的前 90%分位数的超额死亡人数均值。

$$R_i = \frac{D_i}{D_{max}} \times 10$$

9.3.2 主要结果

基于 WHO $PM_{2.5}$ 24h 均值标准（25μg/m^3）及计算得出的不同结局、不同亚组人群的非意外疾病总死亡暴露-反应关系系数，评估京津冀及周边地区常住人口不同时间、不同地区、不同人群的超额死亡风险。

2013～2018 年，京津冀及周边地区大部分区/县 $PM_{2.5}$ 相关非意外疾病总超额死亡人数均呈下降趋势。随着 $PM_{2.5}$ 浓度的下降，2018 年 30 个区/县的 $PM_{2.5}$ 短期暴露相关非意外疾病总超额死亡风险较 2013 年下降 52.1%，2014～2018 年 30 个区/县累计减少超额死亡人数达 2536 人。基于本研究 30 个区/县的研究结果，结合各地区人口总数进行折算，粗略估计与 2013 年相比，2014～2018 年京津冀及周边地区累计减少超额死亡人数达 20 700 人，京津冀及周边地区 2014～2018 年累积减少超额死亡人数达 37 680 人。

1. 按时空分析

2013～2018 年，随着空气质量的改善，京津冀及周边地区 30 个区/县中大部分区/县 $PM_{2.5}$ 相关非意外疾病总死亡超额人数均呈下降趋势，其中菏泽市牡丹区和北京市朝阳区超额死亡人数最高，下降趋势也最为显著。

京津冀及周边地区 30 个区/县 2013 年 $PM_{2.5}$ 污染造成的常住人口超额死亡风险较高，其中最高的区/县为菏泽市牡丹区、北京市朝阳区、北京市西城区、菏泽市定陶区和济南市历城区，2013 年超额死亡风险分别为 187 人、157 人、92 人、86 人和 79 人；风险最低的是邢台市桥东区，2013 年超额死亡风险为 7 人（表 9-4）。另外，阳泉市平定县 2013 年缺失数据较多，无法合理计算超额死亡风险，故以 0 表示。

表 9-4 2013 年不同区/县超额死亡人数排名情况

序号	区/县	超额死亡人数（95%CI）	序号	区/县	超额死亡人数（95%CI）	序号	区/县	超额死亡人数（95%CI）
1	牡丹区	187（93～290）	11	新华区	56（28～88）	21	沾化县	34（17～53）
2	朝阳区	157（78～244）	12	滨城区	49（24～76）	22	杏花岭区	27（13～42）
3	西城区	92（46～143）	13	天桥区	48（24～74）	23	二七区	24（12～38）
4	定陶区	86（43～133）	14	德城区	47（24～74）	24	密云区	24（12～38）
5	历城区	79（40～124）	15	金水区	43（22～67）	25	门头沟区	21（10～32）
6	陵城区	75（37～116）	16	市中区	42（21～65）	26	望都县	18（9～28）
7	东城区	73（36～113）	17	长安区	41（21～64）	27	香河县	15（8～24）
8	河西区	65（32～101）	18	历下区	37（19～58）	28	延庆区	15（8～24）
9	辛集市	63（32～99）	19	中原区	37（18～57）	29	桥东区	7（4～11）
10	红桥区	57（29～89）	20	桥西区	36（18～57）	30	平定县	0（0～1）

2014～2018 年，京津冀及周围地区 30 个区/县中个别区/县，如北京市门头沟区、廊坊市香河县、保定市望都县、石家庄市桥西区和长安区、郑州市二七区、北京市密云区、邢台市桥东区等按时间标化后的 $PM_{2.5}$ 超额死亡风险相较于 2013 年有所增加，其他区/县按时间标化后的超额死亡风险相较于 2013 年均降低。与 2013 年比较，所有区/县 2014～2018 年按时间标化后的累计超额死亡风险均降低，其中降低幅度较大的区/县有德州市陵城区和德城区、菏泽市牡丹区和定陶区、滨州市沾化县和滨城区、北京市朝阳区等，降低幅度较小的区/县有太原市杏花岭区、济南市历下区等（表 9-5）。

表 9-5 2014～2018 年与 2013 年相比超额死亡风险降低百分比 %

区/县	2014 年	2015 年	2016 年	2017 年	2018 年	累计
滨州市滨城区	34.2	33.8	40.6	44.9	59.4	212.8
北京市朝阳区	5.3	18.6	27.9	49.4	54.7	155.9
德州市德城区	56.6	55.6	58.2	53.0	70.2	293.6
菏泽市定陶区	40.8	43.9	46.8	57.4	70.6	259.5
北京市东城区	9.1	11.8	23.0	50.1	57.2	151.2
郑州市二七区	−16.0	−27.9	−4.1	5.4	11.0	−31.6
天津市河西区	2.1	24.3	20.5	31.9	51.9	130.7
天津市红桥区	15.8	37.4	31.5	42.7	57.3	184.6
郑州市金水区	25.1	24.3	21.7	23.2	16.5	110.9
济南市历城区	19.8	16.4	38.2	50.5	60.1	185.0
济南市历下区	−2.9	−11.7	9.5	26.9	56.5	78.3

续表

区/县	2014 年	2015 年	2016 年	2017 年	2018 年	累计
德州市陵城区	66.6	62.8	52.5	65.5	72.0	319.4
北京市门头沟区	6.0	7.2	8.6	37.5	46.6	105.9
北京市密云区	–12.2	4.4	19.2	41.0	47.7	100.2
菏泽市牡丹区	42.9	45.1	55.9	68.7	67.9	280.5
邢台市桥东区	6.1	–125.2	–151.2	–140.8	–99.5	–510.5
石家庄市桥西区	–42.2	11.0	-25.4	16.5	2.2	–37.9
石家庄市新华区	10.1	54.2	38.8	55.5	64.5	223.1
济南市市中区	11.0	1.2	15.8	41.5	57.8	127.3
济南市天桥区	18.4	18.3	44.5	59.9	64.1	205.1
保定市望都县	–41.0	-24.7	–7.8	4.3	29.5	–39.7
北京市西城区	0.6	12.8	16.6	47.1	51.9	129.0
廊坊市香河县	–73.6	-20.2	18.7	19.2	25.2	–30.7
石家庄市辛集市	1.0	33.3	22.5	31.4	52.0	140.3
太原市杏花岭区	6.7	36.9	18.5	4.0	42.7	108.9
北京市延庆区	–1.0	12.1	20.9	40.4	44.4	116.8
滨州市沾化县	40.9	41.5	49.5	51.4	60.1	243.4
石家庄市长安区	–41.8	11.4	–8.1	–10.4	–7.2	–56.0
郑州市中原区	10.5	1.3	24.1	33.6	47.1	116.4

注：阳泉市平定县 2013 年暴露数据缺失率超过 70%，因此不纳入计算变化比例。

2. 按疾病分析

基于 2013～2018 年暴露-反应系数结果发现，$PM_{2.5}$ 暴露浓度增加对非意外疾病总死亡风险、心脑血管疾病死亡风险和呼吸系统疾病死亡风险具有显著正向效应，即急性 $PM_{2.5}$ 暴露浓度每增加 10μg/m^3，对应人群非意外总死亡风险增加 0.18%（95%CI：0.09%～0.28%），心脑血管疾病死亡风险增加 0.20%（95%CI：0.03%～0.37%），呼吸系统疾病死亡风险增加 0.28%（95%CI：0.02%～0.55%）。

2013～2018 年，急性 $PM_{2.5}$ 污染造成的 30 个区/县常住人口全人群非意外总死亡、心脑血管疾病和呼吸系统疾病累计超额死亡风险逐年下降，2018 年与 2013 年相比，非意外总超额死亡人数减少了 52.1%，心脑血管疾病超额死亡人数减少了 53.5%，呼吸系统疾病超额死亡人数减少了 49.1%（表 9-6）。

表 9-6 不同疾病超额死亡人数分布情况

结局分类	超额死亡人数（人，95%CI）						2018 年较 2013 年降低百分比（%）	2014～2018 年累计减少人数（人）
	2013 年	2014 年	2015 年	2016 年	2017 年	2018 年		
非意外疾病总死亡	1556（778～2420）	1330（665～2069）	1175（587～1827）	1108（554～1724）	886（443～1378）	745（373～1159）	52.12	2536
心脑血管疾病死亡	931（140～1722）	771（116～1426）	668（100～1235）	632（95～1169）	511（77～946）	433（65～801）	53.49	1640
呼吸系统疾病死亡	224（16～440）	221（16～435）	187（13～367）	180（13～354）	138（10～270）	114（8～223）	49.11	280

3. 人口标化超额死亡风险分析

京津冀及周边地区 30 个区/县 2013～2018 年 $PM_{2.5}$ 污染造成的常住人口标化超额死亡风险呈下降趋势。2013 年 $PM_{2.5}$ 污染造成的常住人口标化超额死亡风险较高的为菏泽市定陶区（151/100 万）、菏泽市牡丹区（138/100 万）、北京市西城区（135/100 万）、德州市德城区（131/100 万）和北京市东城区（126/100 万）；常住人口标化超额死亡风险最低的是邢台市桥东区，为 27/100 万（表 9-7）。另外，阳泉市平定县 2013 年缺失数据较多，无法合理计算人口标化超额死亡人数，故以 0 表示。

2014 年 $PM_{2.5}$ 污染造成的常住人口标化超额死亡风险较高的有北京市西城区（91/100 万）、北京市东城区（65/100 万）、石家庄市辛集市（62/100 万）、石家庄市长安区（58/100 万）和保定市望都县（25/100 万）；菏泽市定陶区由 2013 年的 151/100 万下降至 2014 年的 50/100 万。

与 2013 和 2014 年相比，2015 年 $PM_{2.5}$ 污染造成的常住人口标化超额死亡风险较高的是北京市西城区（79/100 万）、北京市东城区（63/100 万）、菏泽市定陶区（48/100 万）和保定市望都县（22/100 万）。

2016 年 $PM_{2.5}$ 污染造成的常住人口标化超额死亡风险最高的是北京市西城区（58/100 万）、北京市东城区（55/100 万）、石家庄市辛集市（49/100 万）、菏泽市定陶区（45/100 万）、石家庄市长安区（44/100 万）。

2017 年 $PM_{2.5}$ 污染造成的常住人口标化超额死亡风险较高的是北京市西城区（48/100 万）、石家庄市长安区（45/100 万）、石家庄市辛集市（43/100 万）、菏泽市定陶区（36/100 万）。

2018 年 $PM_{2.5}$ 污染造成的常住人口标化超额死亡风险较高的是石家庄市长安区（44 /100 万）、北京市西城区（44/100 万）、石家庄市桥西区（35/100 万）、北京市东城区（14/100 万）。

表 9-7　2013 年不同地区标化超额死亡人数排名及风险等级

排序	区/县	标化超额死亡人数（/100 万）	风险得分	风险等级
1	菏泽市定陶区	151	10.67	极高风险
2	菏泽市牡丹区	139	9.76	高风险
3	北京市西城区	136	9.57	高风险
4	德州市陵城区	131	9.23	高风险
5	北京市东城区	127	8.91	高风险
6	天津市红桥区	107	7.56	高风险
7	石家庄辛集市	103	7.26	高风险
8	滨州市沾化县	97	6.83	中风险
9	石家庄新华区	90	6.35	中风险
10	石家庄长安区	86	6.06	中风险
11	天津市河西区	74	5.24	中风险
12	保定市望都县	73	5.12	中风险
13	北京市门头沟区	72	5.05	中风险
14	滨州市滨城区	71	5.03	中风险
15	济南市历城区	71	4.98	中风险
16	德州市德城区	70	4.95	中风险
17	济南市天桥区	69	4.84	中风险
18	石家庄桥西区	61	4.30	中风险
19	济南市市中区	59	4.13	中风险
20	北京市密云区	52	3.66	低风险
21	济南市历下区	49	3.48	低风险
22	北京市延庆区	48	3.35	低风险
23	廊坊市香河县	45	3.15	低风险
24	北京市朝阳区	44	3.11	低风险
25	太原市杏花岭区	42	2.94	低风险
26	郑州市中原区	40	2.85	低风险
27	郑州市二七区	34	2.39	低风险
28	郑州市金水区	27	1.91	低风险
29	邢台市桥东区	27	1.89	低风险
30	阳泉市平定县	2	0.11	低风险

从 $PM_{2.5}$ 相关超额死亡风险等级看，整体而言，极高风险地区较少，有 1～2 个区/县，占 3%～7%；高风险区/县为 3～7 个，占 10%～23%，中风险区/县有 8～13 个，占 27%～43%，其余区/县（11～16 个）为低风险地区，占 37%～53%。2013～2018 年，高风险的区域数量有所减少，而中低风险区域数量有所增加。

9.3.3 讨　论

基于京津冀及周边地区 30 个区/县数据，评估了 2013～2018 年 $PM_{2.5}$ 短期暴露的非意外疾病总死亡、心脑血管疾病死亡、呼吸系统疾病死亡风险，进而评估了空气质量改善带来的健康收益，即归因超额死亡的降低情况。结果表明，2013～2018 年京津冀及周边地区 $PM_{2.5}$ 年平均浓度有逐年降低的趋势，表明“大气十条”等政策措施出台后，有效地改善了空气质量。从空间分布上看，$PM_{2.5}$ 所致超额死亡高风险区主要分布在空气质量较差的山东省西部、河北省南部等平原地区，京津冀地区西部、北部（山区为主）主要为低风险区。部分地区风险降低，个别地区风险增加。高风险区和空气污染归因疾病负担较重的地区大多分布在人口密度较大、工业化和经济发展较快的地区。随着空气质量的改善，京津冀及周边地区环境空气 $PM_{2.5}$ 相关超额死亡风险有降低的趋势。但是由于污染本底值较高，京津冀及周边地区 2018 年的空气污染水平仍处在较高水平，超标天数比例仍较高，$PM_{2.5}$ 年均浓度仍高于《环境空气质量标准》（GB 3095—2012）二级标准（$35\mu g/m^3$），距离 WHO 最新推荐的年均浓度指导值（$5\mu g/m^3$）还存着较大差距，在这一浓度水平下，$PM_{2.5}$ 相关的疾病负担仍较重。大量流行病学证据已表明，即使暴露在较低浓度的 $PM_{2.5}$ 也将存在不可忽视的健康影响。因此，京津冀及周边地区大气污染防治相关政策措施仍需持续，尤其是人口密度较大的地区，空气污染归因疾病负担较重，这些地区更应注重加大大气污染防治力度，以保护人民群众的生命安全和身体健康。

受到数据可得性的限制，此部分评估只覆盖京津冀及周边地区 30 个区/县，因此只计算了这 30 个区/县空气质量改善的健康收益，进而基于 30 个区/县的结果估算京津冀及周边地区六省/市 2013～2018 年空气质量改善的健康收益。然而，由于不同区/县 $PM_{2.5}$ 暴露水平及改善程度、人口学特征等存在差异性，因此估算结果可能存在一定的不确定性。未来应收集时空范围更广、覆盖更全面的数据，开展空气污染与人群多类健康结局的定量分析，进而结合暴露特征和人口学特征等的空间分布，更加精细化地评估空气质量改善的健康收益，从而为未来空气污染治理和人群健康风险防控提供更加可靠的依据。

9.4 环境空气质量持续改善相关的健康收益

9.4.1 研 究 方 法

1. 研究范围

针对京津冀及周边地区的 $PM_{2.5}$ 污染状况及相关健康风险（以超额死亡人数为主要指标）进行评估和预估。首先评估京津冀及周边地区 2015 年的 $PM_{2.5}$ 污染的健康风险，然后结合未来人口状况和空气质量改善情景，计算同地区 2020 年、2025 年、2030 年和 2035 年 $PM_{2.5}$ 污染的疾病负担状况，最后根据评估结果确定 $PM_{2.5}$ 造成疾病负担最大的人口和地区，同时进一步量化空气质量改善的健康收益，确定未来人口增长和老龄化加剧的情况下，归因于环境 $PM_{2.5}$ 污染的疾病负担，并比较其在时间和空间上的变化趋势。

2. 数据收集和预处理

（1）$PM_{2.5}$ 暴露数据：针对基线年（2015 年）的 $PM_{2.5}$ 暴露评估，利用 Emory 大学研究团队开发的基于卫星模拟的 $PM_{2.5}$ 浓度数据。对于 2020 年、2025 年、2030 年和 2035 年的暴露浓度，则按照国家大气重污染成因及治理攻关项目初步提出的“2+26”城市“十四五”及中长期 $PM_{2.5}$ 污染控制目标。近年来，“2+26”城市 $PM_{2.5}$ 年均浓度值呈持续下降态势，2018 年浓度为 60μg/m^3，但与全国的目标浓度值相比差距较大。另外，由于气象条件年际差异导致浓度有一定的波动，本次以“2+26”城市 2015～2017 年的年均浓度值为基准，根据上述目标情景，2020 年、2025 年、2030 年、2035 年均浓度值分别达到 58μg/m^3、48μg/m^3、39μg/m^3、32μg/m^3，另外北京市 $PM_{2.5}$ 浓度值分别达到 54μg/m^3、42μg/m^3、35μg/m^3、32μg/m^3。对于空气条件较优，即 $PM_{2.5}$ 浓度在 2015 年已达到目标值的地区，应适当降低污染物浓度，与 2015 年相比，2020 年、2025 年、2030 年、2035 年分别降低 20%、30%、35%、40%。基于上述目标，本研究设置了 3 种空气质量情景，包括 100%实现目标、50%实现目标及空气质量不变。

（2）人口数据：基线年（2015 年）人口数据使用第六次全国人口普查得到的区/县尺度的人口数据集，这个数据集包含了从 0～84 岁、85 岁及以上的所有以 5 年为间隔年龄组的人口信息。不同时期（2020 年、2025 年、2030 年和 2035 年）的人口数据来自政府间气候变化专门委员会（IPCC）共享社会经济路径的 5 种情景下（SSP1～SSP5）的预估人口，原始数据为 0.1 度网格，本研究利用 ArcGIS 中的分区统计功能，计算出每个区/县的人口数，并与各区/县的暴露浓度等其他数据匹配。

（3）基础死亡率数据：分疾病、分年龄的死亡率分别来自中国疾病预防控制中心慢病中心的研究成果和 2013 年全球疾病负担研究（GBD）的结果，以省级基础死亡率数据代表研究区各区/县的基础死亡率。

（4）暴露-反应关系：采用 GBD 使用的综合暴露-反应方程（IER）和适用于高污染地区的疾病相对危险度（RR）；C-R 函数是描述污染暴露（长期暴露于 $PM_{2.5}$）与不良健康结局风险（每个疾病终点的死亡率）之间的数学方程，用于表示 $PM_{2.5}$ 浓度增量变化带来的死亡率相对风险。

$$RR_{IER}(z)=\begin{cases}1 & ,z<z_{ef}\\ 1+\alpha\left\{1-\exp\left[-\gamma(z-z_{ef})^{\delta}\right]\right\}, & z\geqslant z_{ef}\end{cases}$$

其中，$RR_{IER}(z)$ 表示 $PM_{2.5}$ 暴露浓度为 z 时对应疾病的相对风险；z_{ef} 是指一个浓度限值，在此浓度之下，假定没有额外的风险。对于非常大的浓度 z 值，RR_{IER} 接近 $1+\alpha$，这个模型可用于评估对应浓度下的相对风险。

3. 空气质量和人口情景设置

预估未来环境空气 $PM_{2.5}$ 对人群健康的影响时，使用 2010 年我国第六次人口普查数据和 SSP1～SSP5 下的人口发展模式。根据国家大气重污染成因及治理攻关项目提出的京津冀地区“2+26”城市“十四五”及中长期 $PM_{2.5}$ 污染控制目标设置 3 种未来空气质量情景，包括 $PM_{2.5}$ 浓度完全不变、按照目标 100%改善、按照目标 50%改善。

基于上述未来人口发展途径和污染状况情景预估，设置了一个包括 18 个情景的情景模式（表 9-8）。“100%空气污染改善情景”描述的是 $PM_{2.5}$ 的减少等于当前 $PM_{2.5}$ 浓度与目标 $PM_{2.5}$ 浓度的差值，“50%空气污染改善情景”描述的是 $PM_{2.5}$ 的减少等于当前 $PM_{2.5}$ 浓度与目标 $PM_{2.5}$ 浓度之差的 50%。基于设定的 18 个情景，分别计算了 2020 年、2025 年、2030 年和 2035 年“2+26”城市中每个区/县归因于环境 $PM_{2.5}$ 的超额死亡人数。

表 9-8　空气质量情景和人口情景

	人口	$PM_{2.5}$ 浓度
100%空气污染改善情景		
情景 1	人口不变	空气污染改善 100%
情景 2	SSP1	空气污染改善 100%
情景 3	SSP2	空气污染改善 100%
情景 4	SSP3	空气污染改善 100%
情景 5	SSP4	空气污染改善 100%
情景 6	SSP5	空气污染改善 100%

续表

	人口	$PM_{2.5}$浓度
空气污染 50%改善情景		
情景 7	人口不变	
情景 8	SSP1	空气污染改善 50%
情景 9	SSP2	空气污染改善 50%
情景 10	SSP3	空气污染改善 50%
情景 11	SSP4	空气污染改善 50%
情景 12	SSP5	空气污染改善 50%
空气污染状况不变		
情景 13	人口不变	
情景 14	SSP1	2020 年和 2030 年空气污染状况与 2015 年相同
情景 15	SSP2	2020 年和 2030 年空气污染状况与 2015 年相同
情景 16	SSP3	2020 年和 2030 年空气污染状况与 2015 年相同
情景 17	SSP4	2020 年和 2030 年空气污染状况与 2015 年相同
情景 18	SSP5	2020 年和 2030 年空气污染状况与 2015 年相同

4. 预估模型

环境污染风险评估的关键要素包括污染物暴露评估、研究区域的人口信息、基线死亡率信息、污染物与疾病之间的相对风险（RR）。本研究中，RR 是基于整个 $PM_{2.5}$ 浓度暴露范围内的综合暴露-反应函数 IER 模型得到的。本研究采用 WHO 的环境健康风险评估方法来估计每个区/县 $PM_{2.5}$ 相关的健康风险（超额死亡人数），包括以下 5 个疾病超额死亡终点：25 岁以上成人的缺血性心脏病（ischemic heart disease，IHD）、慢性阻塞性肺疾病（COPD）、肺癌（lung cancer，LNC）、脑卒中、全人群的下呼吸道感染（lower respiratory infections，LRI），其中 IHD 和脑卒中对应的 RR 是分年龄组不同的，COPD 和 LNC 在相同暴露浓度下的 RR 在整个成人组是相同的，而对于 LRI，全人群组的 RR 是相同的。利用以下公式，计算出区/县 i 和对应的疾病终点 j 的超额死亡人数 M_{ij}：

$$M_{ij} = P_i \times I_{ij} \times \frac{\mathrm{RR}_{ij} - 1}{\mathrm{RR}_{ij}}$$

式中：P_i 为区/县 i 的人口；I_{ij} 为区/县 i 的疾病 j 的年平均病死率（即基线死亡率）；RR_{ij} 为在区/县 i 的年均 $PM_{2.5}$ 浓度下疾病 j 死亡的相对风险。基于上述公式，可计算 2015 年、2020 年、2025 年、2030 年和 2035 年京津冀及周边地区每个区/县每年归因于 $PM_{2.5}$ 的超额死亡人数。

9.4.2 主要结果

1. 京津冀及周边地区 $PM_{2.5}$ 暴露时空变化

为了控制环境颗粒物 $PM_{2.5}$ 的污染状况，国家大气重污染成因及治理攻关项目初步提出了京津冀地区“2+26”城市“十四五”及中长期 $PM_{2.5}$ 污染控制目标，到 2020 年、2025 年、2030 年和 2035 年京津冀及周边地区 $PM_{2.5}$ 污染均得到有效控制，到 2035 年各地区的 $PM_{2.5}$ 浓度将达到国家空气质量二级标准（35μg/m^3），部分地区浓度低于该标准。

从各年的 $PM_{2.5}$ 分布及其变化趋势可以看出，2015 年“2+26”城市大部分地区均属于重污染区域，按照指定的时间计划表，2020 年空气污染改善，各地的污染程度均大幅度降低；预计到 2035 年，空气污染 100%改善的情况下，京津冀及周边地区大气 $PM_{2.5}$ 年均浓度将低于 35μg/m^3，达到国家空气质量二级标准。其中，北京地区到 2020 年、2025 年、2030 年、2035 年大气 $PM_{2.5}$ 污染程度分别下降 37.7%、47.3%、56.7%、64.2%。

2. 京津冀及周边地区 $PM_{2.5}$ 相关健康风险预估

（1）空气质量改善的健康效益分析：为了更好地了解大气 $PM_{2.5}$ 污染造成的疾病负担，以及未来环境 $PM_{2.5}$ 污染改善所带来的健康影响，本次针对 2015 年的空气污染情况及 2020 年、2025 年、2030 年和 2035 年的空气污染情况进行疾病负担评估，主要的评估指标是 $PM_{2.5}$ 污染相关的超额死亡人数。

不同情景下的预测研究发现，在人口不变的情况下，若 $PM_{2.5}$ 浓度按照“2+26”城市不同时期 $PM_{2.5}$ 年均浓度值目标的 100%改善，可以明显减少 $PM_{2.5}$ 带来的超额死亡人数。据估算，2020 年、2025 年、2030 年和 2035 年空气污染 $PM_{2.5}$ 所致超额死亡人数将分别是 12.50 万人、11.64 万人、10.76 万人和 9.98 万人，与 2015 年相比大气 $PM_{2.5}$ 导致的超额死亡人数分别减少 18.07%、23.72%、24.98% 和 34.56%，这表明大气污染状况的改善，可以在一定程度上减少 $PM_{2.5}$ 相关的疾病负担。

在 SSP1～SSP5 情景下，随着人口数和年龄结构的变化，空气质量改善（$PM_{2.5}$ 浓度降低）带来的疾病负担改善并不明显，甚至有增加的趋势。以 SSP4 为例，2020 年、2025 年、2030 年和 2035 年京津冀及周边地区的超额死亡人数分别是 17.35 万人、18.90 万人、20.01 万人和 21.76 万人，与 2015 年相比，分别增加 13.0%、23.70%、31.76%和 42.65%。

（2）时空变化趋势：从京津冀及周边地区 $PM_{2.5}$ 相关超额死亡人数的空间分布来看，$PM_{2.5}$ 暴露引起超额死亡人数较多的地区与人口密度较高和污染较为严重的地区分布范围一致。在 SSP4 情景下，2015 年、2020 年、2025 年、2030 年和

2035 年的超额死亡空间分布变化均不明显，但数量有增加的趋势，山西、河南、河北等部分地区均有不同程度的增加。

（3）按年龄段分析：在 SSP4 情景下，$PM_{2.5}$ 相关超额死亡人数的分布随着年龄增长而升高，超额死亡人数占比也基本上呈现增加的趋势；另外，在未来不同时间段超额死亡人数呈现出不同的变化趋势，0～60 岁年龄组，2015 年、2020 年、2025 年、2030 年、2035 年的超额死亡人数占比逐渐减少，而 60 岁以上年龄组，2015～2035 年，超额死亡人数占比呈现上升趋势。这些趋势表明，未来人口老龄化加重了空气污染相关疾病负担。

（4）按疾病分析：本次研究针对 5 种疾病展开分析，主要包括 25 岁以上成人的缺血性心脏病（IHD）、慢性阻塞性肺疾病（COPD）、肺癌（LNC）、脑卒中及全人群的下呼吸道感染（LRI）。各个时期京津冀及周边地区归因于 $PM_{2.5}$ 的上述各类疾病超额死亡人数的占比结果表明，脑卒中和缺血性心脏病导致的超额死亡人数占比相对较大，其中脑卒中的超额死亡人数占比为 39.0%～45.1%，IHD 的超额死亡人数占比为 32.5%～39.7%。而 2020 年、2025 年、2030 年、2035 年与 2015 年比较发现，$PM_{2.5}$ 相关的脑卒中和 IHD 的超额死亡人数占比均有所增加，而其他几种疾病的占比则相对较少。总体而言，心脑血管疾病超额死亡人数占 70% 以上，且该数值呈上升趋势，预计到 2035 年达到 84%。

9.4.3 讨　　论

研究表明，京津冀及周边地区未来空气质量改善将极大降低空气污染相关疾病负担，带来显著的健康效益，但是由于人口增长和老龄化的影响，未来一段时间内，即使空气质量逐步改善，在人口密度较大及污染相对较重的地区，$PM_{2.5}$ 相关的疾病负担仍较重。随着人口数量的增长和人口老龄化的发展，空气质量改善带来的健康效益将被抵消，未来相关疾病负担甚至有增加的趋势。由于老年人各类慢性疾病的患病率较高，基础死亡率较高，对于空气污染健康效应的敏感性也较高，因此随着老年人占比的增加，老龄化进程会加重 $PM_{2.5}$ 相关疾病负担。这与全国 $PM_{2.5}$ 污染相关超额死亡人数预估结果一致。

根据京津冀及周边地区“2+26”城市各区/县的 $PM_{2.5}$ 相关超额死亡人数与 $PM_{2.5}$ 浓度和人口数对比发现，疾病负担较重的区/县的人口数量和 $PM_{2.5}$ 浓度均较高，与已有研究结果较为一致。因此，未来区域空气污染联防联控和健康防护，应考虑空气污染及其疾病负担的时空变化特征，进行科学的规划和布局，尤其是针对疾病负担较重的局部地区，合理规划人口和工业布局；未来人口和社会经济发展，也应考虑空气污染等环境因子的健康效应，进行合理规划。根据对未来人口发展情景数据的分析，在未来 SSP1～SSP5 情景下，研究区域老年人口在总人口中的占比均呈上升趋势，表明未来研究区域人口老龄化的趋势显著。大量研究表明，空气污染暴露对老年人群的健康影响高于其他人群，因此未来人口老龄化进程将加重空气污染相关疾病负担，应在控制空气 $PM_{2.5}$ 浓度的同时，注意人口老龄化发展的科学应对，加强对老年人群的健康防护工作，才能更加有效地避免 $PM_{2.5}$ 暴露带来的不良健康影响。

目前，心脑血管疾病死亡占我国城乡居民疾病死亡原因的首位，随着社会经济的发展及国民生活方式的变化，尤其是人口老龄化和城镇化进程的加速，我国心脑血管疾病危险因素流行趋势明显。1990 年以来我国心脑血管疾病患病率持续上升，疾病负担日渐加重，已成为重大公共卫生问题。因此，为了加强和巩固空气污染治理的健康效益，提升人群健康水平，未来在持续改善空气质量的同时，还要加强针对心脑血管疾病的防护工作；另外，由于无法获取未来的各类疾病基础死亡率预估数据，该研究中假设未来疾病基线死亡率不变，但是有的疾病死亡率可能会因为生活水平和生活方式的变化、各级卫生健康措施的执行及社会经济的发展等原因有一定程度的变化，所以基于不变的死亡率预估未来 $PM_{2.5}$ 相关疾病负担，可能存在一定的不确定性。

总之，为了降低空气污染及其健康危害，需要结合国际经验和科学研究结论，制订和实施更严格的空气质量和污染排放标准，持续实施环境保护相关政策法规。同时，针对空气污染健康危害，采取行之有效的公共卫生保护措施，尤其是在人口密度高、污染程度重的疾病负担较重地区，以及老年人和心血管疾病患者等对空气污染较为敏感的脆弱人群，需要高度重视，以降低空气污染带来的疾病负担。

9.5　小　　结

2013～2015 年京津冀及周边地区 $PM_{2.5}$ 污染情况相对严峻，至 2016～2018 年污染情况有所改善，$PM_{2.5}$ 对人群健康的影响效应也显著降低。$PM_{2.5}$ 急性暴露对全人群非意外疾病总死亡存在显著效应，对心脑血管疾病死亡的影响相对大于呼吸系统疾病。亚组人群研究发现，75 岁及以上人群及女性人群对 $PM_{2.5}$ 急性暴露更为易感，2016～2018 年不同年龄及性别的亚组人群健康效应强度及超额死亡人数相较于 2013～2015 年均显著降低。超额死亡结果显示，人口稠密的区/县非意外疾病总死亡超额死亡人数较高。风险评估结果提示，应关注污染水平较高及人口居住相对集中的区/县，女性及 75 岁以上的老年人群是 $PM_{2.5}$ 急性暴露的易感人群，建议相应增加防护措施。

$PM_{2.5}$ 健康风险预估结果表明，空气质量的改善可以明显减少“2+26”城市 $PM_{2.5}$ 相关疾病负担。在人口不变、$PM_{2.5}$ 污染按照目标浓度 100%改善的情景下，2020 年、2025 年、2030 年和 2035 年 $PM_{2.5}$ 相关超额死亡人数比 2015 年分别减少

18.07%、23.72%、24.98% 和 34.56%，但人口增长和老龄化发展会增加空气污染相关疾病负担。因此，为了降低空气污染疾病负担，京津冀及周边地区应继续加强空气污染的区域联防联控及能源结构和产业结构升级，制订更加严格的污染物排放和空气质量标准，以持续改善空气质量；特别注重人口密度较高的重污染地区，如河北省南部、山东省西部及河南省北部的部分地区和四省交界地区的空气环境质量改善；同时还应提升对空气污染健康影响的关注与应对水平，尤其是针对老龄人口、心脑血管疾病及呼吸系统疾病患者等脆弱人群，采取更多的防范措施，通过提升公共卫生健康服务水平、加强污染天气的健康干预及空气污染健康效应的宣传教育等措施，提高政府部门的健康服务能力和公众认知水平及健康防护能力。

理清京津冀及周边地区大气 $PM_{2.5}$ 污染及其所致人群健康风险，掌握暴露水平和风险水平的分布特征与变化趋势，能够为该地区污染治理与人群防护策略的制订提供切实依据。京津冀及周边地区大气 $PM_{2.5}$ 人群健康风险评估可视化平台基于该地区 2013 年至今实时污染数据，多维度快速呈现各区/县、各城市污染浓度和健康风险水平，以及两者阶段性变化趋势，强有力地支持该地区短期和长期环境健康问题防治决策。

基于对京津冀及周边地区空气污染健康风险的评估和预估，得到以下两点新发现。

（1）2013～2018 年空气质量的改善带来了显著的健康效益。本研究从急性超额死亡和超额住院两方面定量评估京津冀及周边地区的空气污染健康风险，得出结论：相比 2013 年，2014～2018 年 30 个区/县累积减少 $PM_{2.5}$ 短期暴露的急性超额死亡人数为 2536 人。基于此 30 个区/县的结果，粗略估计京津冀及周边地区 2014～2018 年累积减少超额死亡人数 20 700 人，京津冀及周边地区六省/市 2014～2018 年累积减少 $PM_{2.5}$ 短期暴露的急性超额死亡人数 37 680 人。2014～2018 年，北京市累计减少归因于空气污染的住院经济负担 17.16 亿元。

（2）未来空气质量的改善将给京津冀及周边地区带来较大的健康效益，但人口增长和老龄化发展将影响这一健康效益，因此京津冀及周边地区需要持续改善空气质量，加强人群健康防护，尤其是重视老年人口和心脑血管疾病人群等脆弱人群的健康防护，以降低空气污染的健康风险。

参 考 文 献

国务院人口普查办公室，国家统计局人口和就业统计司，2012. 中国 2010 年人口普查资料[M]. 北京：中国统计出版社.

王开泳，丁俊，王甫园，2016. 全面二孩政策对中国人口结构及区域人口空间格局的影响[J]. 地理科学进展，35（11）：1305-1316.

薛涛，刘俊，张强，等，2020. 2013—2017 年中国 $PM_{2.5}$ 污染的快速改善及其健康效益[J]. 中国科学（地球科学），50（4）：439-452.

Abubakar I，Tillmann T，Banerjee A，2015. Global，regional，and national age-sex specific all-cause and cause-specific mortality for 240 causes of death，1990-2013：a systematic analysis for the Global Burden of Disease Study 2013[J]. The Lancet，385（9963）：117-171.

Apte JS，Marshall JD，Cohen AJ，et al，2015. Addressing global mortality from ambient $PM_{2.5}$[J]. Environmental Science & Technology，49（13）：8057-8066.

Burnett R，Chen H，Szyszkowicz M，et al，2018. Global estimates of mortality associated with long-term exposure to outdoor fine particulate matter[J]. Proceedings of the National Academy of Sciences of the United States of America，115（38）：9592-9597.

Costa AF，Hoek G，Brunekreef B，et al，2017. Air pollution and deaths among elderly residents of São Paulo，Brazil：an analysis of mortality displacement[J]. Environmental Health Perspectives，125（3）：349-354.

Dirgawati M，Hinwood A，Nedkoff L，et al，2019. Long-term exposure to low air pollutant concentrations and the relationship with all-cause mortality and stroke in older men[J]. Epidemiology，30（Supplement 1）：S82-S89.

Dominici F，Schwartz J，Di Q，et al，2019. Assessing adverse health effects of long-term exposure to low levels of ambient air pollution：phase 1[J]. Research Report（Health Effects Institute），（200）：1-51.

Kc S，Lutz W，2017. The human core of the shared socioeconomic pathways：population scenarios by age，sex and level of education for all countries to 2100[J]. Global Environmental Change，42：181-192.

Ma ZW，Hu XF，Sayer AM，et al，2016. Satellite-based spatiotemporal trends in $PM_{2.5}$ concentrations：China，2004-2013[J]. Environmental Health Perspectives，124（2）：184-192.

Song WM，Liu Y，Liu JY，et al，2019. The burden of air pollution and weather condition on daily respiratory deaths among older adults in China，Jinan from 2011 to 2017[J]. Medicine，98（10）：e14694.

Wang Q，Wang JN，He MZ，et al，2018. A county-level estimate of $PM_{2.5}$ related chronic mortality risk in China based on multi-model exposure data[J]. Environment International，110：105-112.

Wang Q，Wang JN，Zhou JH，et al，2019. Estimation of $PM_{2.5}$-associated disease burden in China in 2020 and 2030 using population and air quality scenarios：a modelling study[J]. The Lancet Planetary Health，3（2）：e71-e80.

Zhang QL，Meng X，Shi S，et al，2022. Overview of particulate air pollution and human health in China：evidence，challenges，and opportunities[J]. The Innovation，3（6）：100312.

Zhou MG，Wang HD，Zhu J，et al，2016. Cause-specific mortality for 240 causes in China during 1990-2013：a systematic subnational analysis for the Global Burden of Disease Study 2013[J]. The Lancet，387（10015）：251-272.

Zou B，You JW，Lin Y，et al，2019. Air pollution intervention and life-saving effect in China[J]. Environment International，125：529-541.

第十章　结论和展望

10.1　主要发现和结论

1. 京津冀及周边地区大气污染暴露对人群健康有明显影响，重污染天气对健康影响更大

（1）大气污染短期暴露对人群死亡有影响，2013～2015 年效应显著，重污染天气显著增加了人群死亡风险。

2013～2018 年京津冀及周边地区 $PM_{2.5}$ 浓度（滞后 0～1 日）每增加 10μg/m^3，普通人群非意外疾病、心脑血管疾病和呼吸系统疾病的死亡风险分别增加 0.04%、0.02%和 0.03%。其中，2013～2015 年京津冀及周边地区 $PM_{2.5}$ 浓度（滞后 0～1 日）每增加 10μg/m^3，普通人群非意外疾病、心脑血管疾病和呼吸系统疾病死亡风险分别增加 0.18%、0.20%和 0.28%。2016～2018 年三类疾病别死亡风险均有不同程度的降低。在京津冀及周边地区重污染天气对人群死亡影响的分析中发现，2013～2015 年 $PM_{2.5}$ 日均浓度＞75μg/m^3 且持续 2 日及以上的污染天气会显著增加人群非意外疾病总死亡和心脑血管疾病死亡风险（分别增加 1.29%和 2.52%）；在 $PM_{2.5}$ 日均浓度＞150μg/m^3 且持续 2 日及以上的重污染天气，人群非意外疾病总死亡风险增加 1.93%。

（2）大气污染短期暴露增加人群因病就诊和住院的风险，重污染天气显著增加人群因病住院风险。

2013～2018 年京津冀及周边地区 $PM_{2.5}$ 浓度（当日）每增加 10μg/m^3，综合医院因病就诊风险增加 0.16%，儿童医院因病就诊风险增加 0.17%。其中，2016～2018 年 $PM_{2.5}$ 所致医院因病就诊风险低于 2013～2015 年。北京市作为重点城市收集了全市住院数据。2013～2018 年，$PM_{2.5}$ 浓度（滞后 0～1 日）每增加 10μg/m^3，非意外疾病、心脑血管疾病和呼吸系统疾病的因病住院风险分别增加 0.34%、0.40%和 0.17%。2016～2018 年三类疾病住院风险低于 2013～2015 年。持续 2 日及以上的高 $PM_{2.5}$ 暴露与北京市人群非意外因病住院风险呈正相关。重污染天气对北京市人群因病住院风险的分析显示，当 $PM_{2.5}$ 暴露浓度＞150μg/m^3 且持续 2 日及以上时，对人群因非意外疾病和心脑血管疾病住院有显著影响，其中女性及

65～74 岁老年人心脑血管疾病住院风险较高。

（3）重污染天气可引起 COPD 和哮喘患者的肺功能降低、气道炎症反应升高，导致发生过敏性症状的风险增高，睡眠质量下降。

$PM_{2.5}$ 对 COPD 和哮喘患者具有急性健康效应。$PM_{2.5}$ 每增加 $10\mu g/m^3$，COPD 患者和哮喘患者 FEV_1 分别降低 0.08L 和 0.04L。$PM_{2.5}$ 与气道炎症反应性升高有关，以 FeNO 来表征气道炎症水平，$PM_{2.5}$ 每增加 $10\mu g/m^3$，COPD 患者和哮喘患者 FeNO 浓度分别升高 0.61ppb 和 0.04ppb；$PM_{2.5}$ 每增加 $10\mu g/m^3$，COPD 患者发生咳痰、喘息、鼻塞、鼻痒、眼睛发红发痒及过敏性症状的风险分别增加 32%、38%、9%、7%、7%和 7%，哮喘患者发生胸闷和眼睛发红发痒的风险分别增加 21%和 30%。大气 $PM_{2.5}$ 可降低 COPD 和哮喘患者的睡眠质量，且对哮喘患者的抑郁状态有急性效应。

（4）$PM_{2.5}$ 急性暴露增加心肌梗死、心力衰竭的发病风险，以及心血管疾病高危人群全因死亡的风险。重污染天气下严重心血管事件发生风险存在个体差异。

$PM_{2.5}$ 每增加 $10\mu g/m^3$，1 周内最高可使人群心肌梗死和心力衰竭发病风险分别增加 1.9%和 2.2%，心血管疾病高危人群全因死亡风险增加 2.7%；$PM_{2.5}$ 急性暴露增加心肌梗死和心力衰竭的发病风险均存在滞后效应，可持续数日；而其急性暴露增加心血管疾病高危人群的全因死亡风险的滞后效应不明显。与全国相比，“2+26” 城市中 $PM_{2.5}$ 对心肌梗死和心力衰竭发病的作用趋势一致。与 $PM_{2.5}$ 浓度 $\leqslant 75\mu g/m^3$ 相比，在发病前 7 日中任何 1 日发生 $PM_{2.5}$ 浓度 $>150\mu g/m^3$ 的重污染天气，可使心肌梗死发病风险增加 5%～13%，心力衰竭发病风险增加 13%～22%。不同个体对重污染天气导致的心血管危害的差异，与血糖、炎症水平及肾功能有关，且也与遗传特征有关（研究发现 18 个基因位点与重污染天气下发生严重心血管事件相关，其中 2 个位点作用最显著）。

（5）大气污染增加肺癌的发病和死亡风险。

由于大气污染对人群肺癌的长期慢性影响，考虑滞后时间为 5 年，大气 $PM_{2.5}$ 年平均值每增加 $10\mu g/m^3$，肺癌发病和死亡风险分别增加 3.9%和 4.4%。城市地区肺癌的发病和死亡风险均高于农村地区。不同省份人群肺癌发病归因于 $PM_{2.5}$ 的比例为 8.6%～22.5%，死亡归因于 $PM_{2.5}$ 的比例略高于发病。2008～2017 年，在京津冀及周边地区因大气污染所致肺癌患者住院花费累计超过 100 亿元。

（6）建立了大气污染对人体早期健康损害的效应生物标志物谱，筛选了大气 $PM_{2.5}$ 对健康影响的敏感效应标志物，探索了大气 $PM_{2.5}$ 对老年人健康危害的作用机制。

京津冀及周边地区 $PM_{2.5}$ 及其组分（EC、NO_3^- 和 NH_4^+）可引起与氧化应激损伤、炎症免疫反应、内分泌干扰效应、脂质和氨基酸代谢紊乱及血管内皮损伤等健康损害效应密切相关的生物标志物（蛋白因子和代谢产物）的显著变化。利用非靶向代谢组和脂质代谢组技术分析，首次发现 $PM_{2.5}$ 可引起健康老年人脂质代谢产物的显著变化，揭示 $PM_{2.5}$ 暴露引起老年人三酰甘油、二酰甘油和脂肪酸等代谢通路的显著变化。$PM_{2.5}$ 暴露通过改变体内氧化应激、炎症、免疫、内分泌、脂质和氨基酸代谢等相关因子的浓度，对人体健康产生影响。

2. 京津冀及周边地区空气质量改善显著增加人群健康效益，未来空气质量持续改善可明显减少 $PM_{2.5}$ 相关疾病负担

（1）大气 $PM_{2.5}$ 污染水平下降，显著减少超额死亡人数。

2013～2018 年空气质量的改善带来了显著的健康效益。相比 2013 年，2014～2018 年 30 个区/县累积减少 $PM_{2.5}$ 短期暴露的急性超额死亡 2536 人。基于此 30 个区/县结果，粗略估计京津冀及周边地区 2014～2018 年累积减少超额死亡 20700 人，京津冀及周边地区六省/市 2014～2018 年累积减少 $PM_{2.5}$ 短期暴露的急性超额死亡 37680 人。

（2）大气 $PM_{2.5}$ 污染水平下降，显著减少超额住院人数及相关费用。

北京地区 $PM_{2.5}$ 影响下的超额住院风险评估结果显示，相较 2013 年，2014～2018 年随着 $PM_{2.5}$ 浓度水平的下降，非意外疾病总超额住院人数大幅降低。

（3）预计未来 $PM_{2.5}$ 如得到有效控制，可显著增加人群的健康效益。

根据攻关项目团队提出的“2+26”城市 $PM_{2.5}$ 浓度下降时间表，2020 年、2025 年、2030 年和 2035 年 $PM_{2.5}$ 平均浓度分别为 58μg/m³、48μg/m³、39μg/m³ 和 32μg/m³ 的目标，未来人口不变的情景下，2020 年、2025 年、2030 年和 2035 年 $PM_{2.5}$ 相关超额死亡人数将比 2015 年分别减少 18.07%、23.72%、24.98%和 34.56%。

3. 京津冀及周边地区典型公共场所和小学空气净化器/新风系统安装使用现状堪忧，空气净化器对小学生具有保护作用

（1）典型公共场所和小学教室配有具备 $PM_{2.5}$ 净化能力的空气净化器/新风系统比例较低，且使用不规范。

京津冀及周边地区六省/市火车站候车室、酒店、商超新风系统安装率较高，但安装具备 $PM_{2.5}$ 净化能力的空气净化器/新风系统的比例较低（火车站候车室 15.6%、酒店 44.3%、商超 15.0%），不同公共场所空气净化器/新风系统的运行时间和维护频率差别较大。北京市 50 所小学安装空气净化器/新风系统的比例为 62.0%，但不同学校空气净化器/新风系统开启的时间和净化核心部位更换或清理频率差别较大。

（2）空气净化器的使用可以降低室内 $PM_{2.5}$ 浓度及个体暴露水平，对小学生健康有保护作用。

当 $PM_{2.5}$ 室外浓度为 115.0～150.0μg/m^3 时，空气净化器有较好的净化效果，净化效率中位数为 52.8%。在教室和宿舍使用安装高效过滤滤芯的空气净化器，与使用未安装高效过滤滤芯的空气净化器相比，小学生 FeNO 的浓度明显降低，提示 $PM_{2.5}$ 所致小学生呼吸系统炎症反应可能得到缓解。

（3）重污染天气影响生理和心理健康，有必要开展有效的风险沟通和防护知识宣传。

空气污染不仅影响身体健康，与心理健康也存在一定关联。空气污染较重的城市，调查对象的焦虑和抑郁水平较高。需加强公众环境与健康风险的沟通，提升公众的风险感知能力与应对意愿。通过本课题的舆情监测分析，协助国家卫生健康委员会疾病预防控制局编写发布了针对普通公众的《以 $PM_{2.5}$ 为首要污染物的重污染天气健康教育核心信息》及释义；与中央电视台《健康之路》等栏目组合作制作了 5 期重污染天气防护科普电视节目；研究制作了海报、挂图和折页三类平面传播材料。采用多种方式和载体面向公众宣传重污染天气的健康防护知识，促进了受众健康行为改变。

10.2 主要创新点

1. 以人群死亡、因病就诊（包括门诊和住院）和生物标志物等不同健康结局作为健康终点，系统地研究了京津冀及周边地区大气污染对人群健康的急性损害。首次评估了京津冀及周边地区重污染天气对人群死亡、因病就诊和心肺疾病患者的影响，可为重污染天气相关防护措施的制订提供依据

以京津冀及周边地区大气污染对人群的急性健康效应为切入点，首次对大气污染短期暴露相关的非意外疾病、心脑血管疾病和呼吸系统疾病的健康影响同时进行多维度的定量评估，包括纳入不良影响初期产生临床症状的因病就诊、不良影响发展到需要住院治疗的因病住院及发展至最终死亡结局，通过建立一系列暴露-反应关系，进而系统解析京津冀地区大气污染对人群健康的急性影响。而且，$PM_{2.5}$ 急性暴露可导致人群肺功能、血糖、血脂和炎症指标等多种生物标志物显著改变，系统地阐述了京津冀及周边地区大气污染对人群健康的早期急性损害。同时首次在京津冀及周边地区开展重污染天气对人群死亡、因病就诊和心肺疾病患者的影响研究，从污染浓度和污染持续时间 2 个要素定义重污染情景，构建不同重污染情景下人群死亡和发病的暴露-反应关系，进而观察到重污染天气对人群死亡和发病的影响模式的差异，为重污染天气相关防护措施的制订提供依据。

2. 首次揭示了京津冀及周边地区 2016～2018 年大气 $PM_{2.5}$ 短期暴露对人群非意外疾病总死亡、心脑血管疾病及呼吸系统疾病的急性死亡风险低于 2013～2015 年的流行病学证据，评估了该地区空气质量改善的健康效益，为我国大气污染减排相关人群健康收益评价提供了流行病学支撑

2013 年以来，随着《大气污染防治行动计划》等政策措施的出台，以 $PM_{2.5}$ 为主的大气污染水平大幅降低，为了观察大气污染暴露特征性改变潜在的健康收益，本研究对比分析了 2013～2015 年和 2016～2018 年的大气污染与人群健康的暴露-反应关系的差异，以及 2013～2017 年《大气污染防治行动计划》实施期间的暴露-反应关系的差异，为京津冀及周边地区制订下一阶段大气污染防治提供有力依据。本研究基于京津冀及周边地区本地化的多中心长时间序列数据，开展针对不同健康结局、不同亚组人群的 $PM_{2.5}$ 短期暴露的健康风险评估，定量评估研究区域 $PM_{2.5}$ 短期暴露所致非意外疾病、心脑血管疾病和呼吸系统疾病的超额死亡风险及其变化趋势。以北京市为例，估算了 $PM_{2.5}$ 短期暴露所致超额住院风险与住院费用，分析了随着空气质量改善 $PM_{2.5}$ 相关住院风险和费用的变化情况。定量评估结果表明，京津冀及周边地区空气质量改善带来了可观的健康效益，为我国进一步的大气污染防控政策制订及相关健康收益评价提供了流行病学依据。

3. 开展了多组学的大气污染对人群健康影响的定群研究，建立了基于个体 $PM_{2.5}$ 暴露-关键组分内暴露-效应标志物的大数据库，初步筛选了敏感的效应标志物和作用机制，为制订降低大气 $PM_{2.5}$ 对人群健康早期损害的相关政策提供了科学依据

通过定群研究，发现气态污染物（CO）、碳质组分（BC）、金属元素（Ca、Cu、Zn 和 Ba 等）、颗粒物数浓度（UFPs 和 Acc）等与呼吸道和系统性炎症、肺功能等效应稳健的关键污染物。多组学研究结果显示，$PM_{2.5}$ 急性暴露诱导葡萄糖和脂质代谢改变，特别是通过降低脂肪酸和肉碱产生，导致脂质积累和葡萄糖生成的代偿性增加，以维持体内能量平衡。本研究筛选的 $PM_{2.5}$ 急性暴露诱导的敏感效应生物标志物及分子机制，为降低大气 $PM_{2.5}$ 对人群健康早期损害的相关政策制订提供了科学依据。

4. 首次基于京津冀及周边地区“十四五”及中长期 $PM_{2.5}$ 污染控制目标，预估京津冀及周边地区 $PM_{2.5}$ 浓度下降导致的疾病负担的变化情况，为该地区大气污染中长期控制政策的制订提供科学依据

随着我国大气污染治理和减排措施的逐步推进，自 2013 年以来京津冀及周边地区空气质量得到了显著改善，未来 $PM_{2.5}$ 浓度将持续降低。与此同时，社会经济发展和人口结构的变化使得大气污染相关的健康风险评估日趋复杂。本研究基于京津冀及周边地区“十四五”及中长期 $PM_{2.5}$ 污染控制目标，以及未来不同阶段、不同发展情景下的人口数量和年龄结构数据，估算研究区域 2025 年、2030 年和 2035 年 $PM_{2.5}$ 相关疾病负担的变化情况，得出空气质量改善将极大降低相关疾病负担的结论。研究指出，$PM_{2.5}$ 相关疾病负担较重的地区与人口密度较高和污染较重的地区分布范围基本一致。上述研究成果可为该地区乃至全国的大气污染中长期控制政策的制订及未来空气质量标准的修订提供科学依据。

5. 从空气净化器/新风系统对 $PM_{2.5}$ 净化能力、使用和管理入手，开展现场调查，了解火车站、酒店、商超及小学教室中具备 $PM_{2.5}$ 净化能力的空气净化器/新风系统的配备和使用比例，以及维护管理的规范性

组织优势力量对北京市、天津市、石家庄市、太原市、济南市和郑州市的客运火车站、酒店、商超及北京市城六区的小学，开展空气净化器/新风系统安装及使用现状调查。通过普查或随机抽查，获得六城市火车站、酒店和商超新风系统及具备 $PM_{2.5}$ 净化能力的空气净化器/新风系统的安装比例信息，发现了不同场所空气净化器/新风系统使用和维护管理不规范的问题。通过抽样调查，发现北京市城六区小学空气净化器/新风系统的安装率为 62.0%，不同学校空气净化器/新风系统开启时间和净化核心材料更换或清理频率差别较大。上述调查结果掌握了京津冀及周边地区典型公共场所和小学空气净化器/新风系统的安装和使用现状，为进一步开展空气净化干预对人群健康防护效果研究提供了基础。

6. 获得一批大气污染对人群健康影响及防护效果研究的技术、方法、规范、指南和报告。建立了两套基于代谢组学识别敏感健康效应生物标志物和识别大气细颗粒物中关键毒性组分的关键技术，首次编写并发布了针对普通公众的《以 $PM_{2.5}$ 为首要污染物的重污染天气健康教育核心信息》及其释义

本研究建立了大气细颗粒物及化学组分的人体暴露评价技术和大气污染影响特定人群健康效应的生物标志物测量技术，探讨了大气污染对关键代谢物和代谢通路及大气污染物致代谢重塑的机制，筛选、识别和鉴定了颗粒物关键健康危害组分，分析了关键有机组分的来源与促炎效应及其对人群的健康效应影响。我国首次编写并发布了针对普通公众的《以 $PM_{2.5}$ 为首要污染物的重污染天气健康教育核心信息》，引导公众科学理性地认识大气污染，提高公众健康防护意识和行为意向。同时，基于攻关成果编制的《室内空气质量标准》等已陆续发布。

10.3 主要建议

10.3.1 工作建议

1. 成果应用方面

健康专题各课题按照计划完成各项攻关目标和考核指标。由于攻关工作时间紧、任务重，数据的深度挖掘和综合分析方面还有较大空间，今后一段时间将进一步加强攻关成果梳理，推进攻关成果的转化应用。

（1）充分利用本研究获得的高质量数据和暴露-反应关系，持续推进人群健康风险评估及其应用。

本研究在京津冀及周边地区收集高质量的死因、医院门诊和住院数据及急救等数据，获得了一套全国性高质量的环境与健康标准数据集，可为持续开展大气污染对人群健康影响研究提供数据支撑。同时建立了京津冀及周边地区 2013～2018 年大气 $PM_{2.5}$ 对人群急性健康影响的暴露-反应关系，囊括了大气污染相关敏感疾病的发病、死亡等多健康维度，以及大气污染防控不同时间段，已成功应用于京津冀及周边地区大气 $PM_{2.5}$ 对人群超额死亡的影响及未来不同情景下 $PM_{2.5}$ 导致的人群健康风险预估，定量评估了我国已采取的大气污染防控政策的健康收益。上述研究成果可以持续推进人群健康风险评估及其应用。选择有良好工作基础的地方疾病控制系统开展一系列大气污染人群健康风险评估研究试点工作，包括大气污染精细化暴露测量、大气污染物所致人群急性和慢性健康风险评估、健康风险分级和预警等技术研究，为环境健康风险评估业务工作夯实技术储备。

（2）充分利用本研究获得的敏感性生物标志物，探索开发易于检测和推广的生物标志物。

本研究在京津冀及周边地区开展多中心及定群研究，揭示了京津冀及周边地区大气污染对一般人群肺功能、脂类代谢及代谢性激素 T_3、T_4 的影响。采用蛋白质-代谢组学-脂质组学等多组学联用的技术手段，构建了基于个体 $PM_{2.5}$ 暴露-关键组分内暴露-效应生物标志物的大数据库，建立了先进的全代谢组小分子关联统计分析模型和通路网络分析方法，多组学研究结果也初步阐明 $PM_{2.5}$ 急性暴露经由糖脂代谢等引起我国人群的早期健康损害。以上研究成果为进一步研究大气污染对一般人群影响的生物标志物提供了方向，也为今后开发更多易于检测和推广的生物标志物提供了思路。该研究结果所获得的效应指标也可作为未来普通人群空气污染的健康影响评价分级评估和制订不同人群防护指南的依据。

（3）充分利用典型公共场所和小学空气净化器/新风系统安装及使用现状调查及其防护效果研究成果，科学指导京津冀及周边地区采取有效防护措施。

通过攻关课题调查，初步了解我国京津冀及周边部分城市典型公共场所空气净化器/新风系统安装及使用情况，为后续开展公共场所空气净化及健康防护效果评估，以及制订相关标准、规范提供必要的科技支撑。初步了解北京市城六区小学空气净化器/新风系统安装及使用情况，对于教育部门制订相关管理规定，以及规范空气净化器/新风系统的开启、运行和维护具有一定的参考价值。开展空气净化器使用对小学生和冠心病患者健康防护的研究，为提出有针对性的防护措施提供必要的科技支撑。有关公众风险感知能力及其影响因素，以及心理健康状况的研究结果，可以帮助政策制订者了解公众对空气污染可接受的风险水平与政府制订的相关标准之间的差距，从而更有效地向公众传播污染治理措施的相关信息。发布《以 $PM_{2.5}$ 为首要污染物的重污染天气健康教育核心信息》及其释义，为开展大气污染健康防护宣传活动奠定了基础。开发大气污染防护健康教育宣传材料，对于引导公众科学理性地认识大气污染，增强公众健康防护意识和能力具有良好的社会效益和实用价值。

2. 持续研究方面

充分利用已搭建的跨学科攻关平台，持续开展大气污染与健康相关研究。健康专题各课题组联合北京大学、清华大学、中国科学院生态环境研究中心、京津冀及周边地区六省/市疾病预防与控制中心等多家优势单位共同推进攻关任务实施，搭建了涵盖公共卫生、环境科学、环境经济学、分析化学、转录组学、蛋白质组学和代谢组学等多学科的跨学科合作平台，建立了良好的合作关系和合作机制，后续将在巩固攻关合作的基础上，持续开展大气污染与人群健康影响领域的科研合作与学术交流，为环境与健康决策提供科技支撑。

（1）持续开展京津冀及周边地区重污染天气对健康影响的跟踪评价研究。

利用定群研究建立的大气 $PM_{2.5}$ 对人群健康影响的暴露-反应关系及筛选的敏感性生物标志物，可开展针对性的大气污染人群健康风险评估，并根据评估结果制订相应的干预措施，在大气污染对人群健康危害的早期采取有效的措施来降低对人群健康的危害。在此基础上，进一步加强大气污染对人群健康影响机制的探索和验证研究，在京津冀及周边地区持续开展跟踪评价研究。利用已搭建代谢组学和脂质组学等多组学平台及多中心调查研究基础，在京津冀及周边地区持续开展 $PM_{2.5}$ 暴露相关疾病生物标志物研究，进一步加强对敏感人群疾病结局的影响及一般人群早期暴露的生物标志物和亚临床健康结局研究，探索不同年龄、性别人群对大气污染暴露的差异性生物标志物，为早期健康预警提供依据，为环境与健康决策提供科技支撑。

（2）开展前瞻性的环境与呼吸系统疾病健康队列研究和大气污染与呼吸系统疾病有关的基础研究。

通过队列研究结果，指导基础研究方向，还可将基础研究的初步成果在队列研究中加以验证，相辅相成。现有研究多基于制式问卷或量表，缺乏调查对象的主观感受，这一点可通过定性访谈予以弥补，并可评价慢性呼吸系统疾病人群对环境危害的认知情况，指导全民科普的方向。深入分析大气污染物具体成分对健康的影响，从源头探寻主要的有害物质。同时，通过分析气象主要参数（温度、湿度、气压、风速、边界层厚度等）与呼吸系统疾病的健康关系，构建气象与健康指标的效应关系，拓展气象医学研究。集中攻关力量，评价环境因素对慢性呼吸系统疾病人群在呼吸道传染性疾病发病时期的中介影响。

（3）加强大气污染与心理健康的影响及公众尤其是重点人群应对大气污染的健康防护干预研究。

大气污染对心理健康影响的机制较复杂，涉及心理学、环境科学、流行病学、生物学和社会学等方面，因此需要多领域科研人员有机配合和协同攻关。建议开展污染天气影响人群心理健康的心理疏导干预效果研究。具体可从认知疏导、环境疏导和舆论疏导三个角度，针对个体综合开展心理疏导，旨在提供大气污染成因、主要污染物、对健康的危害、可以采用的防护措施等信息，消除人群由于知识结构不完备，难以客观认识污染天气而对心理健康产生的负面影响。将对不同心理疏导方式的干预效果和人群风险感知能力进行关联性分析，探讨心理疏导对具备不同风险感知能力人群心理健康的影响，为未来制订有效的心理疏导策略提供科学建议。开展公众及儿童、孕妇、老年人和慢性病患者等重点人群应对大气污染的健康防护干预研究，了解我国公众及重点人群应对大气污染知识与技能的现状和需求，分析存在的主要问题及可能的影响因素，研制改善策略与措施，进行现场干预和效果评估，提出完善我国公众及重点人群应对大气污染知识与技能的适宜技术。

10.3.2 政策建议

1. “十四五”科研项目规划建议

本研究从多个维度分析京津冀及周边地区大气污染对人群的急性健康影响，评估未来空气质量改善的健康效益，获得了一系列研究结论和成果，提示我国实施的一系列大气污染防控措施在一定程度上降低了大气污染对人群健康的损害。我国目前的大气污染水平仍处于高位，因此结合该领域学科前沿和国家重大需求，依托科技攻关研究，建议在“十四五”期间应持续加强大气污染对人群急性健康影响研究，尤其要关注对易感人群的急性影响。同时建立大气污染对人群健康影响的队列，开展慢性健康影响研究，并进一步加强大气污染环境健康风险评估、环境健康风险预警及防护干预等研究。具体来说，建议在“十四五”期间开展全年龄段人群的多中心空气污染急性健康的早期生物标志物研究；开展不同地理区域、经济区域的多中心空气污染人群急性健康影响的早期生物标志物研究和长期暴露的慢性健康影响的生物标志物研究；在高风险地区开展早期生物标志物筛查，保护人群健康。同时，针对我国环境复合污染暴露的健康风险评估技术等重点领域开展科技攻关，全面提升我国环境与健康科技支撑水平和科技创新能力。深入开展环境对呼吸系统疾病易感人群（慢性阻塞性肺疾病、儿童及成人支气管哮喘、职业吸入性肺病）健康影响的临床和基础研究。

2. 大气污染控制方面

（1）根据识别出的颗粒物粒径及关键化学组分，结合来源解析技术建立颗粒物来源-粒径及关键化学组分-健康影响的证据链，制订针对性的大气污染防治方案。

受多种来源和大气二次转化等因素的影响，$PM_{2.5}$的化学组分十分复杂，不同化学组分可能导致不同的健康效应。本研究针对典型健康和毒性效应识别出大气颗粒物外暴露关键有机组分，揭示其来源和时间变化，评价有机组分来源和炎症效应关联。研究发现，除 PAHs 外，以往研究较少的含氧多环芳烃等与巨噬细胞免疫炎症标志物（IL-1β、TNF-α、IL-6）关联密切，同时在人群暴露研究中发现以上成分与人体呼吸道急性炎症标志物（呼出气一氧化氮）关联紧密。源解析研究发现受一次排放（煤炭燃烧、生物质燃烧和机动车排放）和二次转化等不同来源影响，有机物种类与细胞免疫炎症效应关联不同。不同粒径颗粒物对人群呼吸系统和心血管系统的炎症作用机制存在差异：核模态及积聚模态颗粒物可能更容易沉积在肺部，产生呼吸系统局部炎症作用；而较小粒径核模态颗粒物则可能穿透气血屏障，进一步作用于心血管系统，造成系统性炎症水平升高。我国大气污染防治工作取得了明显成效，但大气污染物控制措施大多依据污染成因及来源制订，选择余地越来越窄。通过本研究识别出危害公众健康的关键颗粒物化学组分及粒径，将为大气污染防治采取针对性措施提供科技支撑。

（2）基于我国大气污染对人群健康影响结果，开展环境空气质量标准制修订工作。

我国现行环境空气质量标准等多参考 WHO 或发达国家相关标准限值或推荐值，但是由于我国污染物浓度水平和成分、人群对污染物的易感性等与其他国家存在较大差异，迫切需要依据我国大气污染对人群健康影响的数据，开展大气相关基准、标准、规范等技术文件的制修订工作。另外，通过与世界各国的比较分析发现，因缺乏一些污染物的研究证据，我国某些标准限值设置不符合当前形势，而且我国环境空气质量标准修订频率低于发达国家。本研究获得了京津冀及周边地区高质量环境与健康数据，系统分析了大气污染对人群死亡和因病就诊的影响，获得了对应的暴露-反应关系，通过大规模多中心人群流行病学调查和精细化定组研究开展了敏感性生物标志物研究，了解了京津冀及周边地区大气污染对人群健康的急性影响，为开展以上技术文件的制修订工作提供了数据支撑和科学证据。但从长远来看，建议积极开展我国相关大气污染健康影响的前瞻性队列专项研究，产出属于我国人群的高质量证据，用于完善技术方法和规范，同时扩展污染物纳入的全面性，开展监测，使环境空气质量标准逐渐形成体系，为研究和制订相关标准提供数据支持。

3. 健康防护方面

（1）针对重点地区开展污染防治和健康防护指导。

京津冀及周边地区 $PM_{2.5}$ 人群健康风险评估结果表明，2013～2018 年空气质量的逐年改善显著降低了人群健康风险，带来了可观的经济和社会效益；大气污染健康风险较高的地区主要分布在人口密度较高、大气污染较重的北京市南部、河北省南部、山东省西部和河南省北部；未来空气质量改善目标的实现，能够持续降低人群健康风险，取得更为可观的健康效益；然而人口增长和老龄化的发展可能会抵消空气质量改善带来的健康收益。因此，为了降低大气污染疾病负担，京津冀及周边地区应继续加强大气污染的区域联防联控及能源和产业结构升级，制订更加严格的污染物排放和空气质量标准，以持续改善空气质量；特别注重人口密度较高的重污染地区（如河北省南部、山东省西部，以及河南省北部的部分地区和四省交界地区）的环境空气质量改善；同时还应提升对大气污染健康影响的关注与应对水平，尤其是针对老龄人口、心脑血管疾病或呼吸系统疾病患者等脆弱人群，应采取更多的健康防护措施，通过提升公共卫生健康服务水平、加强污染天气的健康干预及大气污染健康效应的宣传教育等措施，提升政府部门的健康服务能力和公众认知水平及健康防护能力。

（2）加强和规范化使用空气净化器/新风系统。

大多数公共场所的新风系统对空气中细颗粒物无净化作用，在重污染天气发生时，这些场所室内的细颗粒物浓度也会增高，建议公共场所新风系统中加装高效空气净化组件。在空气净化器/新风系统的使用过程中，建议学校依据 AQI 水平开启空气净化器/新风系统，确保在空气污染（雾霾）天气下降低室内 $PM_{2.5}$ 的污染水平，保护学生的健康。同时，学校在安装空气净化器/新风系统后，需定期进行保养和清洁工作，保证空气净化器/新风系统发挥有效的作用。此外，应高度重视学校空气净化器/新风系统的使用情况，通过制订相关标准、政策规范对学生的大气污染健康防护工作，保护儿童青少年的健康。

（3）进一步加强大气污染公众健康教育。

形成针对大气污染健康影响的宣传资料，广泛传播科学的健康防护知识，不断提高公众的健康素养，使普通公众听得到、听得懂、听得进，采取正确的健康防护措施，降低大气污染的健康危害。通过开展大气污染公众健康教育研究，引导公众科学理性地认识大气污染，增强公众健康防护意识，提高防护技能，为京津冀及周边地区乃至全国的环境空气质量改善提供良好的舆论环境。同时，进一步宣传重污染天气健康教育核心信息及释义，引导公众科学理性认识重污染天气，改善公众的防护知识、技能和行为；适时开发针对儿童、孕妇、老年人和慢性病患者等重点人群的重污染天气健康教育核心信息及释义。

附录 1　主要缩写词中英文对照

英文缩写	英文全称	中文全称
ALT	alanine aminotransferase	谷丙转氨酶
AQI	air quality index	空气质量指数
BC	black carbon	黑炭
BMI	body mass index	体重指数
BO	basophilic granulocyte	嗜碱性粒细胞
CHO	cholesterol	胆固醇
CI	confidence interval	置信区间
CK	creatine kinase	肌酸激酶
CO	carbon monoxide	一氧化碳
COPD	chronic obstruction pumlmonary disease	慢性阻塞性肺疾病
CRA	creatinine	肌酐
CRP	C-reactive protein	C-反应蛋白
DBP	diastolic blood pressure	舒张压
EO	eosinophils	嗜酸性粒细胞
EBC	exhaled breath condensate	呼出气冷凝液
ET-1	endothelin-1	内皮素-1
$FEF_{25\%}$	forced expiratory flow after 25% of the FVC	用力呼气 25%肺活量的呼气流量
$FEF_{25\%\sim75\%}$	forced expiratory flow from 25%～75% of the FVC	呼出气体 25%～75%肺活量的平均流量
$FEF_{50\%}$	forced expiratory flow after 50% of the FVC	用力呼气 50%肺活量的呼气流量
$FEF_{75\%}$	forced expiratory flow after 75% of the FVC	用力呼气 75%肺活量的呼气流量
FeNO	exhaled nitric oxide	呼出气一氧化氮
FEV_1	forced expiratory volume in one second	第 1 秒用力呼气容积
FEV_1/FVC	forced expiratory volume in one second/forced vital capacity	第 1 秒用力呼气容积/用力肺活量
FIB	fibrinogen	纤维蛋白原
FVC	forced vital capacity	用力肺活量

续表

英文缩写	英文全称	中文全称
HbA1c	hemoglobin A1c	糖化血红蛋白
HDL-C	high density lipoprotein cholesterol	高密度脂蛋白胆固醇
HF	heart failure	心力衰竭
Hs-CRP	hypersensitive C-reactive protein	超敏 C 反应蛋白
ICAM-1	intercellular cell adhesion molecule-1	细胞间黏附分子-1
ICD	international classification of disease	国际疾病分类
ICD-10	international classification of disease，10th version	国际疾病分类（第十版）
IL-1β	interleukin-1β	白介素-1β
IL-6	interleukin-6	白介素-6
IQR	interquartile range	四分位数间距
L	lymphocyte	淋巴细胞
LDL-C	low density lipoprotein cholesterol	低密度脂蛋白胆固醇
MMP-9	matrix metalloprotein-9	基质金属蛋白酶-9
MO	monocytes	单核细胞
N	neutrophils	中性粒细胞
NO	nitrogen monoxide	一氧化氮
NO_2	nitrogen dioxide	二氧化氮
O_3	ambient ozone	臭氧
OR	odds ratio	比值比
PAI-1	plasminogen activator inhibitor-1	纤溶酶原激活物抑制物-1
PEF	peak expiratory flow	用力呼气流速峰值
$PM_{2.5}$	fine particular matter	细颗粒物
PM_{10}	inhalable particle	可吸入颗粒物
rMSSD	square root of the mean squared differences of successive NN intervals	相邻 NN 间期差值的均方根
sCD40L	soluble CD40 ligand	可溶性 CD40 配体
SD	standard deviation	标准差
SDNN	standard deviation of NN intervals	全部窦性心搏 NN 间期标准差
SO_2	sulfur dioxide	二氧化硫
TG	triglyceride	三酰甘油
TLC	total lung capacity	肺总量
TNF-α	tumor necrosis factor-α	肿瘤坏死因子-α
tPA	tissue plasminogen activator	组织型纤溶酶原激活物

续表

英文缩写	英文全称	中文全称
UREA	urea	尿素
VC	vital capacity	肺活量
WBC	white blood count	白细胞计数
8-OHdG	8-hydroxydeoxyguanosine	8-羟基脱氧鸟苷

附录2 主要术语

1. 京津冀及周边地区：包含北京、天津，河北省石家庄、唐山、邯郸、邢台、保定、沧州、廊坊、衡水，山西省太原、阳泉、长治和晋城，山东省济南、淄博、济宁、德州、聊城、滨州和菏泽，河南省郑州、开封、安阳、鹤壁、新乡、焦作和濮阳，简称“2+26”城市。

2. 北京市城六区：包含北京市东城区、西城区、朝阳区、海淀区、石景山区和丰台区，简称北京市城六区。

3. 重污染天气：按照《环境空气质量指数（AQI）技术规定（试行）》（HJ 633—2012）中关于重度污染的界定，本研究将 $PM_{2.5}$ 日均浓度＞150μg/m^3，定义为重污染天气。

4. 清洁天气：《环境空气质量标准》（GB 3095—2012）规定 $PM_{2.5}$ 日均浓度二级限值为 75μg/m^3，本研究将低于该浓度水平（≤75μg/m^3）产生的健康风险认定为可接受的水平，定义为清洁天气。

5. 随机交叉干预研究：将研究对象完全随机分为两组，然后将 A、B 两种处理先后施于同一批研究对象，即一组研究对象在第Ⅰ阶段接受 A 处理，第Ⅱ阶段接受 B 处理；另一组研究对象在第Ⅰ阶段接受 B 处理，第Ⅱ阶段接受 A 处理，以比较各处理组间的差异。

6. 混合线性模型：既含有固定效应，又含有随机效应的线性回归模型，称为混合线性模型。

7. 混合逻辑模型：因变量是分类变量的混合线性模型。

8. 中位数：在统计学中，按顺序排列的一组数据中居于中间位置的数。

9. 四分位数：在统计学中，一组数据排序后处于 25%（下）和 75%（上）位置上的数值。